中医望眼辨证图解

（第3版）

赠光盘

Traditional Chinese Medicine Eye Diagnosis
（Third Edition）

郑德良　郑智城　著

郑智峰　审

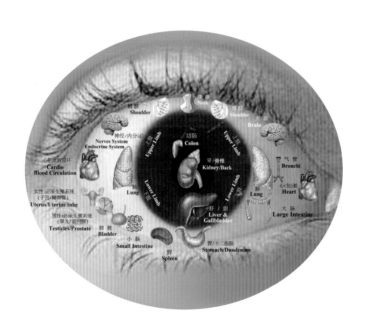

辽宁科学技术出版社
·沈阳·

图书在版编目（CIP）数据

中医望眼辨证图解 / 郑德良，郑智城著. —3版. —沈
阳：辽宁科学技术出版社，2016.5（2025.3重印）

ISBN 978-7-5381-9523-1

Ⅰ. ①中… Ⅱ. ①郑… ②郑… Ⅲ. ①望诊（中
医）—辨证—图解 Ⅳ. ①R241.2-64

中国版本图书馆CIP数据核字（2015）第305342号

出版发行：辽宁科学技术出版社
　　　　　（地址：沈阳市和平区十一纬路29号　邮编：110003）
印 刷 者：沈阳丰泽彩色包装印刷有限公司
经 销 者：各地新华书店
幅面尺寸：184mm×260mm
印　　张：17
字　　数：200千字
出版时间：2003年3月第1版
　　　　　2011年4月第2版
　　　　　2016年5月第3版
印刷时间：2025年3月第9次印刷
责任编辑：寿亚荷
封面设计：翰鼎文化/达达
责任校对：周　文

书　　号：ISBN 978-7-5381-9523-1
定　　价：98.00元（赠光盘）

联系电话：024-23284370
邮购电话：024-23284502
E-mail:syh324115@126.com

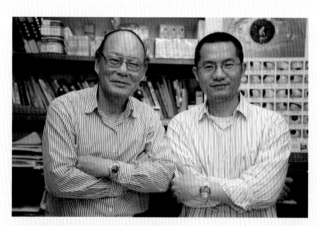

（为感谢为他做的精心治疗，一位英国专业摄影师特意为我们做的肖像摄影）

照片中长者为郑德良，年轻者为郑智城。

郑德良，男，祖籍广东省中山市。曾任中山大学教授，现定居美国。致力于眼与全身疾病关系的研究始于1968年。20世纪90年代移居美国以后，在纽约创办 EYETELLS HERBAL SOLUTIONS (CLINIC)，并以公司为基地，展开望眼辨证实验研究。从2000年年初开始，吸收电脑科技成果，使用数码相机收集各种形态眼像，包括黑种人、白种人、棕色人种等眼像5万多张，并以此作为中医望眼辨证的主要依据，收到意想不到的疗效。经过持续不懈的努力，使望眼辨证在实践中形成"数码眼影像，中医辨证论治"的现代中医诊疗方法，成为紧随欧洲虹膜诊断、中华眼针以后，又一个独具特色的眼诊学派。

从2003年起，作者先后出版的本系列专著有：①《中医望眼辨证图解》（2003年，郑德良/郑智峰，辽宁科学技术出版社，2006年，台湾楷博出版社）。②《中医望眼辨治女性疾病》（2006年，郑德良/郑智峰，辽宁科学技术出版社）。③《望眼知健康》（2008年，郑德良，辽宁科学技术出版社）。④《郑氏望眼诊病挂图》（2006年，郑德良/郑智峰，辽宁科学技术出版社）。⑤《中医望诊彩色图谱》（望眼诊病部分，2008年，郑德良，辽宁科学技术出版社）。⑥《望眼辨治老年疾病》（2010年，郑德良，辽宁科学技术出版社）。

郑智城（James Zheng），男，祖籍广东省中山市。电脑工程师，加拿大中医研究生毕业。EYETELLS HERBAL SOLUTIONS创办人之一，并任门诊主治医师。本书"病例特写"作者，知名中医科普作家。1994年毕业于广州中山大学，未几移民海外，初期曾短暂就读于美国史蒂文斯理工学院，辍学。最终沉迷于中医及佛学，遂就读于加拿大多伦多中医学院（3年）。毕业后师从中国眼诊第一人郑德良先生于纽约行医，诊余勤于思考和笔耕，网上所著甚丰。业余喜好网球，水平较高。

在文化学术界，常有"十年磨一剑"的说法，其意思是说，一件文化学术精品，往往需要历经十年八载的刻苦磨炼，反复检验才能脱颖而出。我不敢说我们13年前出版的《中医望眼辨证图解》一书所提出的"望眼辨证"概念就是精品，但是我们在当年基础上再经历了十年八载的临床实验，以及从世界各个不同肤色人种、性别、年龄患者所收集到的眼像，是我未进入纽约这个大都会之初所无法比拟的。从这10年的临床实验研究中发现的许多新现象、新问题大大丰富了我们的这个概念的内涵，由此对本书的理论概念、病案及图谱做一次补充及修订已势在必行。

在10多年前，我还不敢说我们的"望眼辨证"是具有普遍意义的眼诊，或者最多只能是中医学范畴的眼诊。因为，医学所面对的人类健康与疾病防治决不限于黄皮肤中国人，中医也不限于中国境内，还要走向世界。因此，在中国人之外如果没有相当数量的白种人、黑种人和棕色人种的眼像形态观察研究，"望眼辨证"就有很大的局限性。就像著名的海派清口演员周立波在纽约表演时说的，如果用传统中医的"望"来看诊的话，遇上黑种人或棕种人时就会让人感到一筹莫展。显然，按照中医理论，要想从他们的面部皮肤望出个什么证，那是不可能的。事实上，西方虹膜学派也存在类似的局限，因为他们所观察的虹膜都是欧洲人的虹膜，这与东方人和黑种人的虹膜颜色、组织结构都相差甚大。因此，他们的虹膜学在某种程度上还只能是"欧洲人或白种人的虹膜学"，如果传统中医照搬虹膜诊断的概念用在中国人或东方人身上，也会遇到类似周立波说的问题。而当下我们不断完善发展的"望眼辨证"，已超越人种及地域，成为具有人类普遍意义的眼诊。

到目前为止，虽然我们还不能说，我们在纽约临床开发的系列研究成果就已经是成熟的具有人类普遍意义的眼诊学，但至少已经在很大程度上融合了不同种族的人类眼像形态，不管是东方人或西方人、黄种人或黑种人，只要是眼睛，就可以作为观察患者整体虚实、寒热，病状深浅，病在何脏、何腑的重要指征。由于本书具有这种独特的学术意义，我希望我们的"望眼辨证"诊疗技术，不仅能为非专业的中国同胞作为养生保健或自学使用，也为接待日益增长的西方医疗观光客的临床诊疗服务提供参考。

从写作安排上来看，本书从历年所收集到10万多幅具有不同特征的眼像中，精选出将近800张作图谱及病例，每张都不重复；病例也选出100多个最有代表性，最新的供参考。其中尤以对人类健康危害最大、最普遍的心脑血管病方面病例最为丰富。为了让读者对某些病例有更深入的理解，我们还在一些病例中用"病例特写"，致内容更详尽、有趣。但为了节省文字，每例的治疗方药除少数外，大多数都仅按传统中医方药列出名称而已，请读者自行查阅。读者如有需要，可通过网站与我们联系：www.eyetells.com，或者作者博客 http://blog.sina.com.cn/eyetells，作者的微信号：eye-tells 或者：eye-tells2014。

最后，我还是要说一说的是，在20年前，当我们的《中医望眼辨证图解》还处在胚胎阶段时，辽宁科学技术出版社的领导及编审寿亚荷就对本书别具慧眼。尽管当时我们也得到国内其他一些知名出版社应允予以出版，但辽宁方面无条件、真诚、认真的合作态度更令作者毕生难忘，我庆幸在我的后半辈子能遇上这样一家勇于开拓、敢于承担风险的优秀出版社和他们的领导，特在本书与读者见面时，再一次向他们表示真诚的致谢！

郑智城代郑德良

目 录

上篇　望眼辨证导论

下篇　实用眼像辨证论治

Table of Contents

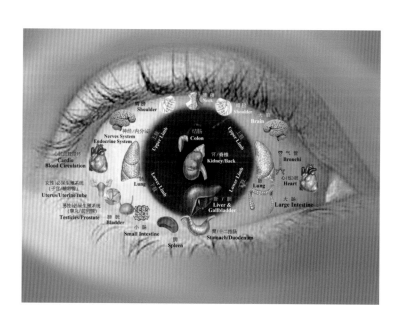

上篇　望眼辨证导论

第一章
中医望眼辨证的实验研究

自从《中医望眼辨证图解》一书2003年首次公开发行以后，虽然已经有一些东、西方读者对这个新概念略有所闻，但从总体来说，还是比较陌生的。怎样从理论到实践进一步了解和掌握其要领？还需要一个过程。因此，在对全书进行修订、补充之初，先在医学实践层面上让读者在概念上再有一个比较具体的认识。有了这个具体概念后，就不会有雾里看花之感。

第一节　从病案中认识眼像与治疗的关系

澳门科技大学副教授高也陶最近出版了一部新作，题为《看中医还是看西医》，我看了之后，觉得挺能启发人的思考。我们似乎应该从历史和科学的层面上全面看待中西医的联合并存关系，而不是相互排斥、相互否定，这无论从国家大政方针上或者纯学术层面上都有利于保护人类健康、促进医学文化发展。客观存在的这两个相对独立的医学科学体系的联合并存关系，在临床医学上能否变成一种相互融合的关系？也就是我们常说的中西结合？中国虽然历经50多年的努力，也取得了举世瞩目的成就，但整体来说，似乎还不尽人意。人们在无奈之下，只能返回一个最原始的答案，就是谁能治好这个病或这种症，就选择谁治疗，就像纽约一位专科医生那样，行内西医对她的头眩症总是治不好，不妨找我们中医给她治疗，至于"看中医还是看西医"就不那么重要了。我们应该鼓励和支持患者的选择，也鼓励中西医之间的互相合作与研究。就我们目前所处的西方社会环境来说，凡是被西医扬弃的患者，我们都将其接收下来，出现了一种类似海洋生物那种共生现象，在这个特殊空间内，让我们开创另一种新局面。

一、胃酸反流是看西医，还是要找中医？

像胃酸反流、幽门螺旋杆菌之类常见病，理所当然是找西医了。可是在许多情况下，中医也有很好的疗效。现在一些美国医生也知道，依靠患者自身的免疫系统功能，比常规的西法治疗要好一些；通过切除肥胖症患者的胃的办法，未必就是最好的减肥方法。今年37岁的Rachel Weiss由于职业关系，多年来一直饮食不定时，常常感到烧心、呕吐。家庭医生说她是胃酸过多，但奇怪的是，按照西医制定的临床指南治疗已近半年，总是不见效。不久前，那位医生客气地对她说，很抱歉，你是否可以找中医看看，也许会对你更有帮助？于是她按照医生的指示，于2009年4月5日快要打烊时匆匆赶到我们诊所，我们从其眼像中发现其证属中满、胃寒，按照我们辨证的处方，只要一个香砂六君子丸加左金丸加旋覆花、代赭石就可以了。

从患者的下睑结膜区的充血形态来看（图1-1A、B），也并不是什么大毛病。事实上，她也没有吃过多少剂中药就达到比较满意的效果。有些美国医生常常坦率地对病人说，很抱歉，到目前为止，治疗你这种病的药还未研制出来。可是中医接手后，也无非是一些肝肾失调的常见病而已。只要仔细辨证，巧施方药，症状也就消失了。

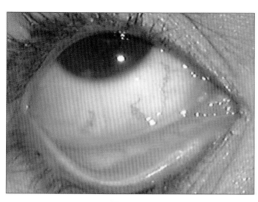
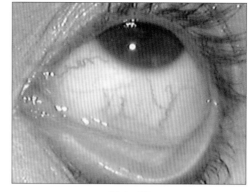

图1-1A   图1-1B

二、医学概念的差异，临床疗效却大不相同

林女士今年58岁，她这半辈子从中国香港再到西方的创业生涯也算惬意，但困扰多年的顽疾却令她寝食不安。其症状听起来真有点儿令人不可思议，每当晚饭后不到10分钟，她的肚子就像气球那样慢慢地鼓起来，然后就急急地跑厕所，一般会有1~2次，严重时会3~4次。最初其家庭医生说那是胃肠神经官能症，只要少吃东西，多喝水，不要太疲劳，再吃点儿药就好了，但是正如Rachel的情况一样，如此这般的情况已快10年了，那些医生还是拿她没办法。她实在难以再忍受这种折磨，终于委托在纽约的亲人打听到我们这家特别的诊所。2009年3月30日，在先生及其亲属多人陪同下，专程从伦敦飞来纽约。当其眼像在荧屏上出现那一刻，让我们大吃一惊，我们直截了当地告诉她，既然你是专程远道而来的，我就实话实说：你的整个消化系统，包括胃及肠道的功能已出现严重障碍，而且还不排除有其他更严重的隐疾。

2009年3月30日初诊眼像：睑结膜血管严重充血，色紫，胃区及大肠区联成一体（图1-2A、B）。

2009年4月3日4天后，眼睑结膜及内眦的异常血管已开始被吸收（图1-2C）。

2009年4月6日两周后，眼像（与图1-2D相比）进一步改善。

这样的眼像在中医看来属于什么病？其实也不是什么绝症，我们给她的诊断结论是脾虚积滞，给她开一个中药处方"实脾饮"加减作A方，B方以"补中益气汤"加桑寄生、秦艽。4天之内上、下午各1剂。2009年4月3日大雨天，她们一行人等依约来复诊。我们发现其眼像竟然出现奇迹般的变化，尽管其充血形态还仍然连成一体，但在睑结膜、巩结膜区这段血管增生已出现被吸收融化状态，黑色部分变小、收缩。据她本人

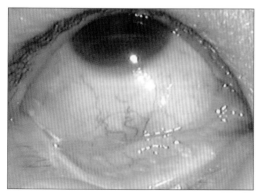
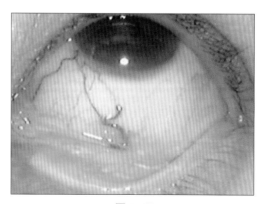

图1-2A   图1-2B

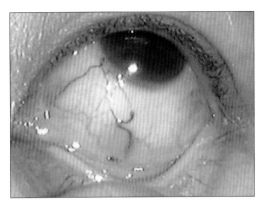

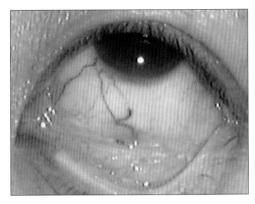

图1-2C　　　　　　　　　　　　　　图1-2D

的主观感觉：舌已可以转动自如，胃胀开始收缩，没有出现腹胀，半夜尿闭现象消失，双肩痛已缓解，心跳气喘现象也明显改善，精神振奋。根据这种情况，我们保留了B方，再以平胃散加党参、高良姜、青皮、神曲、麦芽作A方各3剂，也是上、下午各1剂。服药期间，她再次由纽约飞温哥华探亲访友。2009年4月10日再诊，3天后准备飞返伦敦。我们仍然按原方给她在起航之前内服，嘱可在伦敦间或照方每周1~2剂作保护性治疗。大半年时间过去了，虽然大洋相隔，但患者还是向我们报告了其健康状况，让我们感到欣慰。

三、超强的MRI检查与眼像分析

MRI，又称磁共振成像，台湾地区称为磁振造影。在最近这几十年，在医学上的广泛使用已声誉卓著，我本人也曾受惠于这种现代检查技术，当时只是用了10分钟时间而已，其次也实在检查不出什么问题。当然，其电磁波对我的伤害也就没有那么严重了。我们的读者，可能怎么也没有想到，医生为了搜索这一位患者身上的可疑肿块，竟然要连续进行将近2小时的超强检查，相当于我那次检查的12倍，当然电磁波的伤害也与此相约，实际上其强度大大超过其数量的倍数。因为照射时间越长，热量积聚越大，对人体伤害也越大。据我那位台湾地区患者说，当他做完检查几天后，步出海关安检时，尽管他全身几乎脱光，但过门的电子感应器却不断亮红灯，警报声音响个不停。原来他忘记了医生对他的警告，因为他身上带有强烈辐射线，至少一周内不能靠近小孩和孕妇。尽管他做出了这么大的牺牲，但最后他的肾上腺还是做了一次有争议的开刀手术。一个身强力壮的40岁中年未婚男子由此变得异常衰弱，他这一年多来根本无法正常工作。大概因为这个原因，他希望找中医，看看究竟是什么原因如此疲倦。当然，我们还是依靠眼像检查，一开始就发现他的虹膜边缘形成一个密度很高的棕色环，而且虹膜体也变了形，瞳孔更呈现混浊色。如果以中医概念来表达则是肝郁火旺，肾阳虚损；西医概念可能是属于肝硬化之类肝脏病。临床检查右胁下缘胀痛、胃纳差、便秘、失眠、口苦、小便黄赤，下肢皮肤瘙痒。究其原因可能是酒精中毒，也可能在经过强烈辐射后出现的新情况。不管是什么原因，患者表示可以拿出两年时间用中药进行调理。从2008年3月开始到2010年5月为止这两年多时间内，经过我们的"眼像辨证、中药治病"处理，在上述症状显著好转的同时，其眼像也出现了变化。

2008年3月初诊时眼像：可见其虹膜体深黑褐色，缺少光泽，角膜缘全月环浸润，且环与虹膜缘边界相隔2~3mm（图1-3A、B）。

2010年5月复诊眼像：可见其虹膜与角膜缘之变化状况（图1-4A、B）。

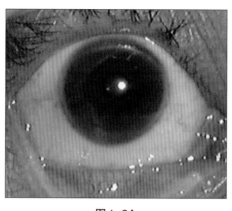
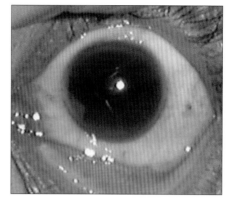

图1-3A　　　　　　　　　　　图1-3B

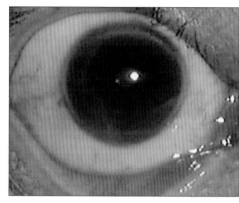
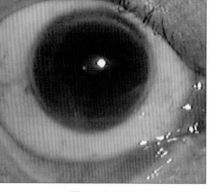

图1-4A　　　　　　　　　　　图1-4B

四、10秒钟的眼像检查也有效

　　眼像检查是我们辨证论治的开始，也是我们测试临床效果的重要依据之一。在一般情况下，我们要通过视像或眼像检查才能较准确掌握患者的基本症状，时间至少也要5~8分钟。可是在某些特殊情况下，我们不仅没有视像或检查，时间也不过10秒钟，即可对患者做出辨证处理。

　　就以许女士来说吧，她今年58岁，是公司经理，工作和生活节奏之繁忙难以形容。在3月初一天上午，她突然在我们诊所客人最多、工作最紧张的时候匆匆进来。一进门便说，她在这个星期一直失眠，头都快要爆炸了，能否10分钟之内给她辨证及取药？因为10分钟以后，她还有另一个重要会议，一点儿都不能耽搁。在众多候诊客人当中，面对这位不速之客，我几乎没有任何考虑余地，就说，好吧！但你要让我先看看你的眼睛。当我用手扒开她的右眼，立即发现其内眦角出现两条呈放射性的血管伸向虹膜，随后立即由我亲自给她开出天王补心丹加石菖蒲、夜交藤、合欢皮3剂中药带走，总共8分钟。10天之后，她专门来访说，上次开的中药，在当晚就睡了个好觉。第二天精神焕发，再将余下两剂服后，这10天来都睡得很好，工作也不像以前那么疲劳。她说，以前也服过安眠药，用量要不断增加，但白天还是提不起精神，这是为什么？我对她说，从你这次补照（上次没有）的眼像来看，你是劳心过度，中医说气虚血瘀。一般的安眠药并没有改善你的心脏供血功能，只是让你的大脑神经活动受到一定程度抑制而已，这二者之间差别很大，效果自然就完全不一样。从眼像观察来看，之所以睡眠困难，是由于心脏供血不足，以至神无所舍。如果适当休息，再加上一些对症的中药，恢复正常的睡眠并不难。

眼像：右眼内眦角呈放射性血管增生，左眼内眦角紫色浸润，其增生的血管呈绛色（图1-5A、B）。由于患者症状年久日深，又年近60岁，完全消除这种眼像症状仍需时日。

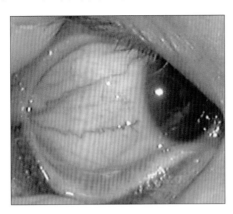
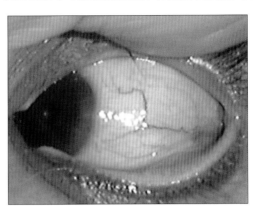

图1-5A　　　　　　　　　　　　　　　　　图1-5B

五、望眼辨证与Herbal Baby

何谓"Herbal Baby"？就像美国人称呼我们为"Eye Dr."那样，是随口而出的一种俚语，大概目前在英文辞典里还查不到，至于将来能否像一百几十年前的俚语"long time no see"那样会被人们广泛接受，那就要看中医在西方推广发展情况如何来定了。所谓"HBB"，是指纯粹通过服用中草药调理后成功生育的婴儿的简称；而不是通过费用昂贵的"IVF"（试管婴儿整个过程2万~6万美元，成功率约30%）或相对费用较少的"IVM"（试管卵子）。如果是这样含义的话，这七八年来，从我们这里出产的"HBB"已超过140个了。这些"HBB"有白种人、棕种人、黄种人、黑种人。从地域上来看，除了美国人，还有中南美洲人、欧洲人和非洲人。当然，一百几十个婴儿算不上什么，不过数量之多少对我们并不是那么重要。自古以来，我们的华夏祖先，不是应天地之气而生，就是应中草药而来。值得我们去探索的是，在很多情况下，与其说"草药BB"，还不如说是"眼像BB"。就是说，许多患有不孕症的患者，开始时并没有明确要求我们像西医那样帮助其解决生孩子问题，只是在身体感到某些不适时，要求我们用中草药作一些调理的，至于后来经过调理后无意中一朝成功怀孕，婴儿却成了意外的惊喜。

记得在2009年7月某日下午，一位超常肥胖的中年妇女气呼呼地推着一辆婴儿车，车子里载着一个男婴进来。一开始就直截了当地说，希望我们能帮助她减肥。她说，婴儿出生后至今一年内体重暴增了13.5千克，就在1个月前，她第二次怀孕时，胎儿已经有4个月大，但还是由于肥胖而保不住了。听了她的讲述后，看上去有些面熟，我就问她以前是否来过诊所。她说来过，而且连续3个星期，当时她婚后已5年未能怀孕，直至2007年9月20日开始，来这里吃了有10多剂的中药后才怀上这个小宝宝，现在将近1岁了。她丈夫在旁边插嘴说，她之前5年多都不能怀孕。听他们这么一说，果然我们很快便查到了这位女士两年前的医案，这一下子，倒引起我们很大兴趣。

原来，这位名字叫Naidra的中年女子，是1970年出生的加勒比海地区人士，2007年9月20日第一次来看诊。当时她并没有告诉我们婚后一直不能怀孕，只是感到腰酸背痛，疲劳口干，经期紊乱。医生说是内分泌失调，虽然她一直在医治，但还是没有什么改善。当时，我们觉得，凡是长期使用过西药的患者病情都比较复杂，西医的诊断治疗只能当作病史参考，决不能作为我们的辨证依据。根据当时病案的记录，发现其眼睛有棕色色素浸润环，虹膜深黑色，瞳孔细小，色浅灰（图1-6A），辨证属肝郁肾虚、脾湿。我们按眼像辨证治疗，拟作疏肝理气，滋肾，健脾祛湿。方剂的A方是甘露饮四服，B方是逍遥散加减（加丹参，山萸肉，肉苁蓉，菟丝子，巴戟天，丹皮）4剂。第二个星期复诊时，原方并未作大改动，只在A方加入党参，茯苓，怀山药，3剂。B方加入枸杞子，5剂。第三次复诊时，针对其气虚体胖痰多的情况，以四君子汤合二陈汤加山楂，怀山药，单方3剂。那次治疗情况，也仅此而已。按照婴儿出生的年龄来计算，我们估计她第三次方药还未服完便怀孕了（图1-6B为患者的宝宝）。

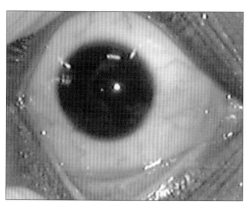

图1-6A　母亲眼像

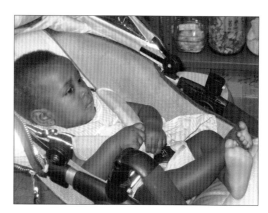

图1-6B　患者的宝宝

其实这个例子还不算什么，更令人感到鼓舞的是在2009年年初，当我们应一位空客员要求治疗月经过多时，3个月后，竟然顺利怀孕了，而且还是一对龙凤胎呢！（图1-6C）

这两个例子能告诉我们一些什么呢？我想，至少可以说明，即使像不孕这类比较复杂的病症，只要根据患者的眼像进行辨证治疗，也可以收到预想不到的效果。

六、顽固性干癣可根治吗？

台湾地区的中医师许姿妙在2007年10月出版了一本题为《顽固性干癣可根治》 新著。作者在自己开设的诊所内，通过无数病例的治疗实验表明，几乎与皮肤癌齐名的顽固性干癣（牛皮癣）的确可以

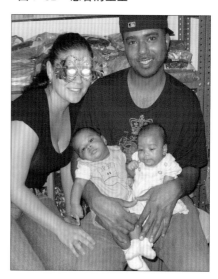

图1-6C　美艳妈妈和可爱的双胞胎

根治，但并不是西方医生惯用的副作用大的类固醇制剂，或UDA紫外光照射，而是经过技术改进的传统的中医疗法。不久前，我们出乎意料，通过中医望眼辨证方法，竟然仅用3个月时间根治了一位罹患干癣多年的病人。这对我们认识中医望眼辨证的方法也许更有启发。

病列：

（1）女，34岁，航空公司乘务员。一孩，有流产史。2009年7月12日来诊。

主诉： 13年前发现头屑不断脱落，腋下、手拗、脚拗及内侧，腹部发现有红疹，余见月经出血量大，时间短。西医诊断为牛皮癣。经过使用类固醇制剂治疗多年，未见好转，反而日趋严重，极容易疲劳。

眼像特征： 睑结膜及巩结膜淡白，外眦角隐约可见紫色血管曲张（图1-7A、B），证属贫血，气虚，外邪湿聚肌肤。治拟养血调经，补气健脾，提高其免疫功能。方选胶艾

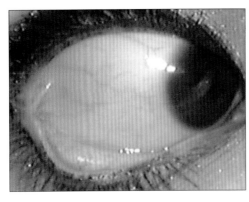
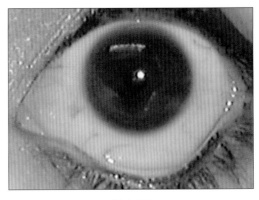

图1-7A   图1-7B

四物汤、补中益气汤加防风等前后两个多月，症状消失。

这个病例，大概属于该书作者（许姿妙）所说的第八种类型（第47页）干癣性红皮症及病例七（第12页），由于多次被迫人工流产，引发干癣。其实，我们早在5年前也治疗过一例类似该书说的"血瘀型"患者，而且在《望眼知健康》一书（第102页）中有过较详细介绍。

（2）周先生，73岁，咋看好像65岁左右。可是6年前他不知什么原因，双手掌背、大腿及背部的皮肤变得像大象的皮肤那样粗糙隆起，整天瘙痒个不停，这自然令他吃不好睡不香，心情难以舒畅。在台湾地区已经遍访中西名医，医生说他患的是异位性皮炎，药吃过不少，各种药膏搽个不停，但总是难有起色。

眼像特征：球结膜充满了黄色色素浸润（图1-8A、B）。根据望眼辨证原理，显示呼吸系统受感染。断定他是呼吸系统酸中毒，由于年纪大，肝脏解毒功能差，整体免疫功能下降。按照中医肺主皮毛、肺与大肠相表里、急则治其标、标本兼治的原理，清肺除痰，祛湿通便，清肝解毒为主，2周后，奇痒难忍的情况再没有发生。

这两个例子说明什么？①西医讲的顽固性干癣的确是可以在无副作用、无痛苦的情况下获得良好疗效；②可以抛开西医的诊断病名和治疗方法，运用中医方法进行辨证论治，而望眼辨证的方法更为直截了当地进行对症下药。

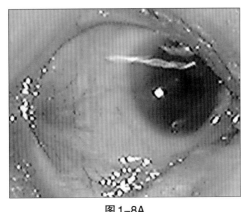
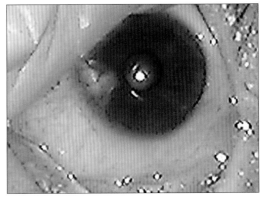

图1-8A   图1-8B

七、漠视健康讯号，酿悲剧——悲剧总是在不经意间发生：MiuMiu的故事

行医生涯总是见到很多悲剧，其实是可以避免而且也是毫无必要的，可是现实中偏偏就发生了，既让人十分伤感，也让人感到愤怒。

话说我有个病人，总共有5个花样年华的女儿。大女儿是个药剂师，偏偏这药剂师长了满脸的痘疮。用了无数的药、霜，但根本无效，结果就来看中医。细细探究之下，我发现这是虚火。为什么是虚火呢？因为职业的缘故，这药剂师经常性地晚上9点才下班，然后吃饭洗漱上网，就经常性地半夜两三点才睡觉，所以她这是生活习性的问题，无解，只有改变她的生活方式才能有救。年轻人容易长青春痘，一方面是生理特点，另一方面是因为年轻人自律性差，喜欢吃垃圾食物，昼夜颠倒，所以青春痘是难免的。

2008年年末，这个妈妈带药剂师女儿来看病时，又带来她的另外一个女儿，叫MiuMiu，说是有红斑狼疮。具体症状就是关节变形，脸上有极轻微的红斑。于是我进行惯常的眼诊，一看之下就发现她的问题：巩膜大面积蓝灰白色，中医显示风寒袭里，出现缺铁性贫血。外眦角三角区，底部紫色，表浅层呈紫红色大弯度血管增生（图1-9A），显示心脏（小循环）血管痉挛瘀阻，严重缺氧，心脏已处于功能代偿状态。心脏有问题：君火不旺，百病丛生，何况手指关节的症状属于血液循环的范畴，心火主宣通，宣通不力，轻则手脚冰凉，重则关节变形。我说，你女儿的红斑狼疮其实是心脏的问题，治好了心脏，她的红斑狼疮就自然会好了。MiuMiu妈妈听了觉得我的观点很新鲜，不过她倒想起了一件事，原来当年她生MiuMiu的时候，这小妮子在两天内曾经出现过面色青紫，因此留院观察4天，医生当时说她可能有先天性心脏缺陷。

按照我们的诊断思路，我立即针对其眼像及其体征（图1-9B），第一阶段施以补心（气）阳、活血祛瘀为主，方拟生脉散加薤白、桂枝、丹参、鸡血藤及归脾汤，黄芪五物汤加味附子、通草，当归温胆汤加田七、丹参、川芎等。同时向她提出忠告：必须注意饮食和休息，不可太剧烈运动以及坚持调理。很可惜，这女儿只是吃了一个月中药就没有再来。

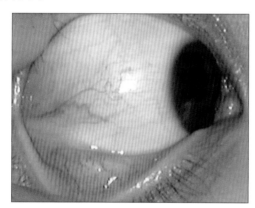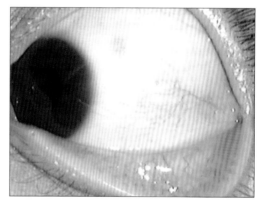

图1-9A 初诊眼图（2008年11月）

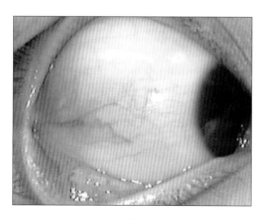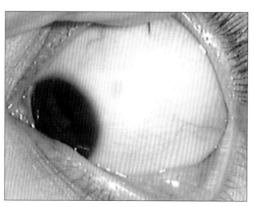

图1-9B 最后一次复诊（2008年12月3日）：右眼外眦角充血已明显淡化

这药剂师的女儿有个自小玩大的朋友，是个营养师，也跟着来看病，她是很有缘分，不但一直复诊吃中药，还买了我的一本书。上个星期（2010年6月），这营养师又来了，这次她带来一个很让人震惊的消息。MiuMiu（25岁）最近中风住了医院。现在搬进康复中心，体重增加了22.5千克，简直摧残得不像样了。

怎么会这样？于是这营养师朋友就一五一十地道来。这MiuMiu是从事金融业的，大家知道，金融业的就业环境很糟糕，更何况这样的新鲜人。所以MiuMiu工作的比较"拼命三郎"。大家要知道，长时间紧张工作，免疫力就会下降，所以你会发现加班加点之后人很容易就会感冒。而这个MiuMiu更糟糕，别人只是感冒，到了她身上就变成肺炎。不过为了博表现和工作业绩，肺炎她也不当一回事，只是把工作搬回家继续做。人不是铁打的，自然规律是不以人的意志为转移的，年轻人总是以为自己年轻，身体不会有事，感冒、肺炎只要硬抗几天就会过去的。殊不知，这次事情闹大了。有一天，MiuMiu被发现晕倒在家里的厕所。家里人大惊，马上送她去医院，结果被诊断为中风，半身不遂，失语。

可以想象得到，在医院里，MiuMiu被手术加抗生素和激素轮番上，一下子这样，一下子那样，折腾了好长一段时间。结果中风瘀血仍然未能除清，肺炎仍然是积水，体重增加了22.5千克，简直是不似人形。医生们也被她搞得焦头烂额，好不容易度过危险期，按照西医的"Guideline of practice"医生/保险公司就把她转介到康复中心了事，后果是可以想象得到。

这营养师朋友问我，能不能帮MiuMiu。我实在是很踌躇犹豫，不知道应该怎么办。我说，假如真的要我治的话，首先我会先把她的肺积水去掉，然后再去掉她的瘀血，最后再慢慢补养。不过我很难这样做。为什么呢？首先她家里人就比较信西医，在没有病患充分的信任之下，我是很难展开治疗的。况且现在MIuMiu的病情已经是错综复杂，牵一发而动全身的时刻，而且人身在康复中心，也就是西医的地盘。就连看个病吃碗中药也要偷偷摸摸的，我很难做这些吃力不讨好的事。

这营养师朋友很惋惜地说，现在MiuMiu家里人真是忙得焦头烂额，一天到晚都围着MiuMiu打转，轮流探班守夜，而这5个女儿也只有大女儿和MiuMiu有工作，其余的仍然在上学，也帮不了多大的忙。现在医生已经在考虑给MiuMiu换肾，正在他们家人中进行配对检查，为什么要搞到换肾？因为肺积水导致肺炎频频复发，一旦复发就要用抗生素，抗生素打得太多的话，肾脏是很难不衰竭的。目前，她就是处于这样一种恶性循环的境地。

八、被医生判定视神经坏死即将眼盲的男子

最近来了一个加勒比海国家的黑人，两个月前突发眼盲。眼睛仅仅剩下15%左右的视力，他的眼科医生对他说，你的视觉神经已经坏死。目前没什么可以做的，回家吧，一个月后眼睛盲了就再回来吧。该男子说，当时听了医生这句话后，几乎当场大小便失禁。可见医生话语之权威性。

该男子脑子里马上放幻灯片似的回想自己的生活，想自己后半生怎么办？老婆怎么办？孩子怎么办？思前想后，不甘心，决定再找其他医生想办法。

先找了个草药医（herbalist），该医生对他说，要进行全面严格的素食，Raw Vegan。然后给他开了一星期的草药，400元，整个过程大概要1500元。都是自己掏腰包，没有保险。所幸这男子有个朋友，听见他这个情况，就指点他来看我。

长话短说，该男子经过简单诊断后，发现脉微几无，右尺大。怕冷，两脚发冷发麻，腰酸痛，舌胖淡，明显就是阳虚症状。眼像见图1-10。细问之下，原来该男子前一段日子大便困难，朋友建议他使用番泻叶，于是连续使用一段时间。在突然眼盲之前，

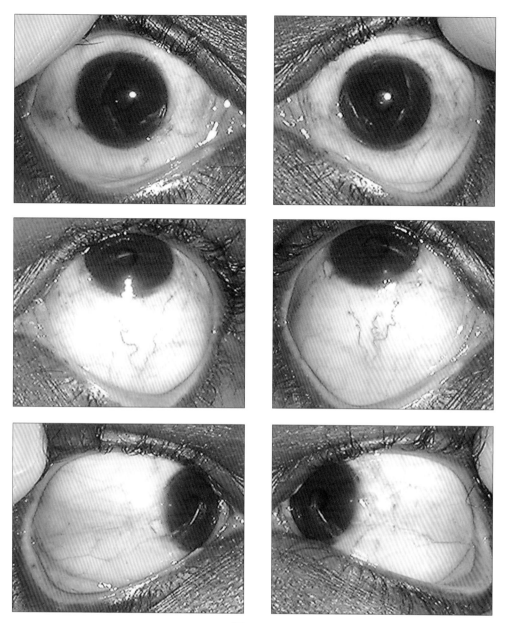

图 1-10

他曾有一段时间觉得异常疲倦。

　　肾虚之人，大小便必然会不正常。大便不是秘结就是泄泻。小便不是频少就是不顺畅。而他在这种情况下还用番泻叶通便，是患了虚虚实实之大忌。

　　于是投以四逆汤加人参及三两味补肾药，一星期。同时嘱咐他要多吃肉，多吃鸡蛋，加强营养。

　　一星期后复诊，自述眼睛视力已恢复到45%，以前眼前是漆黑一团，现在是朦胧一片，也就是有光透进来的那种感觉。以前数钱都没办法数得清楚，现在可以清楚地把钱数清楚。该男子感慨地说，我现在很确定，我知道我的眼睛肯定不会瞎了。最后越说越激动，还当场在诊所里就五体投地给我磕了3个头。这样的场面我还是第一次见到。

　　如此继续治疗第六周以后，病人回来复诊。视力已经恢复到6成左右：原先只有不到一成，已经被眼科专医断定为视神经死亡，法律上的眼盲。有趣的是，最近一次用药后，他自己感觉病痛突然间从左腿处"咻"的一下离开了身体。从那以后，发觉视力范围就变深变广，十分有意思。

我对他说，凡是病势从四肢走向心脏的，都是病情加深加重。凡是病情向四肢远端移动的远离心脏的，就是病情好转。究其原因，病人这次暴盲的原因可能有如下三方面：①他家里没有高速上网，上网只能靠手机，他经常晚上睡觉前长时间躺在床上熄灯后用手机上网。②他长期用番泻叶通便，伤了肾。③厨房工作长期辛劳，每天要站立10小时左右。

第二节 望眼辨证的基础概念：眼像

一、什么叫眼像

大家都知道，现在西方流行的影像医学，各种内窥镜检查，作为一种诊断技术手段是相当先进的，前面讲的MRI就是其中一种。其实中医也有类似的概念，如掌纹、舌象、面象等，只不过没有像西方医学那样通过现代科技手段进行数据规范而已，中医这些图像诊断，主要依靠个人智慧和经验积累。那么我们在上面说的眼像是个什么概念？这里包括两个方面的意思，第一是成像，就是一个图像，就像X线透视的胸廓图像一样；第二层意思是一种表象，或现象，就是将眼睛外部反映出来的各种组织，包括其位置、大小、色素、斑块、血管充血状态等这些外在现象，是中医望眼辨证的一个基本诊断概念。

二、眼像分类

眼像可分为正常形态眼像和病理形态眼像。

1. 正常形态眼像（图1-11~图1-14）

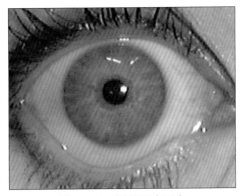
图1-11A 瞳孔不大不小

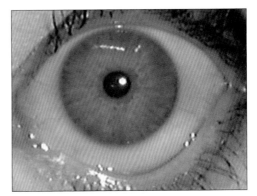
图1-11B 正常瞳孔

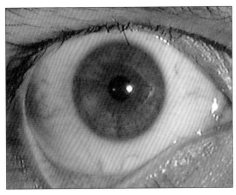
图1-12A 光洁、有神

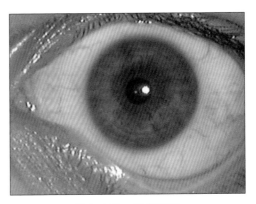
图1-12B 目光炯炯

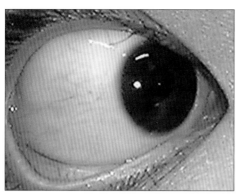

图1-13A 外眦仅少量毛细血管

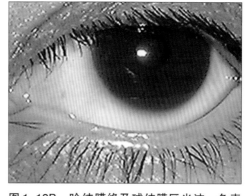

图1-13B 睑结膜缘及球结膜区光洁、色素均匀，很少血管增生

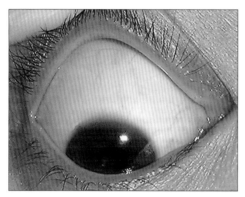

图1-14A 上巩结膜呈蛋白色

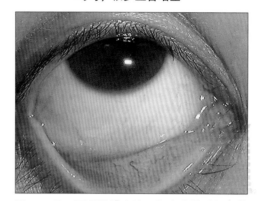

图1-14B 下巩结膜光洁，仅有少量毛细血管

　　成人男、女性，东方人除瞳孔黑色外，虹膜多为棕黑色，有放射性纹理，巩膜呈熟蛋白色，微循环充血分布均衡，透发神采。儿童也大致与成人相同，但巩膜更为洁白晶莹，略显浅蓝色。老年人由于气血不足，各种器官功能衰退，睑裂收窄，虹膜周边出现一些云雾状沉积，巩膜略呈淡黄色，但表面仍光滑。

　　2. **病理形态眼像**　可分为眼科症候眼像和内科症候眼像。前者主要包括各种眼损伤（包括手术）、炎症。这些已造成视力障碍的眼科症候，虽然也可进行整体辨证医治，但不属于本书所指的眼像范畴，应加以区分。

　　（1）眼科症候眼像（图1-15~图1-19）

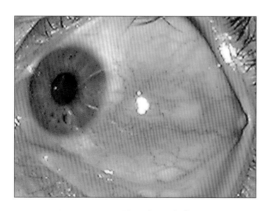

图1-15A 眼科手术后结膜充血

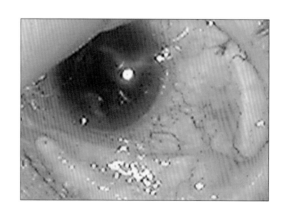

图1-15B 虹膜手术后巩结膜层大面积充血

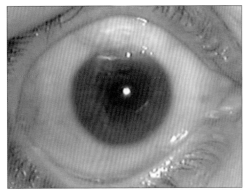

图1-16　青光眼手术后

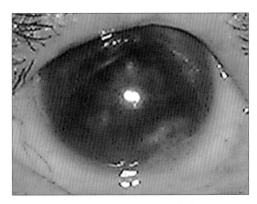

图1-17　瞳孔手术后虹膜变形

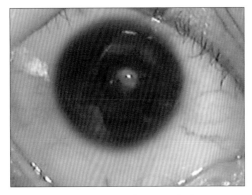

图1-18A　角膜溃疡后疤痕

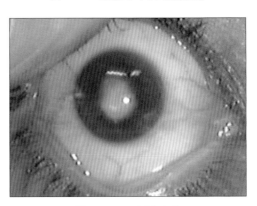

图1-18B　角膜疤痕

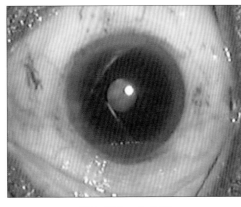

图1-19A　白内障

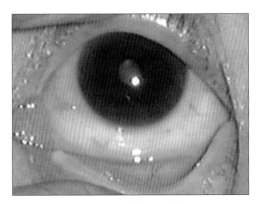

图1-19B（黄翳）内障

　　以上这些眼科症候虽然不是我们的直接辨证对象，但有些情况仍然可以间接进行辨证。例如角膜炎愈后留下的疤痕，不但已造成视力障碍，而且由于持续投入大量的抗生素，势必会对其泌尿生殖系统功能造成严重损害，图1-18A那位患者在学生时代因佩戴隐形眼镜而不慎患病，但在10多年婚后才发现其精子异常，不过，我们仍可通过其另一只健康眼睛进行辨证治疗。

　　（2）内科症候眼像：所谓内科症候眼像，并不是一般眼科医生所要考察的眼像，而是我们经过长时间观察与研究，在视力基本正常情况下，发现眼睛的某些特异现象与人体脏腑组织之间内在联系的病理性现象，也就是本书要探讨和研究的眼像。

　　这种内科症候眼像的特点是：①视力基本正常，没有任何红、肿、热、痛或眵的表现；②新生的各种形态的血管充血、色素、组织形态，及其在眼睛的各个不同部位的特殊形态，反映各个不同系统的内科症候。从第三章开始，这些内科症候眼像将会从各个不同系统、不同部位展开深入研究，并通过典型病例进行辨证论治。

第三节　眼像研究的三个不同学派

最近西班牙巴塞罗那大学的专家研究发现，眼像可提供最没有"干扰"的观察结果，也就是说它传达的讯息比嘴巴和鼻子的图像更可靠、更客观。东西方医学界通过眼像来了解整体健康讯息的学派，首推欧洲的"虹膜学"。

一、欧洲的"虹膜学"

欧洲最早将眼像推及至全身健康与疾病研究的创始人是匈牙利人Ignatz　Vonpeczley。100多年来至今仍沿着匈牙利人开创的思路，展开对眼像研究的欧洲及美国专家，其重点仍然集中在虹膜，所以又称虹膜学派。关于虹膜学或"虹膜诊断"的历史渊源及其发展现状，本人已在旧版中作过较详尽评价，读者如有需要，可查阅该书的第二章。以我个人看法，为什么虹膜学或虹膜诊断在今日的欧美发展并没有像20世纪70年代有人预言的那样，成为最有发展潜力的医学技术，反而出现停滞甚至倒退现象？其原因很复杂。如果纯粹从学术方面来看，虹膜学仍然是以西医的解剖学为基础，尽管也试图从整体观念上克服西医的不足，但其最终的鉴别诊断和治疗仍然离不开整个西医学体系的医药技术。虹膜学派的出现以及像美国虹膜学权威B.Jensen医生创始的一些治疗方法，虽然有助于克服这个缺陷，但远跟不上现代西医的诊断技术发展。我想，如果Jensen个人及其追随者在健康及技术方面，再出现（他今年已逾百岁）新的突破的话，虹膜诊断与治疗技术将可能又会有不同的结果。不过，在亚洲方面的发展，似乎又有所不同。聪明的亚洲人，特别是中国人将这种源自西方的诊断技术融入东方（中医）医学体系后，其发展前景却又当别论了。

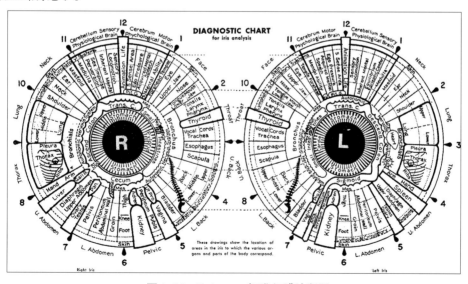

图1-20　B.Jensen标准虹膜诊断图

注：该英文版"虹膜图"为Dr.Jensen推广的标准版本（图1-20），分左、右。为了让中文读者方便阅读，特别引用黎文献教授主编的《中国常用民间疗法》一书第337页的中文版本，以供参考（图1-21）。

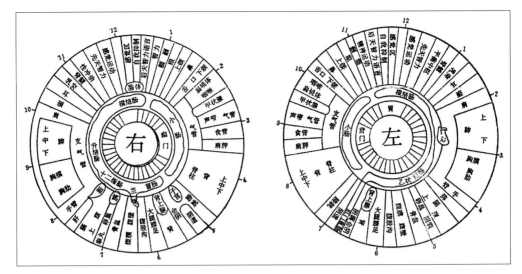

图1-21

虹膜诊断分析师在给患者作虹膜观察时，会透过一种专门的"虹膜镜"，将其标准"虹膜图"套在虹膜影像上，然后分区作检查分析。从图像上看，该图（图1-22）（右眼）系用标准虹膜图的分区线条套叠在患者虹膜上而成。

注：图像资料来源："http://www.grandadventuresranch.com/Services/iridology.html"．

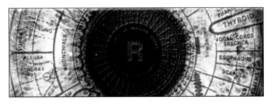

图1-22

二、中国的"中华眼针"

20世纪70年代，中国原辽宁中医学院的彭静山教授，以中医经络理论为基础，首次将眼像同传统针灸治疗技术联系起来，通过眼像来诊断和治疗某些全身疾病，特别在偏瘫及某些运动系统功能障碍方面取得良好效果，将中国传统的针灸治疗技术深入到另一个新领域。

彭氏学派的望眼用针方法，是在长期的针灸治疗实践过程中，发现眼睛与传统中医的经络理论关系特别密切，而这些联系眼睛的经络走向又同传统中医眼科的八廓/八卦概念相吻合，因此，他将眼睛的巩结膜（白睛）划分出各个"经区"，通过各个"经区"辨证针刺治疗。《中华眼针》推导的眼图八区与脏腑的关系见图1-23。彭静山教授早于20世纪70年代始创的眼针眶区十三穴（图1-24）。

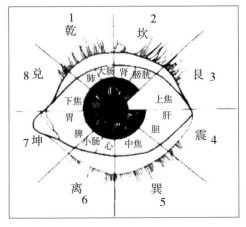

图1-23

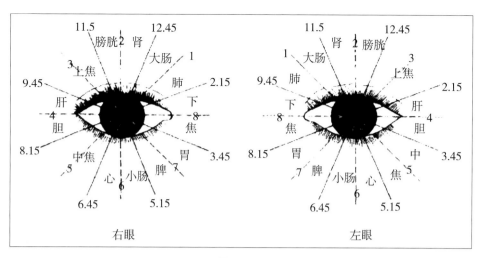

图1-24

注：读者欲知详情，可参考：田维柱编著的《中华眼针》一书，辽宁科学技术出版社，1998年4月出版。

三、郑氏望眼辨证

郑氏望眼辨证又称中医望眼辨证，其学术概念起源于20世纪60年代的中国，七八十年代在理论上得到进一步发展，从21世纪初以来又经过在美国连续10年临床实验研究，已逐步成为继欧洲的虹膜诊断、中国的眼针疗法之后另一个新的眼像实验研究学派。有业者认为，用眼针治病时，用的是彭氏理论；望眼辨证治病时，用的是郑氏理论。尽管两派对脏腑在眼像中的分区定位有很大的不同，但在临床上都确实有效。

（一）郑氏望眼辨证图（图1-25）

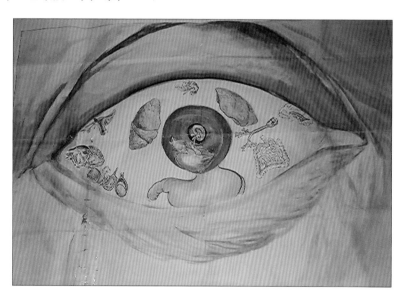

图1-25　1974年3月"郑氏望眼诊病挂图"的创始图

郑氏望眼辨证的实用形态，分别为"郑氏望眼诊病挂图（图1-26）"及"郑氏实用眼像定位图"。

图1-26是于20世纪60年代末70年代初，借助传统中医眼科的理论框架，融合现代生物医学以及电脑科技的研究成果，于2003年重新绘制，并于2010年第五次修订而成。

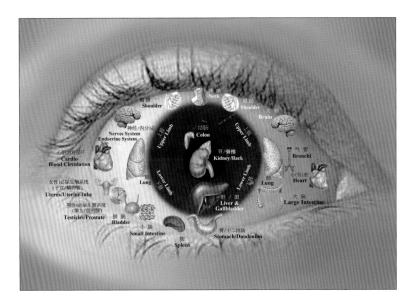

图1-26　始创者于2010年第五次修订的"郑氏望眼诊病挂图"

该图除了做日常的临床辨证指南外，还先后在近年系列出版的望眼诊病的专著中做了详细介绍，读者可从作者简介中做具体了解。

（二）郑氏实用眼像定位图

"郑氏望眼诊病挂图"是以中医理论为基础，融合现代医学技术的临床实验研究，将眼球前面的六部分结构和人体脏腑进行定位的学术图表。在此基础上，我们再制作出"郑氏实用眼像定位图（图1-27）"，在临床实践中，两图可以互相参照进行辨证。

顾名思义，眼像定位图就是为人们通过眼睛来观察整体健康或进行专业操作的临床指引。有了这

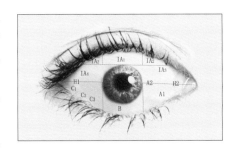

图1-27　郑氏实用眼像定位图

张图，再结合眼睛不同部位的眼像形态特征，就可以进行初步观察分析了。

（1）"郑氏望眼诊病挂图"的各个脏，如心、肝或肾，与现代医学讲到的心脏、肝脏或肾脏不完全相同，更多的是按照中医藏象学说讲的"系统"，需要按照中医理论进行逻辑演绎才能做出判断。例如，当我们观察到角膜缘带出现某种形态特征时，或者是深棕色半月环或大面积色素浸润时，可显示患者的肝脏可能由于疲劳过度或脂肪沉积过多或气滞血郁。然后根据藏象学说，可初步推断患者必定胃纳欠佳，腹部胀满，下肢举步沉重，血压不稳定，精神焦躁不安，月经紊乱，耳鸣，巅顶或前额双侧疼痛，间或头晕，手脚麻痹等各种症状。相反，当患者主诉其中一项或两项症状，例如头痛耳鸣，或月经不调时，就可以根据所观察到的眼像从肝经入手进行调治。"肝经"显然是一个系统，而不仅仅是一个现代医学所讲的肝脏本身的功能。这点正可避免现代医学"头痛医头，脚痛医脚"的现象。

（2）中医"脾"的概念，很大程度上相当于"中焦"的概念，其涉及的组织包括肝、胆、胃和肠的一部分，中医高度重视"脾"对整体健康的作用，其功能既有"气"的作用也有消化、吸收之作用。如果这样理解的话，当然也不能用现代解剖学"脾"之概念进行表述。因此，当我们在进行观察分析时，大多数情况下均与"胃"合称为"脾胃"。

（3）该定位图中仅列举了巩结膜部分，瞳孔、虹膜、睑结膜均未具体定名，读者可从本书第六、第七章中具体了解。

第四节　中医望眼辨证概念的产生及其思想来源

一、三个不同学派的眼像概念之起源

大家都知道，中医看病以整体观或系统见长，传统中医看病是整体辨证论治，收集各种临床症状的基本手段和方法是望、闻、问、切。同时运用阴阳、五行学说进行推理分析。在临床操作上，中医还根据疾病反映的症状出现部位不同（表里、半表半里，或身体之上、中、下部）及状态（体质强弱、预后）采用八纲辨证、六经辨证、三焦辨证、卫气营血辨证和脏腑辨证等不同的辨证方法全面深入分析患者的病因和病机，然后综合分析才对症下药。现在我们在这个辨证论治系统中又新增加了一个"望眼辨证"的概念。它是怎样产生，又如何逐步被人们所认识？

这是一个饶有趣味的问题。其实，我们在上一节中已经简单地说过，至今还流行于欧美以及亚洲一些国家和地区的虹膜诊断的创始者Ignatz，他是在偶然接触到一只受了重伤的鹰的时候，发现鹰的眼睛出现异常，伤愈后却又恢复正常状态，由此将鹰的虹膜与其全身变化联系起来，并顿悟出人的眼睛也可能与整体存在这种奇妙联系。当然，在医学上真正出现这般临床效应，那是在几十年后他全心从医以后的事情。即使在将近200年后的今天，虹膜学的临床医学地位和作用，还有待人们去进一步来确定，但这并不妨碍人们继续研究和实践，而且的确在其他方面发挥了有效的补充作用。

中华眼针的创始人彭静山先生87岁时在一篇短文中说，针灸乃国医之瑰宝，眼针为针术之奇葩，它观白睛，断诸病，刺眼周，疗众疾，其效神速。他又说：余受华佗观目"可验内之何脏腑受病"观点之启发，以眼与脏腑经络关系理论为指导，历经二十余载而首创之。也就是说，眼针是从作为国宝针灸衍生出来，并由此成为其中一个特殊的组成部分，没有中医针灸，也就没有眼针了，因此对某些全身疾病来说，它源自针灸但更胜于传统针灸。其次，彭氏眼针的理论依据，是眼与脏腑经络关系，但其探索的重点区域是巩膜（白睛部分）区。也许会有人说，即使像彭氏眼针这种创举，其适应证还不够广泛，病谱也不广泛，当然理论基础还比较单薄。但是，作为一门临床医学技术，又有哪一种是真正能包医百病？

中医望眼辨证既不是来自受伤动物的眼睛，也不是受传统针灸技术启发，而是在几近被淹没的传统中医眼科中，从不自觉到自觉思考过程中发现"医眼就是医病"而产生的概念。当然辨证的眼像就不限于（黑睛）虹膜或巩膜（白睛），而是整个眼组织各个组成部分，这是三个不同学派（虹膜学—中华眼针—中医望眼辨证）的一个重要区别点。

二、中医望眼辨证概念产生的特殊历史背景

中医望眼辨证同其他中医学文化发展领域一样，其学术概念来源于传统继承和实践。早在20世纪60年代和70年代这段历史时期，当时政府当局为了改善乡村地区的医疗卫生状况，曾大力推进医疗卫生改革，并从技术发展策略上鼓励中西结合，使整个医疗卫生领域出现了百花齐放的新局面。当时发现眼病根源在脏腑，选择以眼睛作为诊断全身疾病的突破口，也经历了一个从不自觉到自觉、从理论到实践的过程。开始本人的师承是一位颇具传奇色彩的人物，其他方面不说，仅就其远近闻名的眼科诊疗技术来说，

一个当时的乡村医生竟然汇聚了中国传统医学和印度眼科医学的精华所在，平时一些看起来十分棘手的眼疾，只要经过他的治疗，几乎都获得出乎预料的效果。其中的玄机在哪？毕竟本人受过严格的科学思维训练，很快就发现其望诊的是眼睛的外在症候，但所用的方药却全都是一般的传统中医药方加减，医眼与整体血气调整并没有本质的差异，医眼实质就是医病。道理就是中医说的，内在脏腑与外在体表之间存在客观、普遍的统一联系，"有诸内者，必形诸外"，因此眼的症候就是内在脏腑的外在反映，只要其内在整体脏腑症状获得改善，其眼睛的外在症候就可以逐渐消除。后来，当我独立行医时，遇到真正属于眼病的患者不多，但还是习惯先看病人的眼睛。那时正值20世纪60年代末70年代初，经过一段时间自觉和不自觉的观察，终于发现，即使在还未形成某种眼障时也会产生一种似眼病非眼病的特殊眼像。后来在中山医学院（大学）眼科专家指导下学习现代眼科时，专门就这种不列入眼科范围的特殊眼像请教于指导老师时，却始终不得要领。不过在往后这些年，我一直没有放弃对这种新现象进行追踪研究。在那段时间，德国哲学家黑格尔的唯心主义辩证法却给我很大的启发，在他的思想影响下，我试图从概念上将传统中医眼科的内因与外果关系作了一个颠倒。以"外（眼）象"替代"外（眼）障"，也就是从似（眼）病非（眼）病的外部症状性眼像中透视内在五脏六腑的依存关系。在1974年，我终于将这种构思概念，请一位青年画家按照我提供的草图，绘制一个模拟图表。这张图表就是今天读者所见到的（图1-25）"郑氏望眼诊病挂图"的初始版。

三、中医望眼辨证与传统中医看诊的区别

患者常问，这种看诊方法从未见过，这究竟是中医还是西医？我们明确地告诉他们，这是中医，但又与传统中医有所不同。这是我们在继承传统中医学基础上引入的新概念，使望诊成为一个独具东方特色的"显微诊断系统"。望眼辨证与传统中医的主要区别（见表1）：

表1 望眼辨证与传统中医辨证的区别

主要区别	望眼辨证	传统中医辨证
1. 临症模式	以望眼为主，直接从眼的"症状性眼像"中作出初步诊断	望闻问切，通过抽象思维进行综合归纳
2. 诊断结轮	较为直观、具体，容易为患者所理解	概念抽象，患者不容易理解
3. 临床程序控制	在着眼整体治疗基础上，可根据眼像进行分阶段治疗，可制定A、B、C等序列方剂，医者可以主动掌握患者症状发展过程	临床处理较为单一，大多缺少程序控制的临床机制，医者较为被动
4. 情志与精神状态的观察	可以直接观察患者的情志与精神健康状况	一般通过大量问诊后才能初步作出判断，概念欠清晰
5. 临床效果评价	可以运用现代电脑科技，进行眼像对比分析、储存、远程诊断或交流	现代中医通过电脑定型分析及处方处理，缺乏灵活性，临床效果尚待评价
6. 医患沟通	以眼像观察为基础，语言文化障碍较容易克服，为中医跨文化发展提供了方便	面对不同语言文化的患者，容易产生沟通障碍，使中医的优势得不到有效发挥

我们经过最近这10年的临床实验研究，运用电脑科技，已将中医的眼诊转换成视像模式，迅速融入西方社会习惯使用的影像医学领域。西方患者从所接受的服务实践中，尝试到这种既古老又新兴的东方医学技术，不是西医，又与西方流行的虹膜诊断不同，却也能像现代医学那样为他们带来福音，快捷简便，成本低，疗效好，诊疗一体的纯天然药物而备受大众欢迎。此外，通过电脑、互联网还可以接受全球各地客人提供的"眼像"，进行异地诊疗，这样，就为中医走向全世界开辟了一条新路子。例如，山东的一位网友，有位肝炎久治不愈的家人，在其亲属的安排下，通过网站将其眼像传送到我们这里后，配合其他一些症状资料，即可以进行系统处理。

患者的主要眼像：虹膜缘5～6点处，点块状褐色色素浸润，睑结膜虎斑状血管增生（图1-28A）。虹膜10～1点处灰白色浸润，角膜纤维化，内眦显著血管增生/充血，瞳孔变细。外眦角血管增生，其中一长枝伸向IA4（图1-28C）。内眦角及上方血管增生（图1-28D）。病人还反映其苔黄厚腻。

综合辨证：肝郁热，疏泄不利；阳明腑实，湿热郁蒸，肾亏火燥。治宜疏肝利湿，清肠解郁。滋肾降火。拟方选茵陈五苓散加黄芩清热利湿，大柴胡汤或龙胆泻肝汤疏肝解（肠）热（郁），资生丸利湿健脾，解毒；甘露饮，清热养阴。

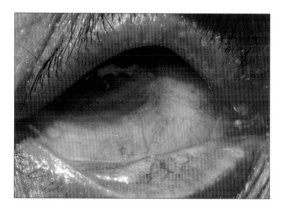

图1-28A

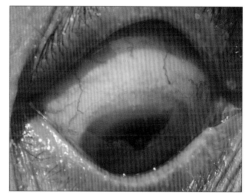

图1-28B

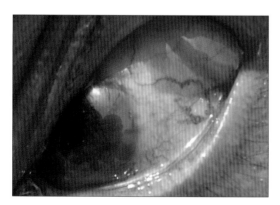

图1-28C

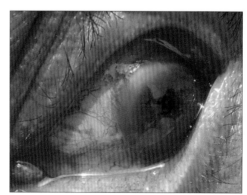

图1-28D

第二章
为什么中医能望眼辨证治病

第一节　从摩根的偶然发现谈起

　　2005年10月1日，刚好是中国国庆节的那天下午，我们诊所来了一位名字叫Morgan的女客人（见图3-5），当时她已55岁，退休前是联邦政府公务员。按道理，她的医疗保健福利是相当优越的，最初我们不知何故，她宁愿自己掏腰包也不享受政府的医疗待遇。在经过几次接触后，我们逐步了解到，原来她怀疑在几年前因为一次不小心吸入冰箱冲出的氟利昂气体以后，整个呼吸系统受到严重损伤，后来虽然经过治疗，但鼻子却长期堵塞，终日头痛不止，夜间更严重。除此之外，还咳嗽痰多，大便困难，高血压，腰痛，疲倦不堪，医生总是建议对她进行鼻中隔手术处理，虽然她并没有同意医生的意见，但她也知道，无论如何也难正常工作了，只好提早退休，并希望有多一些时间选择"另类医学"作保守治疗。她一方面每天饮用蔬果汁清肠解毒，同时也学瑜伽，做一些气功。她这次选择来我们这里治疗，直接缘由是她那位退伍军人出身的弟弟因为得了肺癌，一直在我们这里治疗，效果尚属满意。她想，既然谈虎色变的肺癌都可以找中医，那么像她那样情况也理应可以试试看，反正中医的医药费也远没有西医那么昂贵。自从她做出这个决定后，竟然断断续续将近两年多时间坚持在我们这里进行调理，当然我们也没有让她失望，这段时间她的体重至少减了6.75千克，腰围缩小了12.7厘米，血压、大便正常，即使夜间睡眠鼻子也通了，头痛完全消失。她在健康逐渐恢复后还每周到社区做一到两天义工，也不觉得疲劳。有一次她突然对我们说："你们这种看诊方法非常独特，既与传统中医不同，更不同西医那种封闭式看诊，就好像会诊，病人可以同医生一起面对电视机的眼像变化一起参与讨论研究，结合在服药治疗后的主观感觉发表意见，完全是一种开放式的诊断，效果很好，时间长了，自己也从中学到了不少望眼知健康方面的知识。这两年来，除了每个周末来诊所看自己的眼像外，还经常在地铁、公共汽车或参加朋友的聚会时，都情不自禁地将视线投到别人的眼睛上，想从别人眼睛中发现一些什么健康方面的'蛛丝马迹'。不久前偶然从一本人物流行杂志上，看到一张有些印象的图像，后来一想，这不就是著名当红女星吗？再仔细看看这张相片的眼睛，联想到一些有关这位大明星婚后多年一直没有生育的花边新闻，她看到这明星右眼外眦下方（生殖泌尿区）出现一个十分明显的钩状紫色充血环，很可能就是子宫功能障碍。Julian说，如果有人推荐，能找到像你们这样的中医看诊的话，肯定会有意想不到的效果。"

　　这个故事听起来实在很有趣，不过这些年来像摩根那样，从我们那种开放式的诊断和治疗中学习和了解这种望眼辨证知识的人真不只她一个。其中最典型的例子，便是作者几年前在《望眼知健康》"一个外行人发现的隐性病例"那段故事了，如果不是故事主人的"症状性眼像"被一个类似摩根女士的外行人偶然发现的话，也许她也会像那位大明星那样，至今也难成孕。中国有句俗语叫"久病成医"。我们的患者都不敢说会成医，但却可以"久望而知之"。之所以会产生这些真实又令人不可思议的故事，原因是"望眼辨证"这种诊病方法，不但在理论上具有深厚的中国传统医学文化渊源，而且在实践上确实行之有效，再加上我们充分吸收现代生物医学科学的研究成果，使这种来源于传统医学的医学技术，在现代科学条件下又得到更有效的发展，形成一种非常独特、有病早知道的中医诊断方法。

第二节　藏象理论与传统中医的看诊方法

一、中医望诊由来已久

自古以来，中医的诊断治病方法既简便又有效。望而诊之独居首位，简单地说就是"司外揣内"，"有诸内者，必形诸外"。《黄帝内经》有一篇经文叫《灵枢·外揣》的文章说，任何事物的运动变化，都会有一定的表现与相对应的改变。大至日、月、星辰，小到人体的五脏六腑，都可以用阴阳、内外之间的统一联系及相互影响来了解其运动规律。应用到医治病人时，医生可以通过外在反应来观察人体内在脏腑的疾病；同样道理，若知道其内在脏腑的疾病就可以推测出其外部的症候，这就叫"故远者司外揣内，近者司内揣外"，这就是2000多年前中医诊断治病的秘密。后来元代的著名医家"金元四大家"之一的朱丹溪，更将这种理论方法简单地归纳为"有诸内者，必形诸外"，进一步揭开了中医望诊的奥秘。

专家考证，从古代的医经《难经》开始，已明确将《黄帝内经》所提出的具体诊断原理和方法概括为望、闻、问、切。在这四大环节（或步骤）的诊断中，首推望诊，就是通过观察病人的神色以及（面部）皮肤的青、赤、黄、白、黑五种颜色的变化来了解病情。据说古代名医扁鹊在见过齐桓侯以后，直接通过望诊告诉他已病重在身，要赶快医治，可惜这位高高在上的君主竟然讳疾忌医，对扁鹊的警讯置若罔闻而后自裁了。这种近乎神话般的医学故事，究竟有什么学理依据，还是一种臆造？

我们先听听一位有代表性的中医专家的解释。大概在中国明朝末年，有一位活跃于江南一带的名医，名字叫蒋示吉。他一生著述不少，其中有一本几乎流失的诊断学专著叫《望色启微》。该书对《内经》有关望诊的重要地位和作用，作过很精辟的发挥。他在书中说，人就好像一个果子，"五脏藏于躯壳之中，犹果核之藏于果中，不可得见。然果皮红者其核红，可由理以知之也。果大其核大，果长者其核长"。意思是说，人的五脏还有六腑是处在一个密闭的身躯之内，对于五脏的生命活动，肉眼是看不到的。但因为人是一个相互联系的有机整体，有其内必现于外，可以通过外在的表现加以观察，就可以知道其内在脏腑的健康状态。人如有疾病发生必定会出现相应不同的颜色（病色），所以他明确地说："五脏虽隐于中，望之不见，然而传之为窍，发之为荣，列之为部分，分之为五官，此皆在外者也。在外者，望之可见。譬之草木，观其叶即可知其根，观其华即可以知其实。"这是当今中医学界忆述前人关于内外一体、通过观察体表就可以对内在脏腑疾病进行诊断和治病的最生动、最形象的论述。据说，像这种望诊技术，不仅为中医所掌握和运用，而且一些医学素养优异的西医也十分重视，这在以后还可以再详细谈一谈。

二、从中医的藏象学说开解华佗观目诊病之谜

前面说过，中华眼针的创始人彭静山先生是受华佗观目"可验内之何脏何腑受病"之启发，开创了"观白睛，断诸病，刺眼针"之法，而本人却是受"医眼就是医病"概念的启发而始创中医望眼辨证，也行之有效。可见"观目—脏腑—疾病"之间，必定在

客观上存在某种联系。要想掌握观目与疾病之间的联系，认识脏腑组织与功能是一个关键。西方的学者，甚至有些西医眼科医生也许会发现眼睛与整体之间存在某些症状性联系的特征，我的西方客人或者外国学生，虽然也对我们的诊断方法很感兴趣，很想尽快学到手，但他们并没有深入了解其中的系统联系规律，原因是他们并不掌握中医的藏象学说。

1. 脏腑 是一个最基本也是最重要的中医解剖学概念。脏是指心、肝、脾、肺、肾这五个主要人体器官，腑是指大、小肠，膀胱，胆和胃。按中医的藏象理论，脏与腑之间的生理联系是相对应的。肺与大肠、心与小肠、肾与膀胱、脾与胃、肝与胆相承传，并形成一个相互联系、相互制约的系统。脏腑之间在气的推动下一阴一阳、一里一外、一升一降相互配合完成整体生理活动。

2. 藏象 是指脏腑组织及其整体生理活动，由始至终是在一个肉眼看不到的封闭空间进行，但是又通过一定途径和方式同体表保持密切联系，直到生命的结束。所以，中医说脏即藏也，属阴；腑者运化也，属阳，均为秉宇宙之大气所生，但其宣、泄、收、敛、藏的各种生理功能，以及整体的升浮降沉的阴阳平衡运动，只有在封闭的系统内才能保证正常进行。就像一艘深海潜艇一样，不论其功能和装备有多么先进，体积有多大，都必须保持密封状态才能正常运作，但同时又通过各种方式同水面保持信息联系，否则就不叫潜艇了。中医将在密闭状态下作业的脏腑也称之为"藏腑"，同时把与之联系的体表组织活动称为"象"，合称则为"藏象"。每一个脏腑组织都存在一个内外相应的系统，发挥相应的功能。

3. 藏象学说的五象原理 中医藏象学说中的"五象"原理是建立在五脏/腑解剖学基础上的一种外在生理活动现象。除有五色理论外，还有五窍、五液、五体、五志、五气、五化等，将人体内外、人与自然的和谐统一关系联系起来，最后以阴阳、五行的概念加以统一，并形成一个完整的藏象学说（表2）。

表2　中医藏象理论的"五象"原理

五液	汗	泪	涎	涕	唾	体表为阳
五色	赤	青	黄	白	黑	
五窍	舌	目	口	鼻	耳	
五体	脉	筋	肌肉	皮毛	骨	
五脏	心	肝	脾	肺	肾	（阴中之阴）
五（六）腑	小肠	胆	胃	大肠	膀胱	（阴中之阳）

也就是说，人们可从外在"象"的神、色素、形态的变化中，找到隐藏于内在脏腑生理活动规律，从而作为观察、诊断和治病的依据。例如，中医有"大汗亡阳"、"肝虚流泪"，鼻塞流涕、肾亏耳鸣等病理分析，往往药到病除。反之，也可以从汗出、流泪、流涕和耳鸣等临床症状中，分析心、肝、肺和肾脏的健康状况。北京的杨力教授，不久前出版了一部新著叫《疾病早发现》中所讲到的中医治"未病"，就是根据这个道理，告诉我们如何从身体早期一些外在微小变化中及时掌握自己的健康状况的。

三、阴阳、五行理论与中医望眼辨证

民国初年的大医学家彭子益先生在他的《圆运动的古中医学》一书中，对"天人相应"的中医整体观的理解和阐述殊为精辟。彭氏从人与大自然的关系出发，认为中医说的阳是指太阳射到地面的光热，在地面的光热消退与由来自太阳的光热还未降临之间就是阴。皆因大气（大自然）有阴阳，生物个体也就有阴性和阳性。不但个体之间分阴性阳性，而且个体的生命活动也存在阴阳。从其自然属性来看，阳升阴降，阳动阴静，升浮与沉降，动与静之间的交合运动，始生万物，也包括人体在内。因此《内经》说"人生有形，不离阴阳"就是这个基本道理。

"五行"又是什么？彭先生说，"五行者阴阳二气整个升浮降沉中的五种物质。行，即运动也。"这五种物质，首先是在大气（大自然）中存在，同样也相应存在于人体，中医（五运、六气）将这五种物质概括为木、火、土、金、水，随着一年的节气变化，相应于春、夏（长夏）、秋、冬而生发、生长收藏。应于人体则大气中的五行之气而生肝、心、脾、肺、肾五脏，这五脏分别具有收敛与疏（宣）泄之功能，不足或太过都会导致升浮与降沉（循环）运动失常，也就是阴阳失调，人就会生病。

从现代医学观点来看，这种关于认识人体的生理、病理和治病的思维方式，作为中医学体系的总纲，似乎是不可理解的。但实际上传统中医在实践中却一直是坚持这种"天人相应"的整体观，为中医学及世界医学发展做出自己的独特贡献，离开这个总体概念，中医就会失去方向。

望眼辨证也就是通过眼睛来观察人体内部的阴阳、五行（五脏）变化，骤然看来也是难以理解。其实，如果从传统中医一贯的整体观念来看，眼睛就是人这个小宇宙的一部分，眼睛更是这个小宇宙中的小宇宙，其变化规律，就如大气变化一样，一年的变化可归纳为一日看，一日的五行运动，可归纳为一息（一呼一吸）看。同理，人体的阴阳、五行运动也可以归纳为某一个局部观察，例如，手掌、面相、耳、口舌及眼睛，从临床实验来看，都各自有效，只不过眼睛的观察，不论从理论到实践操作上都比较独特而已。

第三节 古医经关于眼解剖、生理功能与脏腑关系的论述

一、五脏六腑之精皆上注于目

以《黄帝内经》为代表的古代中医学，将肝之窍称为目。《素问·金匮真言论》说："东方色青，入通于肝，开窍于目，藏精于目。"《灵枢·脉度》说："肝气通于目，肝和则目能辨五色矣，知黑白。"可见从人能视万物、辨五色、知黑白的角度来说，目窍与肝的关系最为直接。但从中医的整体观念来看，人之所以能视万物，辨五色，首先离不开心血及神之主导作用，《灵枢·大惑论》说："目者，心使也；心者，神之舍也。"就是说眼睛辨识万事万物，是受心的指引，而心又是神居之所，神乱散则精气不能正常输注于目时，不但视物艰涩，而且还会出现精神紊乱。一个健康的人，其眼之所以炯炯有神，那是因为心之神功使然也。心对目有如此重要作用，那是取决于心与目的解剖生理关系。因为心主血脉、藏神，"目为心使"。即是说，目既有赖于心所提供的血脉供应和精神支持，同时也行使心对外信息联系的职能。

虽然中医说，心主全身之血脉，诸脉合于目，但是心血的来源又有赖于脾胃对营养物质的吸收消化并能向上输送于目，目得血才能视。贫血的人容易眼疲劳，视物昏花。中医的藏象论说，脾除了是血气生化之源外，还有保证血道正常行走的功能，所谓摄血、统血作用。如果脾失之健运，眼睛的视力功能也会受损害，所以，眼睛的视力功能也禀受于脾的后天作用。《灵枢·决气》说，"气脱者，目不明"。什么叫气脱，首先要了解医经说的"气"是什么。这是生命活动的基本物质，《黄帝内经》讲人有六种不同形态的"气"，即精、气、津、液、血、脉，分布于不同部位，由不同的脏器所控制。其中之气，是指源于五谷精微生化，由上焦心肺分布至全身，使体表及肌肤获得所需之营养，

这种看不见但感觉得到的物质就是"气"。在脏由肺所主，肺气调和，五气均顺畅，五脏之精气才可上注于目。如果气不足，目失所养，视力自然受影响。

以上的气、血、脉和津液均为后天所生，分别为肺、心、脾、肝所主，唯独精却是禀受于父母，与生俱来，这种先天之精与后天之气相合一称为精气，并藏于肾，上注于目。所以《灵枢·大惑论》说："五脏六腑之精气皆上注于目而为之精。""而精之巢为眼"。眼所涵聚之精气，由五种不同物质形态所组成，也就是同一经文说的："骨之精为瞳子，筋之精为黑眼，血之精为络，其巢气之精为白眼，肌肉之精为约束。"也就是说，眼睛中的瞳孔、虹膜、内外眦、巩膜及双眼睑，是分别为肾、肝、心、肺及脾五脏之精气聚集（即肾主骨、肝主筋、心主脉络、肺主气、脾主肌肉）而成。2000多年前的《黄帝内经》就发现人的一双小小的眼睛，竟然同人体的五脏六腑有如此奇妙的生理关系。让人感到惊异的是，古代医家不但明确揭示五脏六腑与眼睛之间各自在解剖生理功能上相互联系的形态，而且还明确提示眼与大脑（神经）及脊椎（肾）之间存在生理与病理上互动联系。

二、五脏与"五轮"概念

受古代医经的理论启发，中医将这种关系进一步推及至眼科，并提出了别具特色的"五轮概念"。所谓"五轮"，是将眼睛的内眦、外眦、虹膜、巩结膜、瞳孔及眼睑这五个外窍眼组织，分别称为血轮、风轮、气轮、水轮和肉轮，分别从眼睛外部五个不同区域观察分析五脏六腑的内在生理功能及其变化规律，并用作指导临床治疗。将脏腑的解剖、生理功能与眼部症候联系起来，通过调整内在脏腑阴阳变化来医治眼病，医眼就是医病，反过来说，医病就是医眼。

（一）五轮概念及其临床意义

五轮应五脏之说来源于中医的"藏象"学说（表3），其理论内涵分别为：

表3　眼与五脏应五轮表

中医解剖名称	西医解剖名称	轮名	脏属	五行属
瞳仁（瞳子）	瞳孔	水轮	肾脏	水
黑睛（黄仁）	角膜、房水、虹膜	风轮	肝脏	木
白睛	球结膜、巩膜	气轮	肺脏	金
大眦、小眦	内、外眦	血轮	心脏	火
上下胞睑	上、下睑	肉轮	脾脏	土

1. **肉轮**　指上下眼睑，包括睑皮肤、皮下组织、睑板及睑结膜。在脏为脾，在腑为胃。五行属土，主全身肌肉，称肉轮。脾土为后天之本，"脾虚则五脏之精气皆失所司，不能归明于目"，不论全身病或眼科疾患，都须注重调理脾胃，否则就是治标不治本。

2. **血轮**　指内、外眦及附近的巩结膜。在脏为心，在腑为小肠，五行中属火，主全身之血脉，称血轮。目得血而能视，但心火太盛则诸脉沸腾。目有内、外两眦，一般认为外眦属心，内眦为心包络，轮中有轮。心合诸血脉，但凡心及其他脏腑气血之盈亏，就会在眼的两眦出现各种形态的血脉丝络（血管增生贯穿），观其形知其病。

3. **气轮**　指球结膜、眼球筋膜及巩膜。在脏为肺，在腑为大肠。肺主气故称气轮，五行属金。气是一种流动的精微物质，上下融贯流注全身，在体表为卫气，在脏（主心血流行和精神活动）为心气。气在脾主运化，在肝主疏泄，在肾主生长发育、生殖，在眼则有"神气"。气通则血通，血通则百脉充沛。气之运行，即气机需顺，忌郁、忌逆，气无形而有序的升浮降沉，极忌有形或无形之挫损。

4. **风轮** 指虹膜（包括角膜）。在脏为肝，在腑为胆，五行属木，木生风，称风轮。肝藏血，主疏泄，与胆相表里。中医讲的肝脏，除在分泌和储藏胆汁方面与现代医学的肝、胆基本相同外，还广泛涉及内分泌、大脑神经、运动神经、生殖、心血管、脊髓等多个方面功能。就整体来说：①是审视肝气是否条达。肝若失于条达，便会产生肝郁的现象。轻则肝火上升、苔黄口苦、面红目赤，重则风动头晕头痛、口眼㖞斜。②是肝的藏血调节功能。若人体各部分血液分布失衡，在眼则视物昏花、干涩、夜盲等；在四肢则出现筋肉挛急、屈伸不利；在女科则会月经失调或量减少，甚至经闭。临床上所见的妇女崩漏、倒经或失眠多梦等症状都与肝血有关。前者称为"肝血虚"，后者称为"肝不藏血"。

5. **水轮** 除瞳孔外，还包括房水、晶状体、玻璃体、脉络膜、视网膜、视神经等。在脏为肾，在腑为膀胱，五行属水，主水，称为水轮。"肾是先天之本"，"腰之腑"、"精之元灵"。"四轮不能视，唯水轮普照无遗"。从生命整体形态来说：①肾藏精，是生命的总根子，又是生命延续的源泉。②肾对其他脏腑功能具有高度的调和与制约作用，只要肾阴或肾阳不足，就会影响到心、肝、肺及脾胃功能的正常发挥。包括现代医学所讲的免疫、神经、内分泌、运动等多个系统的问题。尽管中医从整体生理与病理上发现肾在人体中有如此重要的地位和作用，但限于当时的历史条件，从"水轮"中诊察肾脏各种病理现象却十分困难。因此，除了直接瞳孔观察外，还从目视状态、上下胞睑色素、耳部、毛发、骨齿、体表、女子月经及膀胱功能等，多方面临床表现作综合考察肾脏的状况。

（二）五轮与五象的融合

为什么五轮概念与五象之间能合二为一？从理论上也符合《黄帝内经》说的，因为"目者，宗脉所聚也"，就是说，人的五脏六腑、四肢百骸能形成一个动态平衡的整体，由于人体内部存在一个纵横交错的经络系统。由于存在这样一个系统，使体内脏腑、孔窍之间气血、津液在生理上能相互沟通，相互协调。因此，从本质上来说，"轮"或"象"都是脏腑的外在表现，如果出现病理变化，也仅仅是"标"，相对应的脏腑才是本质。在辨证治疗上，则可以通过"标"而找到何脏何腑受病的本质。

（三）轮象与眼像之异同

"五轮"与"五象"的融合，就是轮象。所谓"轮象"，就是五轮概念的具体形态。例如，由血中精气会聚而成的血轮的具体形态可通过内眦、外眦的色素、脉络及舌状反映出来；由骨中精气会聚而成的"水轮"的具体形态，可从瞳孔的大小、色素及形态反映出来。其余的三个"轮"的形态可以分别从精气会聚而成的巩膜、睑结膜及虹膜的形态反映出来。在临床上，如果发现双眦色淡无华，则可大致从轮的概念判断出其（心）血脉衰微、头晕、目眩、虚寒、精神疲乏、难眠多梦、口淡、肢冷、肠胃郁滞等一系列心及小肠相关症状。虽然这样，我们从"轮象"中观察整体脏腑的状况，毕竟还是一个眼科概念，还不足以作为一个对全身疾病进行观察、诊断和辨证治疗的指导概念。中国的彭静山教授，花了20多年时间临床实践，才将轮象的理论概念转化成眼像的概念。只可惜，他只是重点停留在气轮的转化空间上，只能是属于不完全的眼像或局部眼像，在临床上主要用于与眼针相应的病谱上。

本书所要观察、研究的眼像，①是一个由多种元素组合的动态概念，是反映五脏六腑动态/平衡状态的标尺。例如，一个患有心血管病的患者的外眦，存在不同程度、形态不同的紫色或绛色充血、有浸润状、线状或网状或树枝状血管，由这些不同元素所组成的某种"眼像"，在经过治疗后，其形态已发生了新的变化，一个新的眼像形态将改变旧的治疗方案。②眼像都有一个相对稳定的表现形态，反映内在脏腑的健康状况。例如，反映老年性肝肾功能衰退的"老人环"，肝功能变化的角膜缘色素环，胃肠功能受损的各种树枝状充血及（男女）生殖泌尿系统病变的充血与色素形态都相对稳定。③是在视力功能基本正常的情况下出现的"像"，而不是视力功能出现变化而产生的各种眼科现象（症候），例如结膜炎、虹膜、角膜炎等，当然在一些情况下，轮象和眼像也有相互重叠的情况，例如翼状胬肉、结膜炎、眼充血等都可从气轮概念辨证，而白内障、玻璃体混浊等也可从水轮概念辨证。换句话说，轮象只是眼像的一个从属或子概念，中医望眼辨证的眼像是一个总体概念。如果说，轮象是古代中医在中医经典理论基础上，推及至内科杂病的诊断及眼科临床治疗的一个指导概念的话，那么眼像则是中医在电脑科技时代扩大发展的概念。

第四节　从现代医学看眼睛与全身性疾病联系

从外部反映眼睛与全身性疾病之间存在的联系，已从不同角度作了一些阐述，不过，这还是着重在中医理论指导下所做的研究。在今天，面对现代医学科学的迅猛发展，眼睛在临床诊断中的独特地位和作用，能否继续成为人们有效地观察、诊断疾病的窗口？

一、全身性疾病在眼部的症状表现

近年，西方医学界似乎正面对这样的一种窘局，那就是，一方面现代医学科学技术发展日新月异，但同时面对愈来愈多的疑难病却更感束手无策。人们诸如虹膜学者那样，也开始注意从眼睛对整体功能联系上，观察人体的健康状况，并预先对可能出现病状作出警示。耶鲁大学医学院的校报中，曾在头版位置上刊登RHEA HIRSHMAN的一篇题为"Eyes Offer Window on Heath"（眼睛是洞察健康的窗口）的文章说，眼睛不仅为人们提供视力功能，而且还隐含着人体的健康状态。因为眼睛同人的整体之间不是孤立存在的，相反，它是人们健康的窗口。因为眼睛有丰富的血管、神经、肌肉及其他组织，即使在眼睛本身视力功能没有异常症状的情况下，也可以从中反映出人体的健康状况。从糖尿病到多发性粥样硬化症（Multiple sclerosis）均可从眼睛的检查中显示出来。

RHEA这篇专题文章，我们早在多年前就读过了。为了让读者对他的文章的观点有一个更具体的了解，我们特意引用一个不久前的临床例子加以说明。今年初夏的一个周日下午，一家四口祖孙三代按预约时间来看诊。其中那位今年64岁女士，是某市人民医院的西医内科主任医生（专门负责老年保健，也是专门从指甲观察研究人体微循环的专家）。本来她并没有打算请我看诊的，只是在女儿的殷切请求下，她终于让我为她作一次望眼辨证。通过检查眼像我告诉她，她的心脑血管系统非常健康（中老年知识分子多存在不同程度症状），身体并无重要健康隐患。只是有过较严重的"五十肩"，属于劳损、外受风寒；其次肾湿脾虚，也就是糖尿病（轻度）；第三是疲劳；第四是有过十二指肠球部溃疡；第五，全身湿气较重。以上皆可从图2-1A、B、C、D4张图像中反映出来。

检查完后，那位老西医专家告诉我，在这样短时间内，在没有任何提示情况下，能从眼睛中看出她的健康状况，实在是难以令人置信！

类似的研究表明，包括血液及心血管病（高血压、贫血）、某些感染性疾病、肾病、内分泌及代谢疾病（糖尿、甲亢）、维生素缺乏、各种急慢性传染病、神经系统、寄生虫及中毒等全身患疾均在眼部有其特殊症候。专家认为"有些全身病在眼部有着特殊的表现，在内科医生尚未作出诊断之前，常有可能通过眼部检查而被发现"[1]。就以临床上

[1] 黄叔仁，高血压病眼底图谱［M］. 合肥：安徽人民出版社，1975.

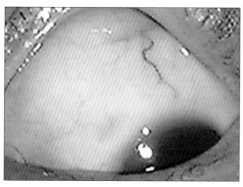

图2-1A 左眼右上方出现陈旧性血管瘀阻

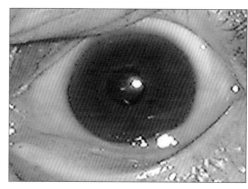

图2-1B 瞳孔可见黄至灰白色眼睑略淡白

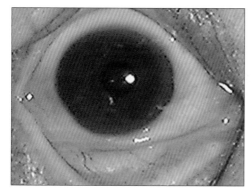

图2-1C 虹膜略见变形

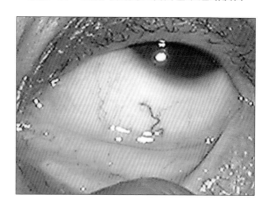

图2-1D 有过十二指肠球部溃疡史

常见的原发性高血压来说，眼底改变不但对慢性进行性高血压病的分期诊断上有重要意义，而且在高血压与各种症状性高血压的鉴别诊断也有一定的参考价值。由于视网膜中央动脉为全身唯一能在活体上直接观察到的小动脉，只要观察到眼底的毛细血管各种形态变异，包括出血、血管壁变窄、弯曲堵塞、交叉、粗细的器质性改变和功能性变化，内科医生就可以对全身的高血压症状及其发展阶段作出诊断（图2-2，图2-3A、B）。也就是说，对视网膜眼底病的治疗，也必须从治疗全身性的高血压病入手，这点正与中医的观点相吻合。后来发现其他一些眼底病，包括黄斑部的病变，如水肿、瘀血、缺血、血栓、萎缩等眼底病都与很多全身疾病有直接关系。由此类推，眼底像与中医的"藏象"确实存在某种联合并存的关系。根据这种逻辑推理，我在多年前就觉察到眼睛表面出现的一些特异症状与全身健康有直接关系。

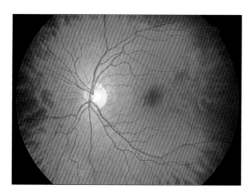

图2-2 正常眼底

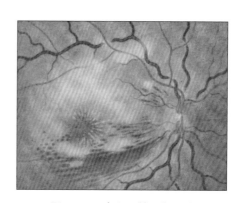

图2-3A 高血压第三期眼底图谱

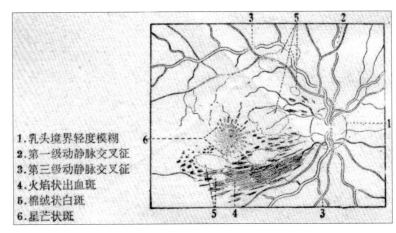

1.乳头境界轻度模糊
2.第一级动静脉交叉征
3.第三级动静脉交叉征
4.火焰状出血斑
5.棉绒状白斑
6.星芒状斑

图2-3B　描绘解说图

【病例特写】

Layla，女，32岁，白人，摄影师。她自小身体缺乏多巴胺（Dopamine），一直以来在吃各种抗生素，包括激素（以致她发现自己的身体越来越虚胖）和用来治疗帕金森症的某种西药，越吃越坏。最近竟然出现了视网膜脱落的趋势，医生警告说她很可能会双目失明。她还给我出示了一张视网膜的图片（图2-4）。颜色暗淡，微紫红，浮现大面积白斑。和正常的鲜红明亮的视网膜图有明显的不同。过去一年半的时间里，还曾有过16次的肾炎发作出血，每次都用抗生素、激素来止血。

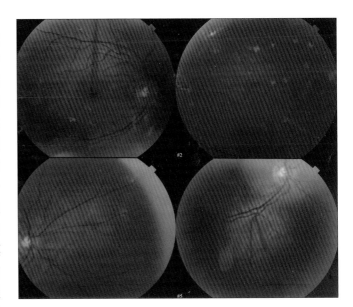

图2-4　Layla的眼底图像

看眼睛，明显的瞳孔缺损模糊，虹膜晦暗失色（图2-5A、B）。腰痛是难免的，她也点头承认。显然是肝肾受损兼肾阳虚。抗生素、激素的副作用都在肝肾，所以她的肝肾

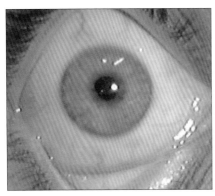

A　　　　　　　　　　　　　　B
图2-5　Layla 正面眼像

不胜负荷，导致肝肾两虚。肾炎出血就是一个身体发出的信号，表明肾脏再也负担不起这抗生素特别是激素的长期冲击了。在这种情况下，正确的做法是停止抗生素，包括激素，大补肾阳，血得温则循经而行，自然不会流血。

中医认为，目得血则能视，而肝开窍于目，眼睛是由肝和肾这两个器官来决定的。特别是，肝主虹膜，肾主瞳仁。该女子之所以会出现视网膜脱落的趋势，就是因为长期使用抗生素，导致肾阳虚，肾阳虚则视网膜脱落。肾阳虚则不能养肝，因为水不生木，而她的视网膜的照片也正是因为肝血虚而变得晦暗紫红无光泽。其实这个案例里面的视网膜脱离的成因和糖尿病所引致的眼盲基本上是一样的道理，治疗的方法也基本上一样。

前几天介绍这位摄影师来的歌星Alice又过来，跟我们聊起这摄影师。她说，这摄影师来我们诊所看诊后，她们几个朋友凑了一笔钱，送这摄影师到瑞士一家全世界最著名的眼科医院去检查，结果你猜怎么样？这歌手问我，我说不知道。她说，这瑞士医院检查得出的结论和我们诊所的结论完全一模一样，她再三强调"一模一样"这几个字，就是都认为频繁地使用抗生素是导致这摄影师眼睛即将失明的原因。

有人统计在54例慢性风湿性瓣膜心脏病患者中，其中就有暂时性视力蒙胧史。从临床和文献报道所见，视网膜血管及眼底的改变，包括不同程度的血管痉挛收缩、栓塞、硬化及出血、渗出、水肿、视神经萎缩等症状，不仅可广泛发生于各种心血管病和血液病，而且还常见于慢性及急性肾小球肾炎、糖尿病及某些胶原组织疾病。在外眼组织中，也常伴有球结膜充血、角膜炎、虹膜睫状体炎、双眼周边视野收缩等一些局部眼症状。内科医生注意到，某些眼部症状性变化，比如巩膜上出现的黄疸对于多种全身性疾患，包括急慢性肝炎、肝硬化、钩端螺旋体感染、胆囊炎、胰腺炎等有一定的临床诊断意义。至于瞳孔大小的变化以及对光反射的检查，常常是识别某些颅内占位性病变（包括外伤积瘀、脑水肿）位置与病人症状诊断的重要根据。现在医学界已普遍认识到眼睛中的老人环，不仅反映了机体的老化，而且还可作为观察患者脑动脉硬化症状的重要参考。

这张光学显微照片是由 Spike Walker 拍摄的。照片拍摄的是一只公牛眼睛睫状体的毛细血管（图2-6）。这些毛细血管能分泌水状液体，为眼球晶体和角膜提供了大部分营养成分。这张光学照片在生物医学意义上，与200年前匈牙利人发现受伤的鹰的虹膜变化具有异曲同工之处，进一步揭示生物体的眼睛与全身密切联系的奥秘。

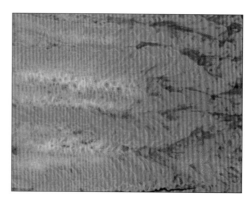

图2-6　公牛眼睛中的毛细血管

二、掌握眼与全身病的辨证关系可药到病除

早在40年前，从本人产生"医眼就是医病"的概念开始，就注意系统地收集相关的资料，并尝试在临床上付诸实践，逐步加深对眼与全身疾病联系的认识，为今天最终确立"中医望眼辨证"的概念提供了历史的实证依据。

1. 从发现病人的瞳孔变化而修正原有的诊断结论　1971年3月某日，广东省的《南方日报》报道，某医院一位住院病人，最初诊断为左侧脑积水，决定在左侧动手术。手术前，一夜班护士由于工作严谨，在护理过程中发现病人右眼瞳孔异常扩大，医生根据这个情况，经过会诊，果断地修正了原来的诊断结论，决定在右侧大脑进行，避免了一次手术失误。

2. 从脑肿瘤的诊断结论转为中医眼科治疗 1969年，原广东省宝安县一位病人患头痛、眼视物昏花，到省某医院诊治。会诊结论为脑肿瘤，决定作破颅取瘤的外科处理。后由于其亲属坚决反对，改请我的导师诊治。在眼像辨证上，发现病人瞳孔散大，晶状体变绿色，内外眦血脉暴起。认为病人属热毒上攻于脑，为脑气冲瞳，可作中医眼科处理。经过一个多月治疗，果然病情大为好转，不需作脑外科手术。

3. 治愈青光眼也治好了肺病 1958年，河北人民出版社（内部读物）《中医中药集锦》一书中有一病例：高玉兰，女，29岁。发病经过：5个月前因患肺病，曾在保定康复医院治疗20余日。于1个月前，右眼突然视物模糊，用链霉素、雷米封治疗，视力逐渐降低到0.1，经保定市第一人民医院诊断为粟粒型肺结核引起网膜孤立结核。后经河北省中医研究院眼科庞赞襄大夫诊断为青光眼，并改用中医眼科处理，用加减明目地黄汤，共服药51剂，视力恢复正常，身体也恢复了健康。

4. 退了高热也治愈了梦游症 1970年，经本人治疗的一例高热病人所产生的奇异效果，却带来更大的启发。那年9月的珠江三角洲，尚还酷热异常。一天，一位农妇带着其女儿来诊所。主诉：年龄9岁，发病已5天，除高热外，腹痛、咳嗽。已请医生作过常规处理，仍高热不退，夜间尤甚。我直接观察其眼睛，发现其内眦微细血管波浪式绛色充血，角膜缘带呈环状咖啡色至深褐色色素浸润，苔白厚腻，外眦一侧结膜有网状微细血管充血。辨证为外感暑热、心火蒸熏、肝火燥炽。法拟解表清暑、平肝泄热、除痰解郁。第一方以黄芩知母汤去川贝加银柴胡、甘菊花、地骨皮、青蒿。3剂内服后夜间发热尽除。复诊时，病人不但病状消除，其母亲特别惊奇地告知，其女患夜游症已多年，久医无效，不想3剂后不但热退，而且夜眠十分安静，与正常人无异。以后追踪查访15年未见复发，后移居香港地区并育有二子。

5. 粪便检查不出蛔虫感染，眼睛可探知 1971年3月，治疗了一位17岁黄姓男子。

主诉：常患腹痛，饭量过人，但体质反而瘦弱，曾到门诊作粪便检查，结论未见蛔虫感染，但症状依旧，请求诊治。经眼睛局部检查，发现巩结膜蓝色蛔斑数处，唇口有白色颗粒状白斑，当即以蛔虫痛处理。

处方：使君子10颗，川楝子15g，鹤虱15g，尖槟15g，泽泻20g，茯苓20g，神曲25g，雷丸15g，乌梅5g，大黄15g。服后蛔虫从粪便排出，最长的4条，15～20cm，饭量减至正常，数月后体壮异常。

注：为保持原方剂量，故未改成公制。

几十年过去了，人们对于这方面的认识，从实践到理论上都更清晰了。就拿曾经长期在中南海门诊部担任保健医生的胡维勤教授来说吧，他在2008年出版的《将中医进行到底》一书中说，他学的是西医，但也专门脱产研究过中医，中医"有诸内，必形诸外"，通过人体外部变化可诊断出人体内部疾病的理论经验，几乎影响了他这一辈子的从医经历。在谈到眼睛与全身疾病的关系时，他首先说了一个眼科医生竟然能从眼睛中发现患者有胃病（食道反流）的例子（77页），然后他说："根据我多年的经验，眼睛几乎与全身疾病都有关。如眼结膜充血是麻疹、狂犬病早期的重要征兆；肝炎、肝癌、肝硬化患者视力都有不同程度的下降；动脉硬化尤其是脑动脉硬化、肾炎、糖尿病、高血压、妊娠中毒症患者的眼底血管都有改变；脑卒中患者的瞳孔会有所变化；耳源性眩晕患者的眼球会震颤；癌肿块转移的时候，视力会有所改变；癫痫病人抽搐时瞳孔散大；梅尼埃病人眩晕时水平性眼球震颤。眼睛及周围的颜色也是很好的指示灯，失眠病人的眼睛会发黑，有一分发黑就有一分脑缺氧，有一分脑缺氧就有一分烦躁；慢性肝内（内字疑为"炎"之误）胆汁淤积病人的眼眶下会出现黄瘤；缺铁性贫血病人会有白睛蓝斑。"因此他认为：眼睛作为透视疾病的窗口是毋庸置疑的。在这点上，中国的医学家同耶鲁学者是一致的。

三、生物全息胚理论丰富了"肝开窍于目"内涵

现今医学界似乎已达成一个共识，也就是现代生物全息胚理论，比较充分解析了生物的整体与局部器官的生物器质关系，即生物体中的每一个特殊的局部信息图像图谱，在本质上都是同整体一致的，任何一个局部都只是整体信息图谱的缩影。生物全息胚的分层理论，进一步突破了眼睛的观察仅限于"肝开窍于目"的中医概念。根据全息胚层次理论，眼睛作为生物体中一个相对独立的部分，整体生命信息图谱不仅可以在眼睛中得到全面反映，也可以在虹膜、巩结膜和其他部位得到全面反映，只是在层次上存在高低的差别而已。从眼睛来说，眼睛的全平面观察要比虹膜和巩结膜高一个层次，本人从临床中选择全平面眼睛作为一级全息胚，与传统中医的理论较为吻合，也便于临床掌握。而到20世纪下半叶中国眼针疗法问世，医学家们已经自觉地引入生物全息胚理论，使眼诊研究进入现代科学发展阶段。

四、球结膜微循环理论从血管形态上，也为眼像研究提供了科学依据

微循环理论的产生，也为我们沿着中西结合的途径，从球结膜（白睛）浅层毛细血管的观察和分析整体健康，提供了一个更广阔的空间和实证依据，这也许是现阶段在传统中医和现代诊断技术相结合的一个较理想的接合点。

1. 球结膜毛细血管的正常分布

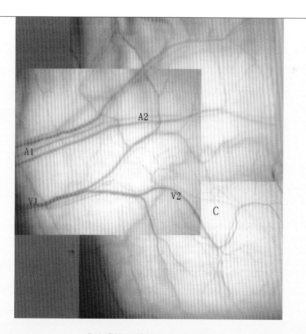

球结膜微血管的分布（×25）

正常人球结膜上、下、左、右各分布有1~3根小动脉A1、小静脉V1，小动、静脉走行中分支形成并行的细动脉A2、细静脉V2、细动脉走行比较直，细静脉走行稍弯曲，外形柔和自然；毛细血管呈树枝网状，网眼大小比较相近，数量则个体差别较大。一般从细动脉、分支毛细血管、网状毛细血管、集合毛细血管C、细静脉的分支、连接、汇合比较自然，比例适当，没有局部过多，急剧减少的现象

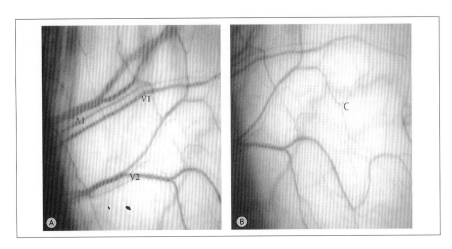

2. 球结膜微循环的血管变异及其病变反映

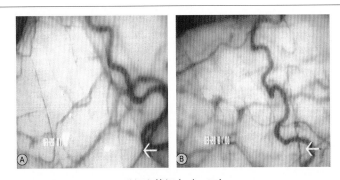

毛细血管细少（×25）

A、B，毛细血管细少，小静脉血管迂曲蛇行，血流缓慢，表明血液循环状态不良，在高血压动脉硬化的病人中多见

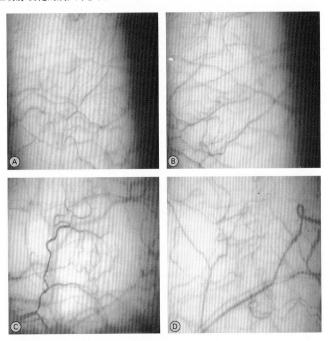

毛细血管增多（×16）

A、B. 角膜周边毛细血管增多、迂曲、走行不规则，血管间的网眼变小；C、D. 结膜中下部血管增多。多见于局部炎症，慢性结膜炎、充血、瘀血，心力衰竭，血管运动神经性鼻炎，类风湿关节炎及广泛性肺部感染

3. 球结膜层血管结构形态的改变及其相关的症状

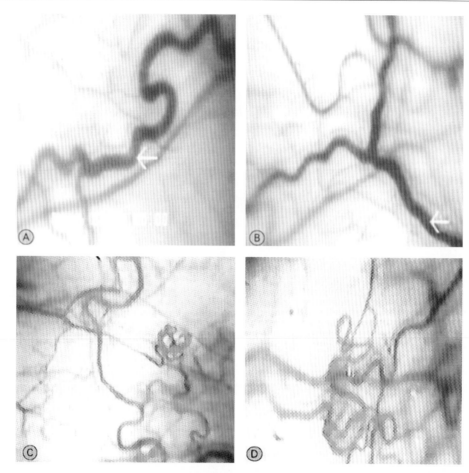

丝球状迂曲（×25）

球结膜毛细血管或细静脉迂曲的出现率增多，血管迂曲蛇行，呈螺旋状，则是异常状态。严重者毛细血管与细静脉延长、弯曲、盘旋、回绕形成线团状。老年人、高血压、动脉硬化症、糖尿病患者可以出现毛细血管为主的微血管迂曲蛇行，直至螺旋状。A、B. 毛细血管呈螺旋状弯曲。C、D. 微血管丝球状迂曲

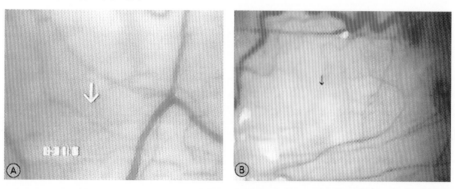

缺血区（×16）

球结膜微循环缺血区，在球结膜表面毛细血管分布比正常区域少，缺血区是微循环障碍的一种表现。A、B. 箭头所指的区域，毛细血管稀少，细静脉走行迂曲。糖尿病、高血压、动脉硬化症、心肌梗死、妊娠毒血症、休克、严重的胶原性疾病、肢端发绀症、硬化症及急性脊髓灰质炎等都有可能出现

血管局部异常开放：多见于高血压、老年血管硬化、炎症、肺心病、类风湿关节炎。

4. 球结膜出血、水肿、瘀积、色素变异及其相关症状

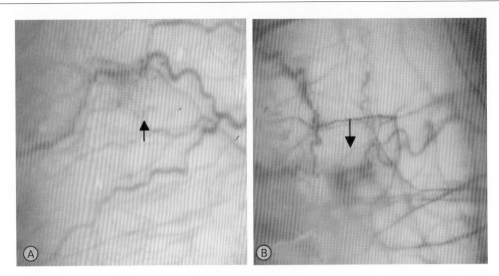

含铁血黄素沉着（×16）

A、B. 含铁血黄素为黄褐色点、片状斑块沉着于球结膜表面，一般为陈旧性出血的后续改变。多见于脸裂斑周围部位、重度高血压、动脉硬化、糖尿病可见陈旧性含铁血黄素沉着。

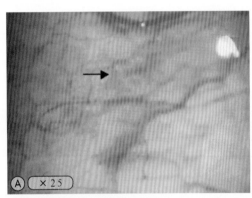

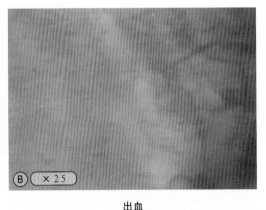

出血

一般为局灶性，严重时亦可累及整个球结膜。球结膜出血可分两种，一是斑点状出血；二是片状出血。A. 斑点状出血：斑点状出血是一过性改变；出血点边缘不整齐，界限模糊；斑点状出血颜色随时间变黄，逐渐消退。B. 片状出血：出血的面积较广泛，严重者可以遮盖，压迫微血管。C. 陈旧性出血斑块

球结膜微血管出血，可见于心肌梗死、高血压、糖尿病、子痫、风湿病、急性脊髓灰质炎、梅尼埃病、肢端发绀等症。突发性球结膜下出血患者全血黏度、纤维蛋白原含量均较对照组增高，同时应注意全身血管性疾病的发生

注：以上1～4的图片均摘自刘育英编著的《微循环图谱》一书，其编号不列入本书序列，并特此致谢。

第三章
眼像观察的基本程序与原理

第一节 眼像观察的两种基本模式

一、自我检查模式

自我检查包括家庭成员之间相互进行的家庭式检查。一般可在早上，洗脸刷牙完毕后就可以动手张开自己的眼睛，通过正面和左右上下转动眼球进行观察（图3-1）。

比较理想的做法，是由家庭成员中的一人操作，最好是由略具有一些健康常识的中青年，或者是孩子的双亲，参照本书中的一些图例进行家庭式的相互观察，一般自然光即可，必要时可用小手电或小放大镜配合观察（图3-2）。

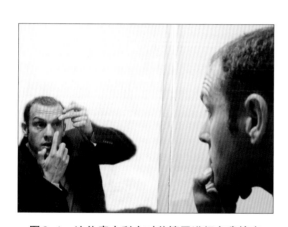

图3-1 这位意大利人对着镜子进行自我检查

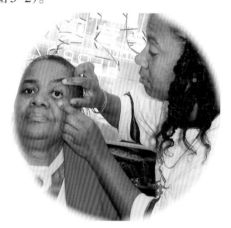

图3-2 就像这位非洲医生替病人检查健康那样

二、视像式检查

视像式检查（图3-3）的基本工具包括：①低倍数变焦、像素在2.3以上、具有高解析度的数码相机一部，最好有固定支架承托固定在三脚架上。②屏幕为21~29英寸、具有与数码相机相联系功能的电视机一部，老式或最新式的超薄型电视机均可。如果为了取得更好的专业观察效果，可以将相机的变焦倍数和像素提高，取像后再经过观察分析，就可以内存入相机，最后输入电脑保存。再经过开放式诊断（图3-4），结合中医脉诊（图3-5），即可诊断疾病。

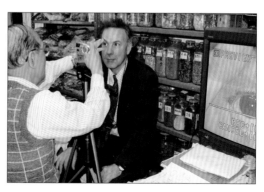

图3-3 阿比泰教授非常高兴接受这种独特的视像式检查

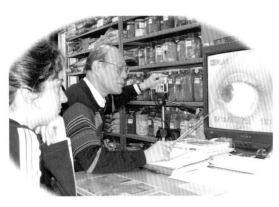

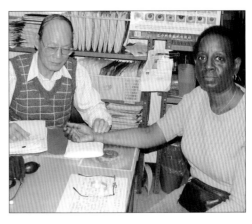

图3-4 开放式诊断：同患者一起面对屏幕讲解分析其症状及其健康状况

图3-5 传统中医的号脉仍然被保留下来，脉象是四诊合参的重要依据之一

第二节 眼像观察的基本原理

一、眼睛前面的6个主要组织及其功能

从光学的角度来看，眼睛就像一部相机。前面有光圈，背后有感光底片，光圈打开，光线就自动进入感光区。不过人的眼睛却要比相机复杂得多。眼睛的视力功能发挥是一个光学原理与生理功能相结合过程。

暴露于眼睛前面的组织并不复杂，主要由角膜、虹膜、瞳孔、球结膜、眼睑、内外眦等6个组织组成（图3-6、图3-7）。除此之外，虽然不是单独存在，但却是一个非常重要的接合处，称为角膜缘带，这里隐藏着一些非常重要的健康信息。

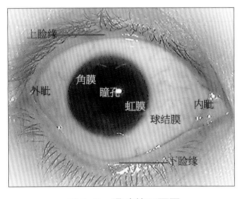

图3-6 眼睛的正面图

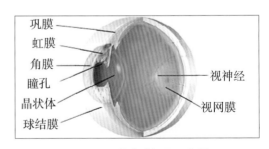

图3-7 眼睛球切面示意图

1. 角膜/角膜缘带 为一层透明的纤维组织，其形态就像一个小飞碟，覆盖在眼睛的中央，其周边跨度刚好是虹膜与球结膜的交界。角膜正常情况下没有血管，其营养靠角膜与虹膜之间的体液（房水）供应，其作用好像相机的镜头盖子，保护着瞳孔同时也调节眼压。在眼诊中，角膜本身并没有特别的临床意义，但由于其周边与虹膜、球结膜接壤的1~2毫米范围内的毛细血管非常丰富，对某些全身性疾病的反应很敏感，称为角膜缘带。

2. 虹膜 透过角膜所见到的那一个圆形组织就是虹膜。远看东方黄种人的颜色为褐色，近看是深棕色，西方白种人多呈灰青色或蓝色，少数为浅棕色，有放射性纹理。主要功能调节瞳孔的大小。由于虹膜色素细胞和血管特别丰实，形态多变，自从国内在近年引入西方虹膜诊断技术后，对虹膜的研究就有很多新的理解和认识，认为虹膜是眼睛中的眼睛，它几乎涉及现代医学的所有领域。不过，本书所探讨的虹膜的立足点还是中学为体，西学为用，在临床实践中看到什么就是什么，一些未及研究的新问题和新现象还有待进一步探索。

3. **瞳孔** 瞳孔位于虹膜正中央，是一个直径3~4毫米的圆孔，其大小由自主神经支配，通过虹膜的收缩与扩张进行调节。一般由肉眼所见到的瞳孔呈黑色，不分种族。透过瞳孔的内容物为无色透明的晶状物，称为玻璃体。人们常常发现其视物出现一些游走性不规则状黑点，是周围一些组织的脱落物进入玻璃体，西医称为玻璃体混浊，俗称飞蚊症。中医多认为与肝肾受损有关。

4. **球结膜** 是眼球前面最大一个区域，约占前球面积1/3，在结构上薄而透明，直观是白色，所以中医直接称之为白睛。由于球结膜的表层和深层的血液循环非常活跃（参考《球结膜微循环图谱》），古今中外医学家都非常重视这里的观察，中华眼针诊断就是从这里展开创新性研究的。

5. **睑结膜** 眼睛开合的上下两扇大门，称为眼睑，张开时形成的空间称为睑裂。一般东方人的睑裂较窄，西方人及南亚裔比较宽大。睑内层即为睑结膜。眼睑皮下组织较疏松但血管极为丰实。正常状态是粉红色，毛细血管排列均匀，一旦出现水肿、色淡或栓塞便可见消化系统病理变化。

6. **内、外眦** 眼睛睁开时分列于鼻侧与颞侧形成一个三角区，颞侧为小三角区，称为外眦。鼻侧为大三角区，称为内眦。内眦主要组织有类似珠状的肉质突起称为半月皱襞，此外还有泪阜。在望眼辨证时，实质观察区域是由上下睑形成的夹角，距三角的顶点外开0.5~0.8厘米的球结膜地区。这里血流非常丰富，有前中央睫状动脉的网状小动脉灌注，是直接观察大小循环的血流状况及心脑血管神经功能的重要区域。

二、实用眼像形态图解

眼像形态由眼睛外层主要解剖器官直观所在的位置、组织状况、色素以及血管这几个方面的元素组成。由于这几个方面元素的形态不断变化和组合的更替，不但不同的个体有不同的眼像形态，而且同一个人在疾病的不同发展阶段也有不同的眼像形态变化。大多在治疗前和治疗后就会出现明显改变。要想通过眼像观察来了解自己的健康，或对患者进行诊断治疗，必须对眼像组成的各个基本元素有一个初步概念。

1. **位置/系统** 是指眼睛中的色素、血管以及组织形态变化出现的具体位置，不同位置/系统有不同的意义。只有清楚其位置才"可验内之何脏腑受病"。例如，发生在外眦的血管增生，与内眦就有很大不同，尽管这两者都反映心血管的变化，但外眦属虚，内眦属实，外眦主要反映小循环（心脏本身的供血）状况，而内眦则反映整体循环状况，当然就有不同的辨证论治了。不同的位置反映体内不同的系统健康状况。

（1）心血管系统眼像：外眦小循环区，新增血管从外眦角伸向虹膜，色绛红，呈不规则波浪形，或外眦一片红晕状充血（图3-8~图3-11），均显示心血管功能代偿性充血，或心肌肥大。内眦（人）体循环区，新增血管从内眦角伸向虹膜，色绛红，内眦角一片红晕（图3-12A、B），显示阴虚火盛。

（2）脑神经系统眼像：外眦上方呈线状、钩状、弥漫性血管增生（图3-13~图3-16），显示脑神经及内分泌功能障碍。附：图3-17A、B是一位中年男性的眼像，几年前做了甲状腺切除术，自述因严重的肩膀手臂疼痛，常常有自杀的想法。图3-17B显示脑部瘀血致精神障碍并产生自杀倾向。

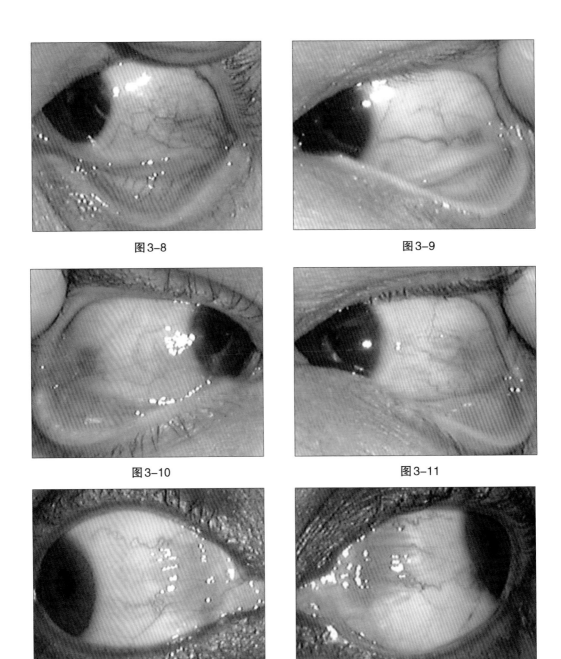

图 3-8　　　　　　　　　　　　　图 3-9

图 3-10　　　　　　　　　　　　　图 3-11

图 3-12A　　　　　　　　　　　　图 3-12B

　　（3）消化系统眼像：下巩结膜出现阻塞性血管增生（图 3-18A、B，图 3-19A、B），显示胃及十二指肠球部疾患，应该有西医所常诊断的幽门螺旋杆菌。图 3-20A、B 为严重消化不良的眼像。

　　（4）呼吸及大肠系统症候眼像：内眦 A 区巩结膜血管（黏液）异常增生（图 3-21A、B，图 3-22A、B），显示上呼吸道及大肠疾患。内眦中下方血管呈波浪式增生（或色斑或阴影）（图 3-23，图 3-24），显示结肠疾患。

　　图 3-25 是一位长期反复感冒、咳嗽、有痰的患者眼像；图 3-26 是一位肺癌患者的眼像。

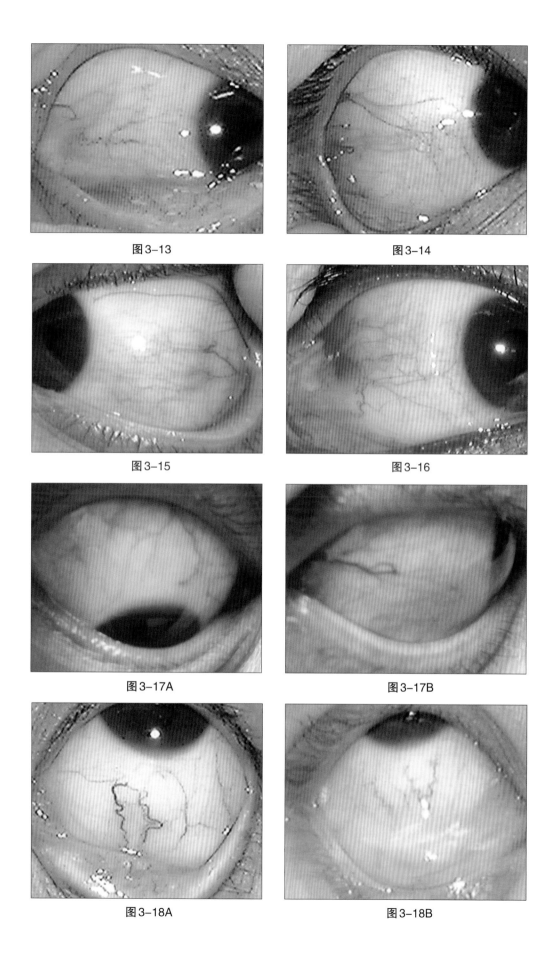

图 3-13

图 3-14

图 3-15

图 3-16

图 3-17A

图 3-17B

图 3-18A

图 3-18B

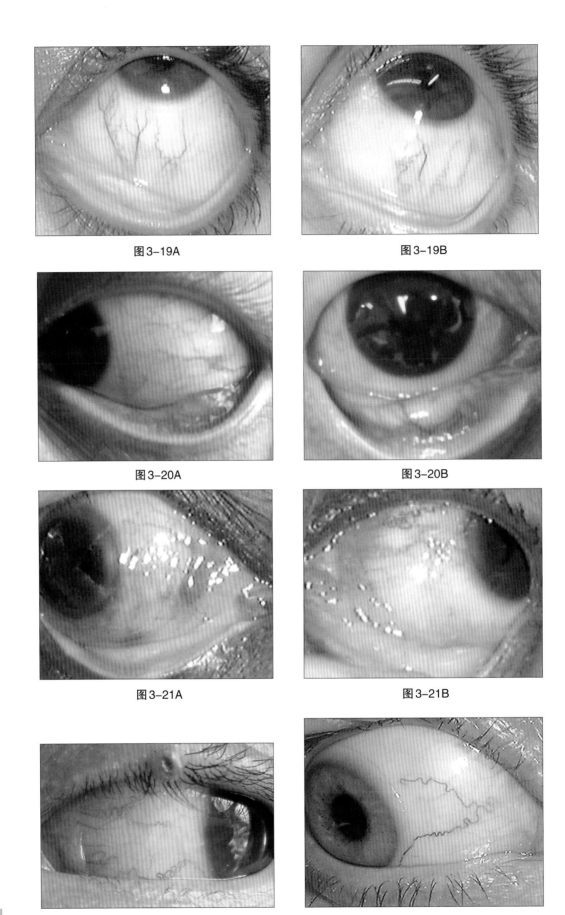

图 3-19A

图 3-19B

图 3-20A

图 3-20B

图 3-21A

图 3-21B

图 3-22A

图 3-22B

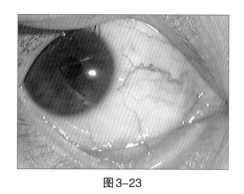
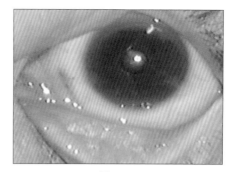

图3-23　　　　　　　　　　　　　　　　图3-24

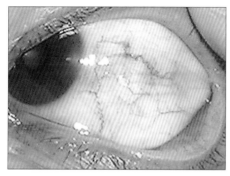
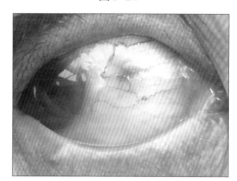

图3-25　　　　　　　　　　　　　　　　图3-26

（5）泌尿生殖系统眼像：外眦三角区（下方）出现线状、钩状血管（图3-27，图3-28），女性多属于子宫及附件疾患。外眦三角区（下方）与图3-27、图3-28的血管出现位置略偏侧，男性显示泌尿道疾患（图3-29，图3-30）。

（6）运动系统眼像（上下肢部分）：虹膜下环（7—9点及3—7点处）明显呈白色（图3-31，图3-32），显示下肢血液循环障碍，见于外伤性障碍、手术及肝虚劳损。由于虹膜反映人体的血液循环和供应，所以凡是虹膜局部出现色泽异常，都说明有血液循环障碍。

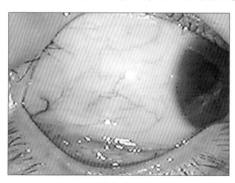
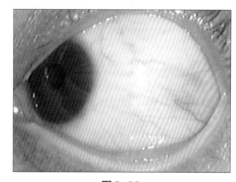

图3-27　　　　　　　　　　　　　　　　图3-28

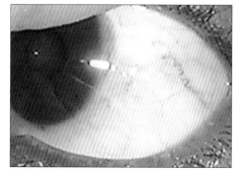
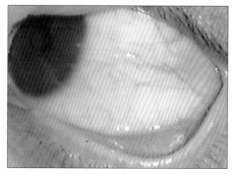

图3-29　　　　　　　　　　　　　　　　图3-30

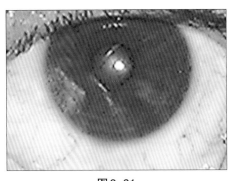

图3-31

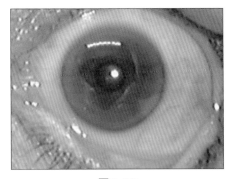

图3-32

（7）肝肾（代谢及内分泌）系统眼像：瞳孔变大（小）后周边不圆滑（图3-33），色素密度低显示肾功能退化、钙流失及骨质疏松，或见于一些关节严重变异、疼痛。图3-34患者经专科诊断为：椎管狭窄，弯曲，10年前已做白内障摘除术。虹膜、角膜缘呈全月环状色素浸润（图3-35），显示慢性疲劳、代谢性肝肿大。角膜缘深浅不一的棕色色素（图3-36），显示肝郁火热、脂肪肝。胬肉部分入侵虹膜，虹膜内出现深色斑块、瞳孔出现黄色反射点（图3-37，图3-38），多见各种代谢障碍。

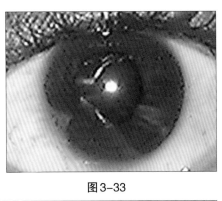

图3-33

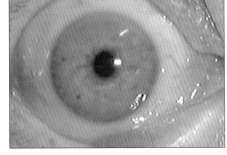

图3-34

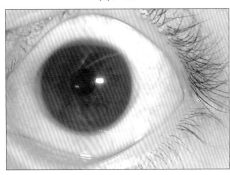

图3-35

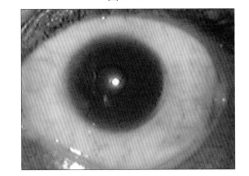

图3-36

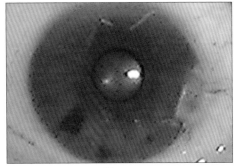

图3-37

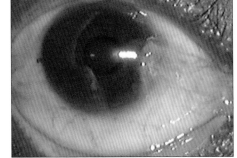

图3-38

除了位置（系统）外，左右不同的眼睛也有差异。正如本书第二章第四节中说的，右眼瞳孔异常扩大，显示脑肿瘤在右侧，而不是最初诊断的左侧。在很多情况下，患者肝区病变，或者乳房肿块，其眼像在右眼出现。反映肾病的瞳孔变化，也往往在同一侧出现，但是双脚或四肢、肩膀出现的症状，却又常常在眼像中互相交叉。由于这个原因，到目前为止，仍然以单一的眼像作为诊断指南，也许在若干年后，我们才可能产生双眼像指南。在目前情况下，只能在临床上结合眼像进行问诊。

因篇幅所限，以下叙述的色素形态、组织形态、血管形态和之前的位置篇一样，也可观察人体的七大系统的生理和病理状态。在此不再一一分类描述。

2. 色素形态 是指眼组织（前面6个部分）的各种病态颜色。主要有蓝、灰、黄、淡白、褐、红、黑、紫等8种颜色。当某一色素与某种新生血管或某颜色、形态组合后就有不同意义，色素又可分浅、深。比如红色变深红成绛色，浅黄变成深黄，均显示症状较重（图3-39~图3-47）。

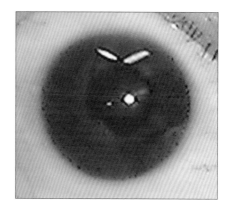

图3-39 深黑色瞳孔：内郁、瘀滞

3. 组织形态 指眼睛前面6个主要组成部分的形态变化。这些变化包括变形、缺损、隆起、移位、斑块、肿胀等（图3-48~图3-61）。

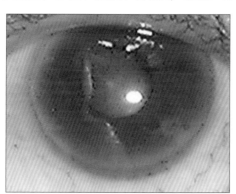

图3-40 灰黄色瞳孔：代谢功能严重退化

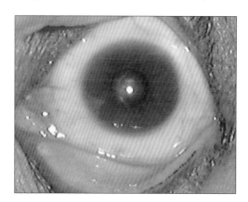

图3-41 蓝色瞳孔：肾亏虚

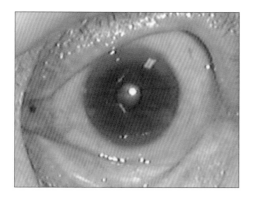

图3-42 角膜缘深浅不一的棕色：肝郁火盛、脂肪肝

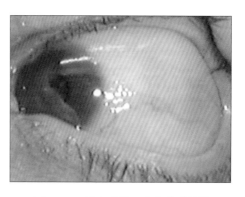

图3-43 蓝色巩膜：内寒或风湿热

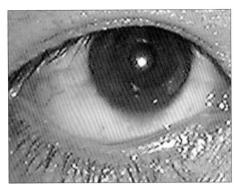

图 3-44 黄色巩膜：肝胆湿热或慢性疲劳、消化功能障碍

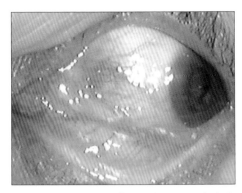

图 3-45 深红色巩膜：相火上乘，炎症充血或内分泌失调

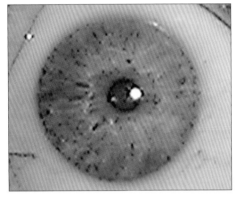

图 3-46 紫色巩膜：瘀血或中毒，结石

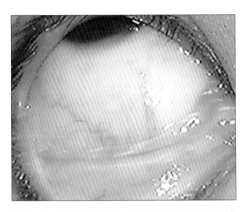

图 3-47 淡白色巩膜：肌肤失荣、脾虚血少

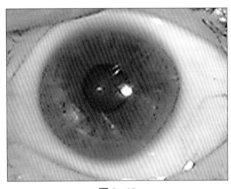

图 3-48

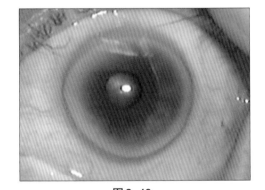

图 3-49

瞳孔 9—3 点处形成弧形突起，多见于严重外伤、劳损、肿瘤

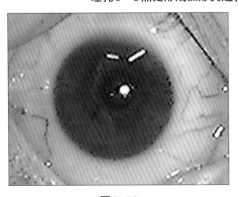

图 3-50

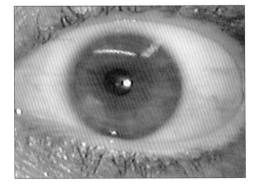

图 3-51

瞳孔变异、偏移，但色素正常，多见于腰背受伤，脊椎变形，诸如跌仆或车祸

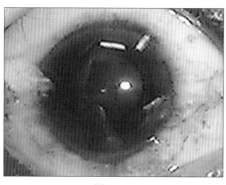
图3-52

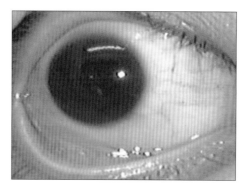
图3-53

瞳孔扩张性移位、缺损、角膜缘带半月环棕色色素浸润，多见于慢性腰肌劳损、双膝及至双脚关节疼痛

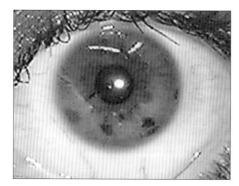
图3-54　虹膜内斑块，多见于女性乳房肿瘤或胆囊（结石、中毒）疾病

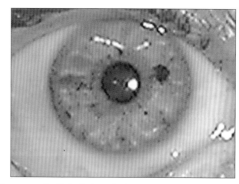
图3-55　虹膜内有大面积瘀斑。多见于肝血郁、外伤内出血、酒精或其他化学物质中毒

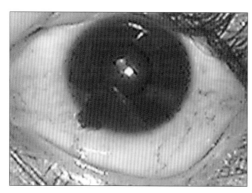
图3-56　虹膜7点处大面积棕色斑块，多见于肋间外伤、肝郁 、积瘀

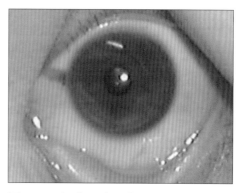
图3-57　虹膜10点处大面积棕色斑块，多见于肋间外伤、肝郁

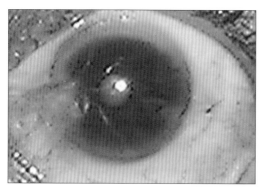
图3-58

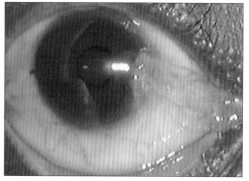
图3-59

虹膜翼状胬肉，可通过清心火、除痰、改善睡眠、避免风沙刺激而愈，西医只能手术，但常复发

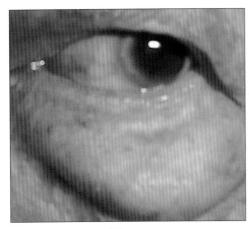
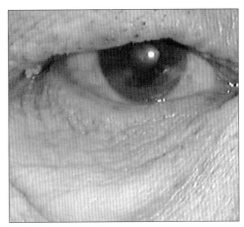

图3-60　　　　　　　　　　　　　　　　图3-61

眼睑下垂，脾阳（气）虚弱，肾虚水泛。老年人多见于便秘、脱肛或（女性）子宫下垂等

4. **血管形态**　是眼像中最为复杂多变、形态多样的一个重要元素。整合的血管形态，包括有树枝状、网状、钩状、丝球状、火焰状、波纹状；从血管流通来看有隐性血管、有开放性血管；管状有粗大、有细小。在临床观察中，其最大特点是变化大，被吸收也快。根据这个特点，就可作为临床疗效的评价指标（图3-62~图3-75）。

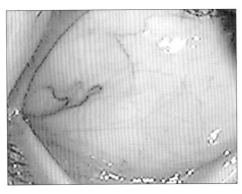
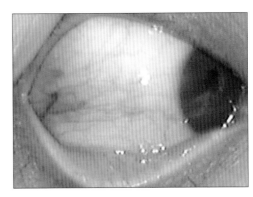

图3-62　　　　　　　　　　　　　　　　图3-63

血管双钩状，外眦角结膜内层为紫色浸润性充血，表层为栓塞性血管，为典型阴阳型血管增生，多见于心血管病

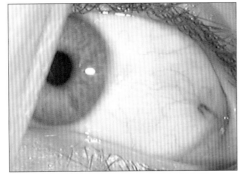

图3-64　血管单钩状，多见于子宫及附件疾病

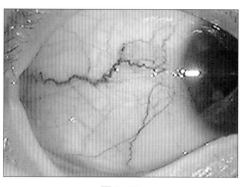

图3-65　　　　　　　　　　　　　图3-66
血管条索状，反映显性血管增生，严重血虚、头眩及瘀血

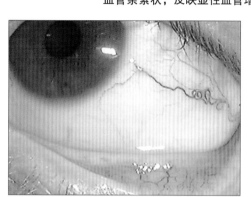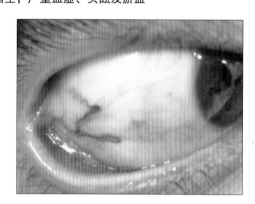

图3-67　螺纹状血管增生，可见于心悸怔忡、失眠多梦等心脑血管病症，如心肌梗死等

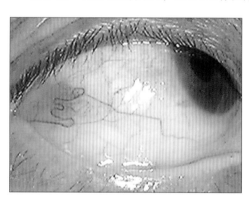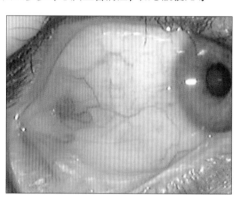

图3-68　　　　　　　　　　　　　图3-69
血管大弯度扭曲，显示心脏功能代偿

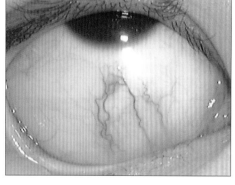

图3-70　颈肩区闪电状（或爪状）血管增　　图3-71　胃区不规则线状充血，可见于一般
　　　　 生，多见于颈及肩背剧痛　　　　　　　　　　　的胃及十二指肠疾病

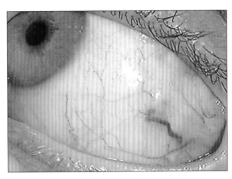

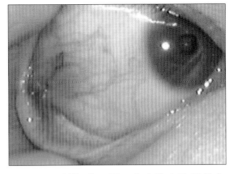

图3-72 开放性：炎症期血管增生 　　图3-73 封闭式：显示病症处在隐匿状态

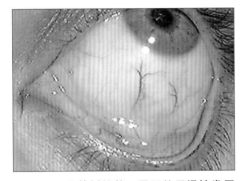

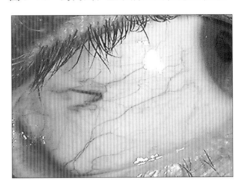

图3-74 血管树枝状，显示处于慢性发展　　图3-75 隐性血管，显示病症处于深层次
阶段病症，反复发作 　　　　　　　　　　发展状态

5. 实用眼像形态整合分析举例

眼像图例1（图3-76）：

眼像特征：①位置：外眦角，显示病在心血管区。②色素：绛色至紫色；反映瘀阻有热、缺氧。③血管：呈强度痉挛，显示脉络不通。④组织变异：中心近角膜缘见痰状脂肪块隆起，显示痰湿壅肺。患者整体症状可见胸翳、气喘、咳嗽、血压不稳定、头眩、难眠多噩梦、心悸、性格多疑、焦虑与紧张、小便时赤、易疲劳、左手至左侧麻痹，经期异常或不孕，辨证属心气不足、营血瘀滞。治宜：宣通心气、活血养心。

眼像图例2（图3-77）：

眼像特征：①位置：内眦至巩结膜区，显示病变发生在肺、支气管及大肠。②色素：红色至褐色，显示水湿热聚。③血管：不规则丝网状，反映所涉及的区域较广泛。④组织变异：结膜至角膜缘有絮状脂肪块隆起，显示痰湿壅肺。

根据中医藏象理论，患者可见痰喘、咳嗽、大肠湿热，时有头重、头痛、疲劳，严重时可见肺支气管扩张、咯血等。辨证：痰湿壅肺。治宜：祛湿、清痰、通便。

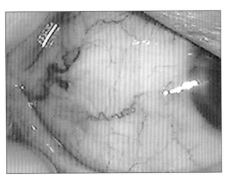

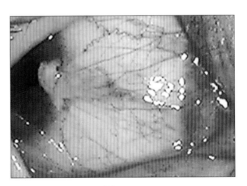

图3-76 　　　　　　　　　　　　　　图3-77

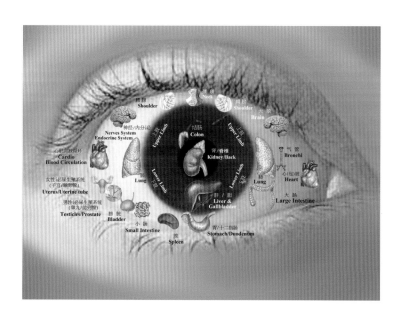

下篇 实用眼像辨证论治

第四章
巩（结）膜眼像辨证

巩（结）膜眼像辨证，就是对眼组织中的解剖部位——巩膜、球结膜所表现的眼像形态特征进行临床观察，并按照中医望眼辨证的基本原理进行诊断及治疗。本书在诊断过程中所使用的术语，基本上是属于西医眼科的概念，而在辨证过程中的表述，多属中医概念。在综合辨证概念中，大多包含有若干西医诊断所属之病名。例如中医讲的"大肠湿热"，其临床症状及辨证要点，常常包括西医定名的各种急慢性结肠炎、过敏性结肠炎、肠伤寒、小儿消化不良、细菌性和阿米巴痢疾、口腔炎、胃炎等多种直接或间接的西医病名所述的症状范围。中医则可以运用异病同治（即按中医清热利湿治法，达到治疗西医不同病名症状）的方法进行调治。一般情况下，中医师可直接根据其眼像形态特征，四诊合参进行辨证施治，也可以中西结合进行，疗效更佳。

根据"气为血帅"的生理发展规律，以及临床上的效应，本篇以肺气之精上注于"白睛"、在象属于"气轮"，为临证之首。由于"白睛"的观察面宽大，涉及多个系统的症状比较广泛，我们将水平线（即内、外两眦角顶点连线）以下部分的巩结膜，由内眦至外眦分成四个区，即A区、B区、C区、H区，水平线以上为综合区（IA）。外眦为H1区，内眦为H2区，其中A区再分成A1及A2两个小区，C区分C1、C2、C3三个小区，IA分为IA1、IA2、IA3、IA4四个小区，虽然这是临床上长期积累之学术心得所在，但在实证上还不那么完善，区间之位置也还不很严格，常常需要通过反复比较才能确定。虽然如此，利用这种区分方法，已基本解决了临床的各种诊断难题。

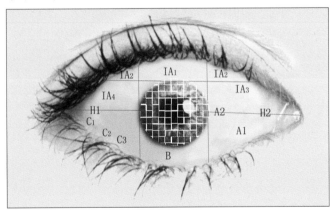

图4-1　郑氏实用眼像定位图：巩（结）膜区

第一节　A区：大肠及呼吸系统的眼像辨证

A区是观察肺及上呼吸道、肠道系统疾患的最主要区域。正常状态的A区是表面光滑，白色晶透，仅有少量微细血管。病理特征是：形状、大小、色泽深浅不一的毛细血管充血，内层（巩结膜）多呈淡黄色或淡红色、绛色、淡棕色；形态上有糊状或絮状物粘连，斑块的大小及颜色不一，睑裂斑。A1区反映肺与大肠的相关患疾；A2区主要反映痰液及血脂状态。

中医历来认为"不通则痛，通则不痛"。这里所说的"通"，包括通血气、通筋络、通关节、通水道、通大肠。不管是表证或里证，或半表里症，除了温热病需小心辨证外，通大肠都占居首位。原因是大肠主"传导"主"津"，其之不通则糟不除，诸毒难解、诸热难除、气血难调、肿（如肝囊肿）痛难消、心绪难宁。正因为有此"诸难"，所以传统中医往往是先通便或兼有通便后治他病，多为中医宗师授徒之要诀也。所谓"以便通病"，是指各种便秘、痔疮、中毒、肝胆疾病、结肠炎、急性感染以及各种时行热病、皮肤过敏、热毒疮疡、关节红肿、牙周病、高血压、精神病、泌尿结石、内伤血瘀等阳明腑实、热之证，以及肥胖症等，若能先通大肠，借此清除肠内积滞，同时泄热解毒，在临床上多收到事半功倍的效果。从现代医学理论上来看，虽然人人都会有所谓"宿便"，但是，对于已成病患者来说，除了外部感染外，这些"宿便"就是其体内病源之所在。

就以最常见的上呼吸道感染时出现的持续性高热（中医六经辨证讲的感冒传入"阳明"）、扁桃体肿大甚至化脓的患者来说，西医一般在临床上多以抗生素静脉滴注而收效最快，但是，如果能在发病初期使用中药黄连解毒汤或大、小承气汤加减，从大小二便中泄其邪热，其功已过半，再配合一些抗生素类药物，即可速收其效。大肠积滞便结，在临床上可分实热型和气血（阴）两虚型。对于实热便秘者，一般可用小承气汤或调胃承气汤为主随症加减。重则可用大承气汤随症加减。气血（阴）两虚型，特别是老年性习惯性便秘者，可选用当归六黄汤及麻子丸为主加减，一般还可加入郁李仁、肉苁蓉等，加强润枯燥、滑大肠。老人体壮者，可用小承气汤加番泻叶，气虚加党参或人参、白术；血虚加首乌、桑葚子、当归。温病潮热者用黄龙汤。除此之外，美国人还喜欢用果汁食疗等，在大多数情况下，许多疑难杂病，一经通便多可迎刃而解。

一、A1区：大肠区的病理性眼像形态与图谱

大肠区病理性眼像的基本特征是异常增生的血管由内眦向角膜方向伸展，多数属单线状，间或呈网状；巩结膜基底呈淡黄或淡红色，多数情况是新生血管与底色合并出现。我们从临床中发现，虹膜内环（代谢环）的某些特殊眼像，也如虹膜诊断那样，显示出结肠病症。不过，虹膜内环（代谢环）只是反映升结肠与小肠这段的病症，本书A1区所反映的重点是降结肠及直肠，临症时可以互相参考。

1. **基本形态**：粗细、长短不一、色素深浅不一的微细血管呈直线或波纹状，从内眦下方伸向角（虹）膜（图4-2~图4-8）。

2. **眼像主症**：大肠湿热、热结至热毒。症见各种便秘、便血、腹痛、腹胀、肠出血。可见于西医所指的习惯性便秘、老年性便秘、多种感染热性便秘、肠瘤、大肠息

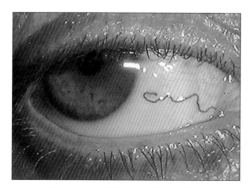

图4-2　血管增生，粗大、栓塞

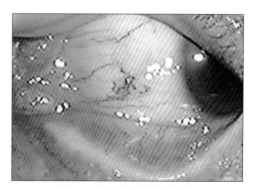

图4-3　呈丝球状血管增生

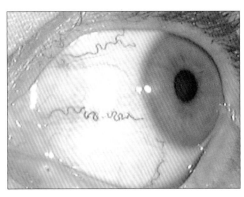 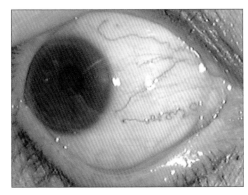

图 4-4　　　　　　　　　　　　　　　　　图 4-5

螺纹状血管，上方有相应新生血管并行

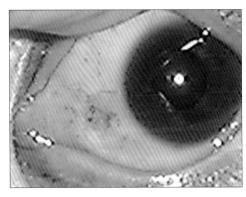 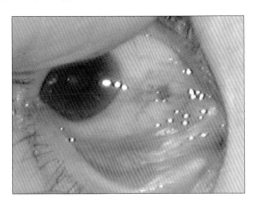

图 4-6　　　　　　　　　　　　　　　　　图 4-7

内眦下方与虹膜之间的球结膜呈大面积灰黄色色素浸润

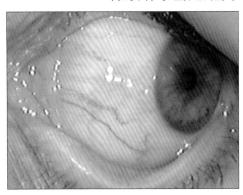 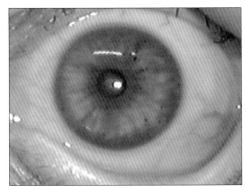

图 4-8A　　　　　　　　　　　　　　　　图 4-8B

A1区血管增生，粗大，褐色虹膜内环（代谢环），显示病情日深（同一眼睛图像，取自不同角度）

肉、高血压病、更年期综合征、肠梗阻（蛔虫性）、急慢性胃肠炎、口腔炎、肝炎、牙周病、梦游症、胆囊炎、肥胖症、面部、足底及头部疮疡等。中医多称之为阳明腑证。

3. 病例

（1）肥胖症：女，55岁，波兰裔。

主诉：腹胀，每天大便3～4次，右侧胁间腹部至背感到异常疼痛、口苦。

其他体征：超重（体重90多千克）。

眼像特征：波纹状血管由内眦延伸至胃区（B），虹膜可见有褐色瘀点（图4-9A、B）。

证治要领：脾胃气弱，肝胆疏泄不利、大肠积滞。治拟理气健脾、疏肝解郁。方选大柴胡汤治标、后续以清气化痰丸及当归芍药散加减。

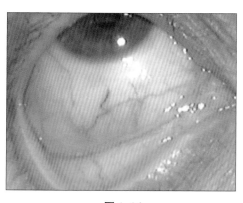

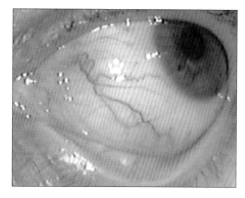

图4-9A　　　　　　　　　　　　图4-9B

（2）慢性肠胃炎（实热）：男，53岁，华裔。

主诉：之前10多年来十数天一便，后每天数次稀便，或便秘、稀便交错，偶见里急后重，腹胀、难眠，动则气短心翳。

其他体征：右脉弦实，舌红、苔白腻。

眼像特征：新增生血管由内眦伸向角膜略呈波纹状，但色较鲜，显示大肠功能已由早期的"肠燥"转向慢性非传染性的肠胃炎（图4-10）。

证治要领：久病成痼疾，拟采用慢病慢治的原则，以寓补以消，强健其脾胃功能为主，方用柴胡桂枝干姜汤，再用资生丸加减，前方旨在调和六经，后方意在泄热开郁、温中健脾。

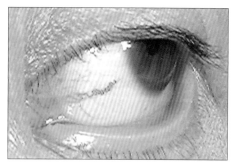

图4-10

（3）习惯性便秘（阴虚内热）：女，42岁，华裔。

主诉：前额刺痛难忍，尤以大便秘结时为甚。

其他体征：脉实，舌红、苔黄腻。

眼像特征：内眦角呈深绛色弥漫性充血，A1区可见一粗大血管呈英文（大弯度曲张）书写状伸向角膜，内眦上方一血管呈波纹状向外延伸，A区中线色黄及絮状物质黏着（图4-11）。

证治要领：患者为中年女性，长期便秘，三五天才一便，近年由于社会工作生活压力、饮食失调，宿便日甚，时见便血，腹痛，小便频多、夜尤甚。此属肠枯火燥，复加痰湿阻络，肾亏失津乃至肠风窜逆。治宜解毒清肠、祛湿除痰、补肾益阴，其头痛自止。方选当归六黄汤加减。

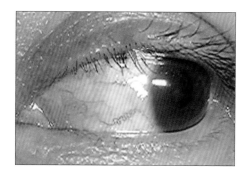

图4-11

（4）慢性胃肠炎（虚寒）：女，航空公司乘务员，31岁。2009年9月17日看诊。

主诉：餐后腹胀，常在5分钟之内即泄泻2～3次。经多家医院检查，诊断为慢性胃肠炎，但服药经年，症状未见改善。

其他体征：脉沉细，舌嫩、苔润白。

眼像特征：大肠区（A1）呈网状充血，隐约可见蘑菇样灰色斑块增生（图4-12）。

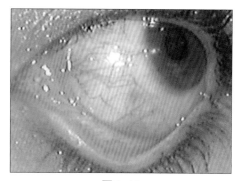

图4-12

证治要领：证属痞满，为积冷，脾土失之健运（脾虚）所致。治拟健脾化湿。方选平胃散加荆芥防风羌活独活之属治标，然后用小建中汤加炮附子健脾胃，后续以四君子汤加减善后。

二、A2区：肺及呼吸道的病理性眼像形态与图谱

西医眼科把该区（内眦至虹膜3点的连线上下）出现的肉絮状物质，称之为睑裂斑（注意与胬肉区分），并无任何临床意义。（美国）内科医生则认为，这与血脂过高有关，中医眼科及从望眼辨证方面来看，A区眼像除了反映肠道（大肠）的患疾外，同时也是观察肺及呼吸道和痰涎致病的一个重要窗口。只不过，前者集中在A区下方较多，后者多集中在A区的中线附近（有时也出现在H1区近虹膜处）。中医在临床上向来十分注重痰及其所产生的各种症状，认为痰是百病之源。痰之所生，有多种多样的原因，既有外邪，也有内伤。一旦成痰，又成为许多疾病成因。痰窜、聚散无常，全身上下无处不到，以致怪病百出。以痰的性质来看，津液积聚于局部则成为痰（稀悉为饮），可分为湿痰、寒痰、热痰、燥痰和风痰。从发病机制上来看，外邪主要是风（寒、热）邪袭表，内伤则是气机（肺、肾、脾之气）阻滞。临床上多表现为咳嗽痰多、胸膈胀满、呕吐恶心、咽喉肿痛、眩晕、头痛、疲劳等症状。除多见于各种流行性感冒、支气管炎、肺炎、咽喉炎、百日咳等外，现代医学上所讲的各种囊肿或纤维瘤、结核病、过敏性哮喘、糖尿病、肥胖症、高血压病、甲亢、不明原因头痛、癫痫、梦游、顽固性失眠、中风以及某些精神病患者都直接或间接与痰证有关。根据这个道理，中医运用各种祛痰方法，解决不少疑难怪病。临床上热痰多用川贝母、天竺黄，湿痰多用半夏、白芥子，风痰用胆南星，燥热用礞石，寒痰用附子、干姜和海浮石，痰饮用人参、蛤蚧、五味子、细辛。除主药外，均配以理气、祛风、健脾之属。基本汤剂有二陈汤、贝母瓜蒌散、礞石滚痰丸、麦门冬汤、月华丸、小青龙汤等。从五脏六腑辨证来看，由痰引起的各种疾患都与肺脾功能失之健运有关。但凡外邪入侵，首先是肺气先病，失之清肃，气郁即生痰。临床上所见之各种鼻炎、咽喉炎、头痛、咳嗽等症状也相继出现（在美国，每年的春、秋季节流行此症状称之为花粉过敏症，针对此症状的各种中西药物、针灸术大为流行），而内伤却多认为是饮食失节，肥甘厚味、水谷不化，脾湿生痰，痰生热。而劳伤神、思伤脾也会引起痰浊产生，痰浊内伏，诸病骤起。中医治痰，不仅注意分清寒、热、暑、湿、燥，而且还与天地相参、四季更替规律相结合进行辨证，重视探本求源。例如，中医治疗过敏性哮喘，十分注重冬春季节变化，不但注重理气化痰，宣肺平喘，而且还十分重视相关脏腑健运，尤其重视健脾利湿、固肾养阴，标本兼治从而取得较好疗效。

望眼辨痰，其最大的特点是可以直接从眼部迅速发现痰之所在，并分辨出痰的性质及其相关脏腑功能的变化，从而更有效地指导各种被认为不可思议的奇难杂病的治疗。在美国，在临床观察、诊断上多依赖X线或MRI，一旦发现肺及呼吸系统有可疑之模糊影像，即令宁可错诊而不放过手术取证，但事实上绝大多数非恶性，而是痰结。

注：本书由此以下所列图谱，除个别外，一般不再逐一做眼像描述，读者可练习直接观察。

1. 基本形态：由内眦至角膜之间（眼像分区为A区上方，及H1区近虹膜处）有肉絮状物质（相当于眼科之睑裂斑），色素由白色至红、黄、褐色，其厚、薄大小面积不一。白色显示寒湿痰结，棕褐色痰从热化，血脂高。深厚、面积大表示症状较重，轻薄、面积较小表示症状较轻（图4-13~图4-18）。

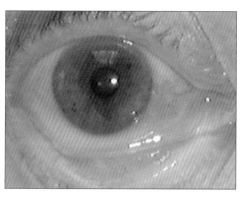

图 4-13

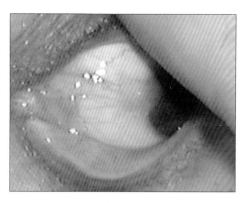

图 4-14

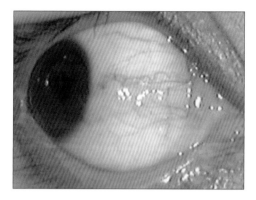

图 4-15

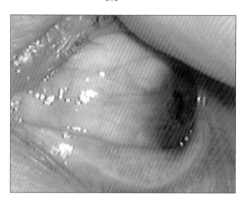

图 4-16

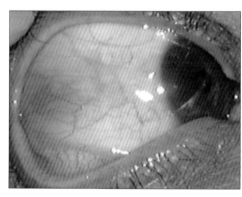

图 4-17

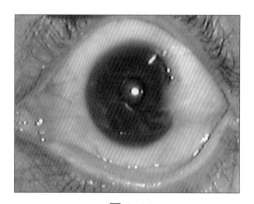

图 4-18

2. **眼像主症**：寒或热痰内结、痰涎阻肺、胸膈痞满、气喘咳嗽、头痛、便秘、头晕头胀、精神疲怠、四肢乏力、心悸、失眠等。可见于高血压、急慢性支气管炎、支气管哮喘、肺气肿、慢性胃炎、慢性肾功能衰竭、肺源性心脏病、不明原因头痛、过敏性鼻炎、肺肿瘤、更年期综合征、神经官能症等。

3. **病例**

（1）慢性支气管炎（痰聚）：女，65岁，亚裔，居纽约。

主诉：痰多，头晕头痛，大便时秘时溏，腰酸软，耳鸣。有轻度糖尿病、高血压病史，服药控制在120~140/90~95mmHg之间，近日体检血压偏高。

其他体征：舌苔薄白，中部开裂，右脉沉迟微滑。

眼像特征：内眦至角膜3点之间出现大面积类似睑裂斑的絮状肉物质，色黄至淡红色。虹膜内周色淡，有一小黑点并略见薄雾状环（图4-19）。

证治要领：属阳虚湿盛、痰涎积聚。治拟温阳化湿、理气化痰。可方选六君子汤、桂枝茯苓白术甘草汤、金匮肾气丸等，随症加桑寄生、狗脊、钩藤、首乌、山药、旱莲草等。

（2）肺癌手术后大小便失禁：女，58岁，南美裔，病退。2009年4月看诊。

主诉：肺癌手术后复发，已失去生活自理能力。症状除了大量脓痰、低热、脚冷、呼吸困难、口苦、消瘦外，还大小便严重失禁。

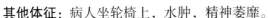
图4-19

其他体征：病人坐轮椅上，水肿，精神萎靡。

眼像特征：可见巩结膜呈灰黄色，眼眶内下缘见大量褐色黏液（图4-20A、B）。

证治要领：脾土衰败、上热下寒、肺金收敛不及、中气下陷，法拟大补脾肾。治则"甘温除大热"。以升阳益胃汤为主，6剂后情况好转，除原方外，另以B方小建中汤加炙甘草、桔梗补气排脓。

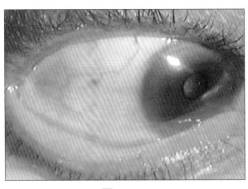
图4-20A

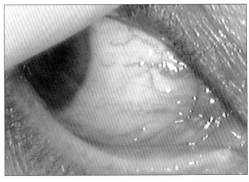
图4-20B

（3）老年性慢性支气管炎（咳喘）：古某，男，65岁，华裔。

主诉：咳喘已有10多年，入院屡治屡犯，近年又发现有前列腺癌，随即化疗，体虚病发。

其他体征：舌腻苔厚，脉浮滑。

眼像特征：巩结膜呈淡黄色，表层有黏状脂肪物集结于虹膜两侧，角膜下缘见褐色半月环（图4-21）。

证治要领：双侧虹膜的淡黄色脂肪物属内生之湿痰，色黄为湿土所生，致肺金升降失常。治宜固本（肺肾）培元为主，理气除痰、止咳化痰为辅。方宜选用苓桂术甘汤，或者傅青主之补中益气汤。

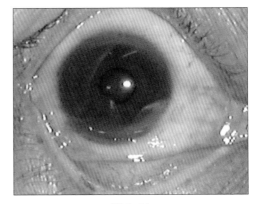
图4-21

（4）老年性慢性支气管炎（气阴两虚）：女，58岁，华裔。

主诉：禀素虚寒羸瘦，常年工作劳累。久染支气管炎，经年咳嗽、胸闷，每天咳出大量黄痰，面色萎黄，如厕困难，间有心跳头晕。

其他体征：脉细无力，低血压。

眼像特征：内眦A1区呈大面积浅灰至黄色脂肪物堆积（图4-22）。

证治要领：从脂肪物堆积来看，病在气管及呼吸道。色灰为湿痰，显示有大量无菌性痰液，黄色显示已从热转化；反映抗体功能（气阴两虚）下降。治宜健脾土生肺金（气），豁痰止咳、固肾纳气。选用二陈汤（或平胃散）加四君子汤、月华丸、金匮肾气丸加减，经治一年而基本痊愈。

（5）尼古丁中毒：女，41岁，未婚，非裔。

主诉：有25年吸烟史，一年前已戒除。两年前做双膝关节手术，去年又发现桃子大子宫肌瘤，月经不正常，大汗、咳嗽。

其他体征：脉弦细，舌干、苔深黄。

眼像特征：睑裂区巩结膜有弥漫性金黄色色素浸润，虹膜上方点块状蓝黑色色素沉着。子宫区、外眦心血管及下睑，巩结膜均有异样血管充血，瞳孔变小移位而且边界缺损（图4-23A、B、C）。

证治要领：显示内分泌、代谢、心血管及消化系统均严重损害，急需全面、系统治疗。方宜选用莲子清心饮。具有清心火、养肺阴、补气的作用。药物有黄芪、人参、甘草、莲子、黄芩、柴胡、地骨皮、车前子、茯苓、麦冬。

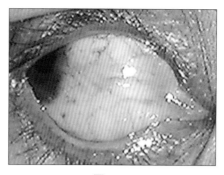

图4-22

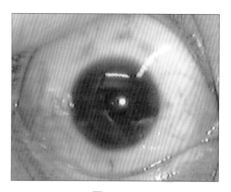

图4-23A

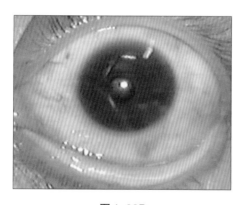

图4-23B

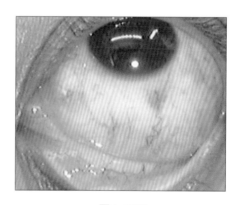

图4-23C

（6）鼻咽癌放（电/化）疗手术后遗症：中年男性，华裔。

主诉：半年前治疗后，严重口干，失眠，便秘，流涕，咳嗽痰多，病后戒烟。

其他体征：心脉弦数，苔黄厚，面部黄肿，颈粗肿，发白稀疏。神情焦躁。

眼像特征：右眼（H1至虹膜9点连线区间内）的巩膜有大面积不规则紫绛色血管充血。巩膜底层呈黄褐色浸润。虹膜外缘9点处见黄褐色斑块（图4-24）。

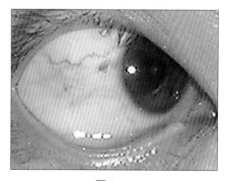

图4-24

证治要领：眼像显示肺脏火毒蒸熏，津枯痰结。鼻为肺之外窍，治宜清痰，通便解毒，滋肾敛肺，生津补气。方组：野生花旗参、黄芩、白芍、甘草、黄芪。选经方：贝母瓜蒌散、清气化痰丸、养阴清肺汤加减。

第二节 B区：胃脘区的眼像辨证

B区在巩结膜中，其面积约占中线以下的1/3。正常情况下大部分被下睑内皮所包含。眼诊时，可用手轻轻将下睑皮向下拉动，在辨证中属于胃脘区。有报道说，中国学者已在临床上发现了该区对胃部疾患的信息反应显著存在，并称之为"胃征区"。据本人在临床上的观察表明，B区对胃部疾患的观察的确相当有效。临床上辨别其具体病变性质，同样需要配合四诊合参。在治疗上，也同样离不开综合辨证。对这个区的眼像观察，实际上已经超出了单纯的"胃征"所属范围。最近连续收治了7~8例"梅尼埃综合征"的病案，具有相同的表现：阵发性的眩晕，耳鸣，而同时又都有大致相同的眼征——胃区（B区）的各型各状的血管增生，心区（H1区）可见明显的心功能障碍眼征。

例1：女，50岁。胃镜检查：胃糜烂，经治疗好转（不痛），但是易胃胀，心电图正常，只是常感有胸闷，气促气喘，未做任何治疗。现因头晕求诊，眼检查巩膜发黄，胃出血征+心脏病征明显。

例2：女，68岁。曾检查过心电图，彩色超声波（心脏），未查出明显体征。有睡眠呼吸暂停的症状，打鼾严重。但是所有检查未见阳性体征。因头晕求诊，眼诊"心区—外眼角"一大片红晕，提示明显心阳虚，余见胃区眼征明显。自述胃痛、胃胀。

例3：30岁。孕5次，生产2次。早年就因腰痛被诊断椎间盘突出所致。记忆力下降，耳鸣头痛，胃征明显，外眼角见明显细长血管，提示心阴虚。常有噩梦，失眠。

例4：男，52岁。主诉头晕。病人体型健硕，啤酒肚。自觉大体健康，坚持每周3次健身活动。但是烦恼的是每天夜尿4~5次，容易肚子胀，想减肥，常觉得肚子像个水袋般晃动，打鼾严重。查胃区：胃寒、胃炎眼征以及心阳虚眼像。

以上几例的相同之处是都存在头晕、胃脘症状以及心功能方面症状，按照西医的指南，消化不良也有可能是心脏病的指征：食欲不振、腹胀、恶心、呕吐是心脏功能减退导致胃肠道充血所引起。头晕目眩：突然出现一阵心悸、头晕、眼前发黑，有要跌倒的感觉，是心脏收缩力减退，引起脑部缺血的表现。

但是大多时候，西医的处理通常是判断是否梅尼埃综合征，然后酌情给予镇静剂，或者血管循环促进剂治疗。而忽略了心脏的表现，因为这时期的心电图或者彩色超声波都未能报告任何阳性体征。所以医生无法对症下药。但是据我们的眼像观察来看，心功能已经出现明显的体征了。

中医的解释是心脾两虚，造成短气有微饮，用桂枝茯苓白术炙甘草汤或泽泻汤是上佳之选。

所以相对来说，对该区的观察比较简单，但在临床治疗上却比较复杂，必须兼顾到肝、胆及心肺等脏腑的协调作用，才能取得较好的效果。

1. 基本形态 眼像特征包括常见的Y形直线，树枝或波浪式的血管舒张，线状血管向上延伸，网状横向血管曲张，带点状血管舒张，还有灰黑色点状和灰色、淡棕色团雾状病理斑块浸润（图4-25，图4-26）。临床上还常见到黄色的巩膜下缘，提示肠胃湿热（图4-27，图4-28）。

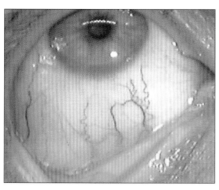

图 4-25

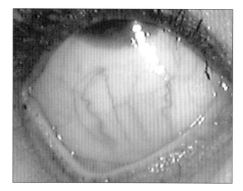

图 4-26

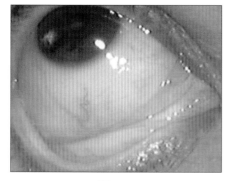

图 4-27

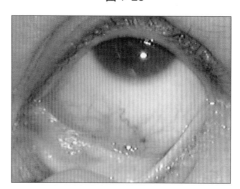

图 4-28

胃区浅黄色浸润，湿热（胃镜检查导致胃溃疡出血）

2. **眼像主症** 体虚气弱、胃寒热相挟、胃失和降、呕吐、反酸、遇冷即疼痛不止、遇热即便秘、腹部胀满。多见于急慢性胃炎、消化性溃疡、腹痛反酸、便秘、泄泻、贫血、（偏）头痛、头晕、失眠、焦虑、月经紊乱、心血管病等。

3. **病例**

（1）胃脘痛（自主神经功能紊乱）：男，43岁，南美裔，公司经理。

主诉：胃脘胀、脚肿、心悸、难眠，长期工作紧张、压力大。

其他体征：脉浮弦细，寸弱，舌干、中裂。

眼像特征：B区呈深色血管增生，一侧直向脑神经区伸延（图4-29A、B、C）。

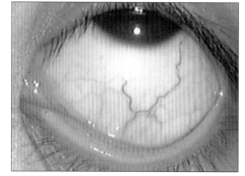

图 4-29A

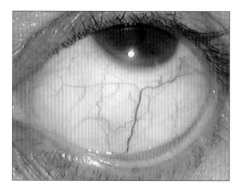

图 4-29B

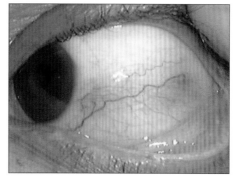

图 4-29C

证治要领：心脾两虚，中土运化失司。初拟生脉散加四逆散、柏子仁、桂枝6剂未见好转，复诊以四君子汤加黑豆、大剂茯苓为汤剂3剂，以运化中气，同时以杞菊地黄丸滋补肝肾，效果明显。

（2）慢性胃肠炎（腹胀）：女，53岁，越南裔。

主诉：头晕，有多年胃痛史，子宫肌瘤手术切除，时有胃气上逆，胸膈，腹满，不思饮食，大便时见便结、时为泄泻，四肢乏力。

其他体征：苔黄薄腻，脉沉细。

眼像特征：B区Y字形血管绛色充血，并覆盖有褐色斑块，左侧A区一海龙样血管由半月皱襞下方伸向角膜，下睑膜内皮色淡而有若干血管异常曲张（图4-30）。

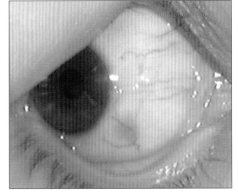

图4-30

证治要领：虚劳伤气、气滞血瘀、津枯便结。治则：温中补虚、理气活血、养血通便。方拟分别以升阳益胃汤、香砂六君子丸加丹参、延胡索、川芎。养血通便则以四物汤加番泻叶、郁李仁、肉苁蓉等先后服药45天，疗效彰显，半年随访未见胃痛复发。

（3）疝气、心率不整：男，53岁，俄裔。

主诉：近年发现腹部隆起如十月怀胎，医院检查无可疑，但发现右侧腹股沟疝气如鸭蛋大。

其他体征：舌红苔黄、中裂，口腔有大量黏液。脉右关弦，寸稍弱、数。

眼像特征：B区（胃）巩结膜一侧血管呈圆钩状，深褐色，余为网状血管充血（图4-31）。

证治要领：B区眼像血管暴起显示患者病灶在胃及肠道系统。血管呈深色圆钩状且粗大，显示病变年久日深，脾土不化。治宜理气健脾、除痰破积、强心益气。选用四逆散加温胆汤加减，甚效。

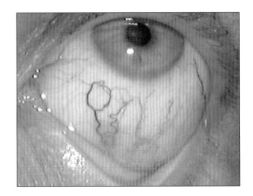

图4-31

（4）腹胀（便秘、血瘀）：女，46岁，亚裔，未婚。2009年4月18日初诊。

主诉：39岁停经，由胃脘部开始至小腹胀满，坚硬羊粪样颗粒状大便，已有3个多月。全身关节疼痛，颈项及双关节严重。

其他体征：脉弱，细数，舌紫、中裂，齿印，面色萎黄。

眼像特征：H2（内眦）可见一瘀血块。巩结膜浅灰蓝色。C1区可见血管大弯度曲张、B区有不规则血管增生，下睑淡白（图4-32A、B）。

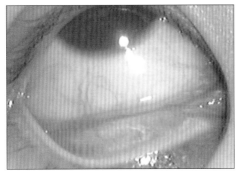

图4-32A

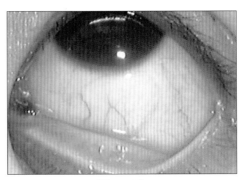

图4-32B

　　证治要领：辨证为脾虚气弱，水停肠枯，外邪风寒拘表。治宜解表温中，方选白术附子汤、小建中汤加附子、资生丸加减。

　　（5）慢性胃炎、溃疡（幽门螺旋杆菌）：女，1953年出生，罗马尼亚裔，2010年3月5日初诊。

　　主诉：胃痛，腹胀，反酸多年。医生诊断：幽门螺旋杆菌感染。经多年治疗，未能改善。

　　其他体征：脉状寸关弦，心脉弱；舌红苔薄黄。

　　眼像特征：B区巩结膜呈淡黄色，由下至上呈三叉样血管增生，色素较淡（图4-33A、B、C）。

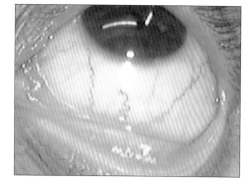

图4-33A

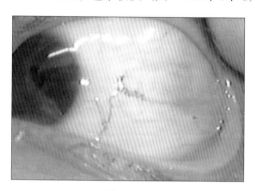

图4-33B

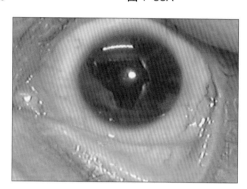

图4-33C

　　证治要领：脾虚胃寒，心气不足。治拟温脾燥湿，补气强心。方选左金丸加四君子汤、高良姜、干姜及黄芪桂枝汤加减，经1个月治理，效果满意。

　　（6）急性胃炎、小肠炎：一位年长女性，使用抗生素1周后，胃痛不能忍受而就诊，眼诊发现胃区胃损伤的眼像（图4-34A，虹膜正下方一堆发红的血丝）。应急用小建中汤补虚缓急止痛。另一位70岁男性，因咽喉炎用抗生素10天开始严重腹泻，眼像显示小肠炎症明显（图4-34B）。

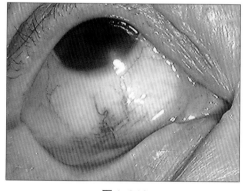

图4-34A

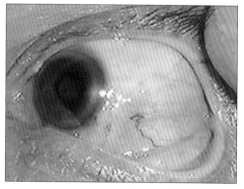

图4-34B

　　（7）火不生土之一：中年男子，肥胖，腹部大，有高血压，容易疲倦，自述胃部不好，容易胀气，或吃东西后堵塞感。且有胸部发闷感觉。脉诊发现寸弱，两部稍弦。舌头少苔。眼诊发现心脏有隐患，属心气不足，胃气胃阴不足（图4-35A、B、C、D）。处方资生丸。

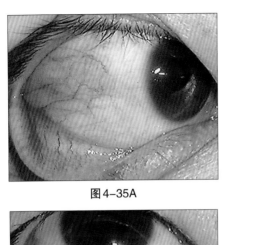

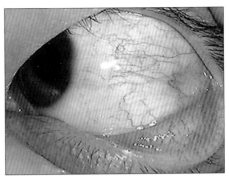

图 4-35A

图 4-35B

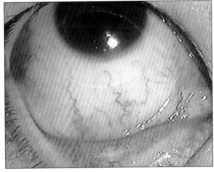

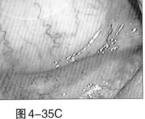

图 4-35C

图 4-35D

（8）火不生土之二：青年女子，自述有点儿燥火，大便有点儿困难，脾气有点儿急或者容易偏激。平常容易口干。平常手汗脚汗严重。脉双弦，右部尤甚。舌头稍胖，润，微裂。眼诊发现胃部有炎症，心阴不足（图 4-36A、B、C、D）。处方：石斛6克，人参15克，白术18克，茯苓9克，炙甘草6克，枳实6克，麦芽6克，山楂6克，神曲6克，陈皮5克，砂仁3克。5剂。隔天1剂。复诊时发现诸症好转。病若失。

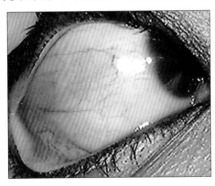

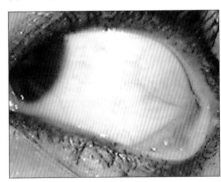

图 4-36A

图 4-36B

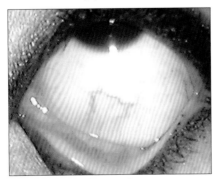

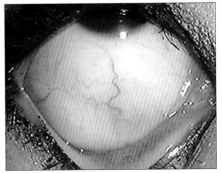

图 4-36C

图 4-36D

（9）牛皮癣：一位30多岁女子求诊，主诉皮肤牛皮癣，以腹部及两腿阳明经处为明显。几年前也曾得过，猜测是由于工作生活压力造成，因其长期便秘，服用一医生腹泻药后马上有好转，只是腹泻实在太严重，无法承受。几年后生了两个孩子，又开始复发。把脉发现脉弦，右部大左部小，看舌头发现颜色稍红，薄苔。月经不正常，每两个月才来一次。口渴，但饮水后小便频数，面色青白，怕冷。

眼诊发现其胃部炎症，血虚明显（图4-37A、B、C、D）。于是投以人参、枸杞子、麦冬、白术、茯苓、炙甘草、香附、砂仁、当归、川芎、白芍、熟地黄，6剂。

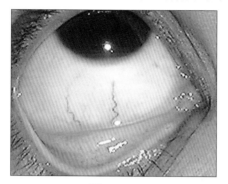

图4-37A

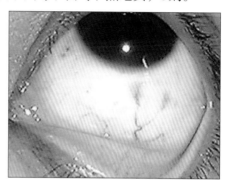

图4-37B

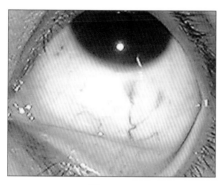

图4-37C

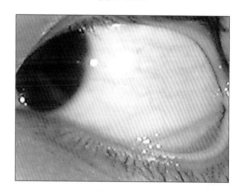

图4-37D

（10）抗生素致急性胃黏膜损伤：一位中年白人男子来求诊，自述1个月前因受寒导致咽喉作痛，服用阿莫西林10天，随后即开始每天半夜呕吐，呕吐后即辛苦莫名，不能入眠。把脉，微且软，身体觉微微汗出。舌头淡红，薄白沫苔。眼诊发现胃部受损严重，眼睑苍白，明显贫血（图4-38A、B、C、D）。问其有无腹泻，其回答没有，但是一天大便六七次且软。就是腹泻的边缘状态。断其证为西药寒凉伤胃阳，导致呕逆。于是投以甘草干姜汤。炙甘草24g，干姜12g，3剂。2剂过后，病人即打电话过来说已经不再呕吐，大便也恢复正常。

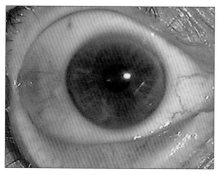

图4-38A

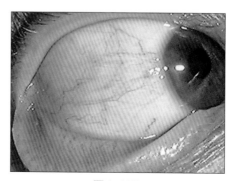

图4-38B

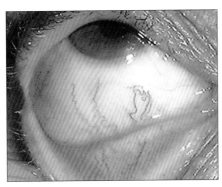
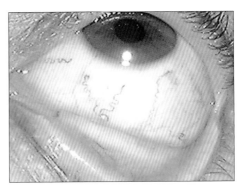

图4-38C   图4-38D

第三节　C区：下腹部及盆腔区的眼像辨证

　　C区所观察的多个组织器官大致上相当于中医讲的"下焦"所属范围。主要指在横结肠以下，包括小肠（空肠、回肠）、直肠、膀胱及两性生殖器官（不包括肾脏）。尽管C区所聚集的器官都不是中医所讲的最主要器官，但却是奇经八脉冲、任两脉的循行地带。而冲、任二脉又与肝肾关系密切。因此，该区的病变，常常可牵一发而动全身，在临床医学上所涉及的各种器质性和功能性病变，在妇科方面，主要是子宫及有关附件以及膀胱、尿道及男性生殖器官的睾丸及前列腺等，其次为消化系统的肠道系统。

一、C1区：女性生殖系统（子宫及附件）的眼像形态与图谱

　　冲、任不调，最常见的表现为月经困难、不孕、流产、白带增多、崩漏、倒经等症状，以及西医讲的子宫内膜肿瘤、输卵管（肿瘤）堵塞等器质性病症。上述有关症状，除了对水轮（瞳孔）及风轮（虹膜）之观察外，该区常常有相应的特殊表现，是观察和治疗女性各种妇科病（不孕症）之关键区域。治法多采用活血祛瘀，理血调经，暖肝化湿。主要方剂为逍遥散、桂枝茯苓丸、暖肝煎、四物汤或八珍汤加减。中药主要有桂枝、当归、柴胡、乌药、香附、丹参、黄柏、莲须、金樱子、黄芪等。

　　1. 基本形态　主要在C区之外侧，由外眦下方指向虹膜方向的巩结膜出现淡黄至黄色浸润，有淡红至绛色网状充血，可见有9字形横状或粗大条索状充血，其色多带鲜红至紫色（图4-39A~H）。

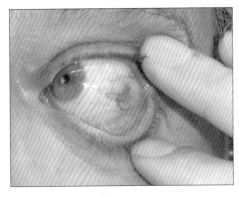
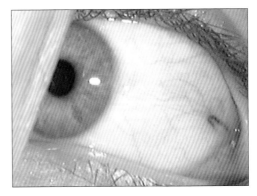

图4-39A   图4-39B

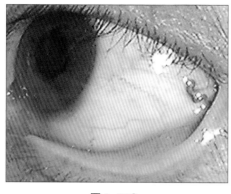

图4-39C

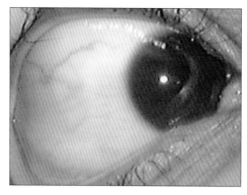

图4-39D （C区巩结膜出现淡黄色浸润）

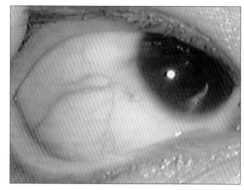

图4-39E

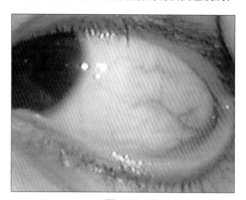

图4-39F

双侧输卵管炎症

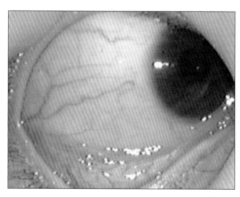

图4-39G

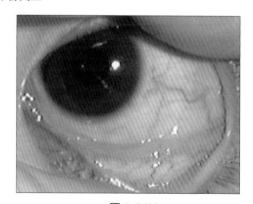

图4-39H

严重带下，小便样喷射

2. 眼像主症　盆腔炎、慢性宫颈炎、子宫及卵巢囊肿、输卵管堵塞、阴道炎、不孕、习惯性流产等。

3. 病例

（1）创伤性子宫病：女，48岁，华裔。

主诉： 曾多次人工流产后子宫创伤，经期困难；而色素斑日渐增多，失眠、头痛。腹部常觉痞满、胀痛，偶有便秘。

其他体征： 苔薄白，后部微黄，脉细数，体型肥胖。

眼像特征： C1区一条呈9字形血管由下向上曲张，底色呈深红色浸润，B区一条绛色血管由下而上呈水波样伸向角膜（图4-40）。

证治要领： 证属气虚血瘀。治拟桂枝茯苓丸，加人参、黄芪及归脾汤加味以补血调经、祛瘀。

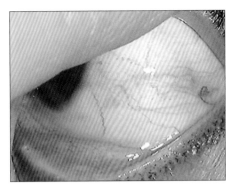

图4-40

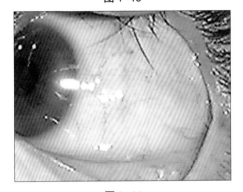

图4-41

（2）宫颈炎：女，28岁，华裔，已婚。7个月以前育一女。2008年9月12日初诊。

主诉：产后15天一便，最近才一周一便，有便血，经来量少；产后宫颈炎变得更加严重，时有黄色液体呈喷射状流出，味腥臭，胃胀，早上口苦。

其他体征：脉滑，舌苔厚腻略黄。

眼像特征：色黄，C区更甚，隐约见到C1区有线条状血管增生（图4-41）。

证治要领：色黄，属脾土受湿，土气运化不及，在C区可见血管增生为湿浊流注于胞宫，兼产后恶露停积，血气、冲任俱虚所致。初拟当归六黄汤加火麻仁、枳壳，养血通便，柴胡疏肝散清化肝胆湿热；尔后再以金匮肾气丸加减固肾壮腰，补中益气汤加减，化湿；固中汤加减，以固冲任。14个月后再顺产一男婴。

（3）不孕：女，32岁，已婚，华裔。2009年10月4日初诊。

主诉：已婚两年，未作任何避孕措施，月经时间大致正常，但瘀血多，疼痛，常规检查子宫及附件均无器质性改变，但可疑子宫肿瘤，不孕。

其他体征：脉细乏力，舌苔薄白，中裂。

眼像特征：外眦角上方（A4）呈显性血管增生，子宫及膀胱区深红色钩状充血（图4-42A、B）。

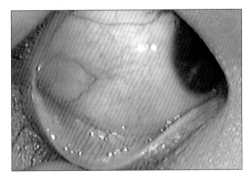

图4-42A

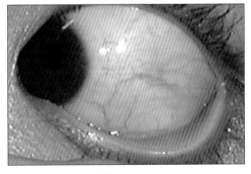

图4-42B

证治要领：该例为长期精神紧张，压力大，引致激素失调。拟以四物汤加香附、乌药、延胡索、益母草为主调理，3个月后改用桂枝茯苓丸为主加减，并以七宝美髯丹滋肾补血。7个月后孕一女。

（4）易流产、腰痛：女，30岁。孕5次，生育2次。早年就因腰痛被诊断为椎间盘突出所致。现症见记忆力下降，耳鸣头痛。胃征明显，外眼角见明显细长血管（子宫的

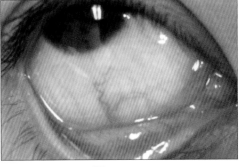

图4-43A

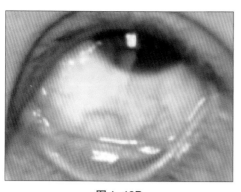

图4-43B

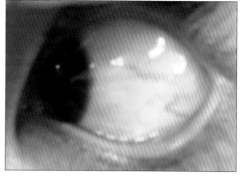

图4-43C

病症）（图43A、B、C）。因为用智能手机相机拍的眼图，未能看清肝肾区（虹膜、瞳孔）的情况。但是据病人主述，其在中学时期就被诊椎间盘突出致腰疼（肾气虚之像）。其证应为脾肾亏损。

二、C2区：泌尿系统的（膀胱及前列腺）眼像形态与图谱

中医认为膀胱与肾相表里，为任脉所络。但凡属于下焦的各种疾患，包括小便短小或清长、频数、余沥、刺痛、不禁、出血、流浊、少精、水肿或西医讲的前列腺炎/肿大、尿道炎/结石等一系列泌尿疾患都在该区有不同程度的反映。

1. 基本形态　其主要特征是C区中部巩结膜呈淡黄色、有网状微细血管充血及线状或呈波浪形作45°～70°角伸向角膜，部分患者充血呈紫色浸润状（图4-44～图4-47），在临证上大多要对病者的水轮（肾）及风轮（肝）合并进行观察，同时对病史、病状进行问诊，特别有关腰背、生育及性生活状况、小便状态及相关痛症收集具体资料，则可尽量减少失误。

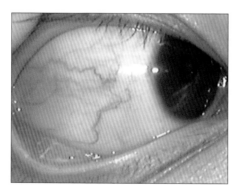

图4-44A

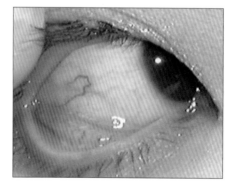

图4-44B

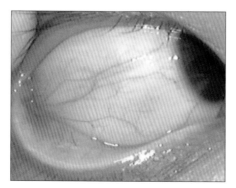

图4-45A　膀胱炎（女性眼像）

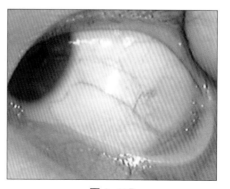

图4-45B

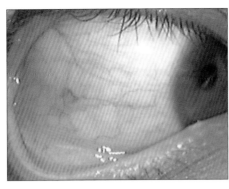

图4-46A 膀胱炎（男性眼像）

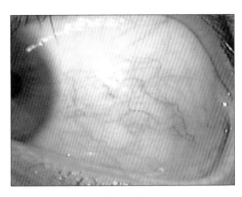

图4-46B

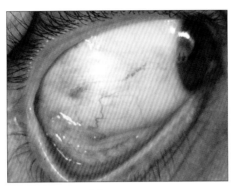

图4-47A

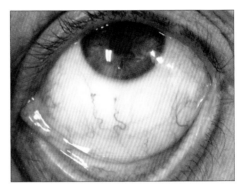

图4-47B

2. 眼像主症 膀胱炎、结石、尿路感染、前列腺炎（肥大）、膀胱肿瘤、睾丸/精索炎及相关病症：小便失禁、过频、尿血、乳糜尿、阳痿、腰背痛等。

3. 病例

（1）前列腺手术后：男，65岁，白人。

主诉： 长期吸烟，咳嗽，耳鸣，重听，前列腺手术史，眼压增高，目眩，脚软。

其他体征： 脉浮弦，舌绛少苔。

眼像特征： C2区发出抛物线状交叉血管并连接B区，深绛色。瞳仁收小，内代谢环呈深棕色（图4-48）。

证治要领： 该例壮年时期为房劳过度，肝肾失于滋养，其标在泌尿道障碍。手术后，病根未除。证属肾精亏损、肝阳上亢。拟滋补肝肾，益阴潜阳。可选用六味地黄丸、麦味地黄丸或牛车肾气丸随症加减。

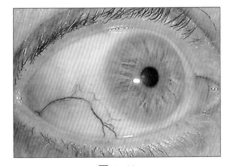

图4-48

（2）前列腺肥大：男，69岁，华裔。

主诉： 前列腺肥大、小便困难，有微热。

其他体征： 脉右部稍慢、弦，舌胖、色淡红微裂。

眼像特征： 外侧巩结膜有显著的黄色至褐色斑块状浸润，显示劳伤气血。C2区中血管形态特殊：由下至上有倒立（头在下，双脚向上）状血管充血，色绛（图4-49）。

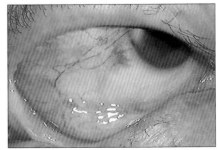

图4-49

证治要领：肾虚、瘀积相夹，治宜补气壮阳，软坚消淤。方选肾气丸加杜仲、牛膝、车前子、金钱草（或鱼腥草），间或选淫羊藿、补骨脂、黄芪、海藻、丹参、红花、桃仁、王不留行。两年追踪，未见异常。

（3）前列腺炎：男，48岁，发型师，亚裔。

主诉：小便不利，时感热痛，尿黄赤，腰背酸痛，口腔炎，下腹部皮肤瘙痒，失眠，头痛，脚软。

其他体征：脉弦大，光面舌。

眼像特征：两眼外眦有广泛性绛色充血，C3区可见网状血管增生，色紫。左眼外眦可见条索状血管增生（图4-50A、B）。

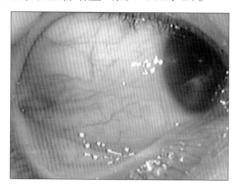

图4-50A

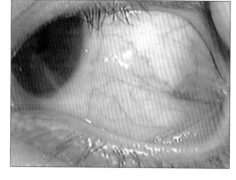

图4-50B

证治要领：异像在外眦，显示心阴虚损，色紫至绛色可见其心火热甚，心热移于小肠（下焦）；火盛则肺金难于生水，肾失所养而致小便不利。法拟养阴清热，调和心肾。方选知柏地黄丸，一贯煎及牛车肾气丸加减。

（4）疑似前列腺癌（PSA值偏高）

【病例特写】

最近来个病人，白人，男子，约50多岁。因为他的女同事是这里的常客，所以经她极力推荐来找我们，我诊所里的白人很多都是经由他这个女同事介绍来的。这两人都是在某个医疗或康复中心上班，照顾一大帮老弱病残的住院人士。该男子来找我们的目的是，最近他做了个测试，发现自己有癌症，是前列腺癌。所以来看我们是否能帮他忙。我问他，你是怎么知道你有癌症的？他说，医生给他的前列腺抽取了10个活体样本，其中一个发现有癌细胞。我又问，你为什么无端端的要去做这个测试？他说，是因为他夜尿多，一个晚上起床三四次，所以他就去检查，结果发现前列腺肥大，于是吃药，最近在做测试时就发现PSA值有点儿高，大约差一点儿就到癌症的最低临界值了，所以又做了这活体检查，结果就发现这癌细胞。这真是一环接一环，让人透不过气来。

这男人看起来很受惊吓的样子，脸苍白，生音低弱，脉沉微，舌苔厚腻有如地图状。再看他的眼睛，瞳孔小且浑浊不清，说明肾阳虚，怪不得会夜尿频频。眼角生殖区一大片黄色（图4-51A、B、C），表示下焦湿热。但并没有任何实证。再问了他几个问题，于是我跟他说，你这不是癌症，别担心。这男人可能真的吓怕了，我花了好几分钟详详细细地给他解释了他没有癌症

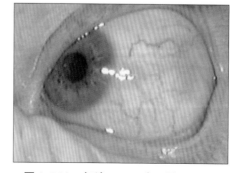

图4-51A　初诊：2009年1月14日

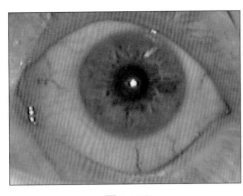

图4-51B

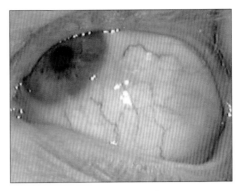

图4-51C　再诊：2009年2月18日

的原因，有癌细胞并不就等于有癌症之类的长篇大论。但是他表面上对我唯唯诺诺，实际上却反反复复地问同一个问题：你看我是不是真的没有癌症？我不理他，径直就给他按照下焦湿热证开药。一个星期后，状态大好，舌苔减退，眼睛明亮，C区（生殖区）浑浊程度也见好转。另外还有个意外惊喜，他说他的腿以前一直有皮肤病，现在吃了药后发现好了很多。这更加证明是下焦湿热的证。结果，我又照例给他解释和安抚他。我们做医生的经常要兼做心理医生。我说，有癌细胞并不等于就是有癌症，人人都可能有癌细胞，你有，他有，我也很可能有，这算得了什么？就好比是信用卡的债务，人人都说信用卡债不好，但人人都会有一些，关键是这债务不超过你的可支付水平，如果你连每个月的最低付款额都付不出了，这才是恶性的信用卡债，会吞噬你。你现在10个样本里才发现1个样本有癌细胞，肛门指检也查不出任何实质性的东西，这有什么可担心的呢?!

　　过了一个星期，这男人又来复诊，之前他去了另一个很有名的癌症专科医院检查，医院的意见是开刀手术，仍然是没有什么实质性的症状，但医生的话是，如果不及时处理，以后会"如何如何"。我坐在那里，很诚恳地告诉他，关键问题是，这癌细胞在什么样的环境下才会"如何如何"，假设你以后某个时期，突然间很操劳，或有很大的精神刺激，导致身体的免疫系统突然下降，那么什么样的事情都会发生，不论你有没有癌细胞。相反，如果你以后能保持生活有序，保养得当，维护自己的免疫功能在合理的水平，那么你这小小的癌细胞根本不可能会"如何如何"。这种情况就如同中国人里常见的乙肝病毒携带者一样，乙肝病毒携带者根本没有什么了不起，我有几个同学和亲戚都有这样的问题，但都活得好好的，只要他们没有突然间很劳累，没有什么大的刺激变故，这些乙肝病毒都不会爆发。人都可以活得好好的。中医就是这样，总是以人为本，而不是以病菌为本，只要人的正气免疫系统健康正常，那么病菌是不会伤害到人体的。作为医生，时时刻刻考虑的就是病人的正气是否足够（中医讲"正气内存"），不足的就要温补，过亢的就要泻。

　　（5）膀胱肿瘤，血尿，糖尿病：男，54岁，罗马尼亚裔。

【病例特写】

　　最近我的一个病人送了一个网球拍给我，让我十分惊喜。这是个白人中年男子，不知从哪里偶然间说起网球的事情，大家马上兴趣陡升，结果他上星期六复诊时带了个网球拍给我。我看了看这网球拍，还真的不是随便糊弄人的那种，是属于职业选手级别，当今世界头号高手罗杰·费得勒选用的型号，球拍上还印着罗杰·费得勒的签名做卖点。正是我想要的那种球拍。

　　这个送我球拍的男子说罗杰·费德勒是历史上最好的球手之一，我因为有10年没有打球，所以思维停留在皮特·桑普拉斯和阿加西的年代，最近留意了一下，果然这小费是有两把刷子。

　　这白人男子来求医的问题是发现膀胱里尿道口附近有个肿瘤，时不时会尿血、痛等。脸上发红，类似喝了酒，潮红样，脉弦虚，大概是桃核承气汤的证，实中又带虚。开始的时候，攻了一两次，有效，有组织物随着小便排出，症状也减轻，他很高兴。但后来再攻下去又不见起色，于是我就回过头来先给他补中气，中气足再攻，这样来来回回，症状持续见好，所以就有了这个网球拍。

　　上个星期这白人男子又如期来复诊，基本上他每个星期都来一次，都是同一时间，最早到。一直以来都是大致上同一个药方。这次有点儿不同，他告诉我，前几天他小便的时候，突然间"噗"的一下，排出了一个手指头那么大的肉片，硬硬的，类似橡胶那样的质地，底部参差不齐，像是从一大块组织那里撕裂出来的样子。排的时候也不痛，之后好几天就断断续续地排出零零碎碎的碎片。然后自从那块肉片排出来后，他的小便明显就畅顺很多。他当时就叫了他太太过来看看，他太太想掰碎它也掰不烂。我听了很兴奋，问他，你有没有保留它？他摇摇头说没有，太可惜了。再问，那你有没有给他拍照？他也很惋惜地说没有。

　　这白人男子已经来吃中药连续3个月，一个星期都没有停。之前几个星期属于试探性地用药，之后基本上就固定在一两个方剂，也就是参照桃仁承气汤的意思加减，大黄、桃仁、桂枝、瞿麦是基本的成分。上面就清热痰，因为他抽烟。方剂固定后，他就开始陆续从小便排出大大小小的碎片，小便偶然间会变得顺畅，但大多数时间仍然觉得尿道狭窄。进展虽然慢，但是却稳定，这东西不能急，要时时留意他身体能不能承受。好像西医那种峻猛的化疗放疗，往往癌没有杀死，人就先去了。或者好一点儿，癌症和人一起被杀死。

　　那么这次小便排出肿瘤碎片后，小便就天天顺畅，这就意味着堵在尿道口的肿瘤被削掉了一大块。因为他的医生扫描他的膀胱说发现有一个肿瘤靠近他的尿道口，但他搞不准需不需要动手术，这男人想既然医生都搞不准要不要动手术，我也不要太急了，毕竟在那里动刀子不是那么好玩的。所以就来喝中药。回过头来再看看他的眼像，很有意思，双眼的C2区血管有增生，同时双侧睑结膜近C区还有大量的黄色滤泡状物（图4-52A、B、C、D），很像他形容的那些排出组织物。

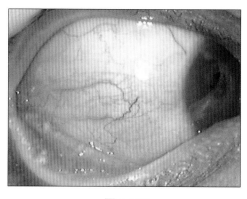
图4-52A

2009年8月1日初诊眼图

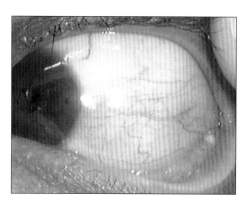
图4-52B

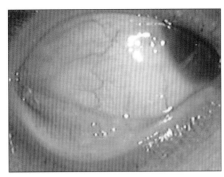 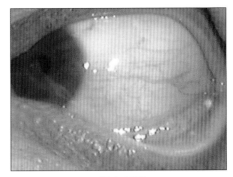

图4-52C　　　　　　　　　　　　图4-52D

2009年12月19日，小便畅顺后，复诊眼图

三、C3区：肠道（小肠）的眼像形态与图谱

在肠系统中，相对于靠近内眦（A1区）的结肠（大肠）区，靠近外眦的C3区便是小肠。中医认为，大肠有"传导"和"主津"的功能，承接经过小肠消化吸收后下移的糟粕，变成粪便经直肠和肛门排出体外。大肠的病变多表现为津枯便结或大便失禁、腹泻、里急后重等；而处于上接胃下连大肠的小肠的功能是化物和主液。小肠除了将来自胃初步消化的食物进一步加以消化外，还会吸收食物中的水液，将有用部分的浆液输送到人体的各个部分，无用的废液则转化为小便排出体外，可见小肠与大肠及膀胱的关系密切。因此，大小便异常多与小肠功能失调有关。不过，与大肠不同，小肠之病症多表现为腹泻（急、慢性）肠鸣、腹痛、食后即便、先便后血以及尿赤、尿频等，在治法上与大肠之病症有所不同。临床上我们经常见到病人遵医嘱服用一段时间抗生素后，小肠人为受损的病例。

1. 基本形态　外眦下方与外眦角距离1.0～1.2cm的睑/巩结膜处可见不规则线状血管充血，血管粗细不一，色多鲜红至绛色，血管内时见瘀点。在炎症状态下可见有黄色斑状或淡红色网状充血（图4-53～图4-59）。

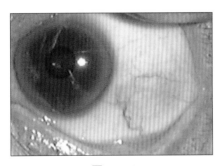 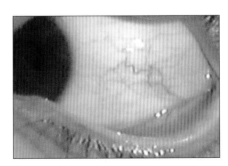

图4-53A　　　　　　　　　　　图4-53B

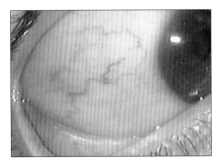 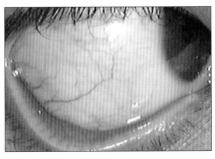

图4-54　　　　　　　　　　　图4-55

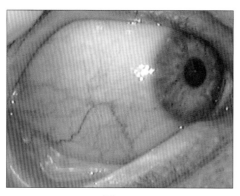

图4-56

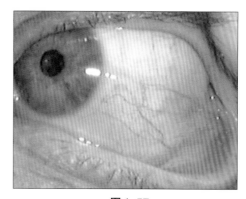

图4-57

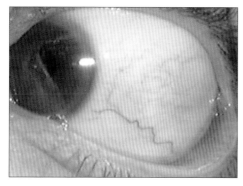

图4-58 男，50岁，金融业者。长期慢性
腹泻

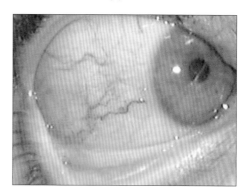

图4-59 女，59岁 波兰裔。长期慢性腹
泻、腹胀、便血

2. 眼像主症 急慢性肠腹泻，肠套叠，肠梗阻或腹胀，消化不良，腹痛，羊粪状便结，出血等诸症。现代医学在生化检查无异常时，将大多数属于功能方面的症状，统称为过敏反应。即使有若干治疗，其疗效也欠理想。

3. 病例

（1）慢性腹泻（湿热型）：男，48岁，华裔。

主诉：肛门近年经常发现便血，时好时坏，时有腹泻或便秘。其他见痰多、咳嗽（吸烟），咽红。

其他体征：体胖、魁梧，脉弦实，舌红苔黄。

眼像特征：IA1及C3区呈网状不规则绛红色充血，并可见一树枝状血管由睑内皮向上延伸（图4-60）。

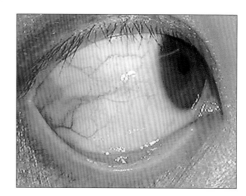

图4-60

证治要领：辨证属肺燥肠湿，血热妄行。法拟泻肺火、清肠止血。可选用黄连解毒汤或泻白散合槐花散随症加减。

（2）乙型肝炎（下焦湿热）：男，中年，亚裔。

主诉：患有乙型肝炎，最近3年来，每天早上起床前后1小时左右急便两次以上，便前自觉胸脘有重压闷感。

其他体征：脉细弦，舌淡苔黄腻，面色青黄。

眼像特征：睑结膜及巩膜C3区可见淡黄色，有不规则血管增生（图4-61）。

证治要领：辨证属下焦（肠）湿、热并重，可选用柴胡桂枝干姜汤及资生丸随症加减，以清热利湿、理气建脾。

（3）更年期综合征（三焦湿热）：女，51岁，西语裔，加州。

主诉：疲劳、头晕头痛、耳鸣，3~5天一便，秘、溏交错，白带如注，胃胀满，手臂屈伸不利、肩背酸痛，夜眠多惊梦，易汗、口苦。

其他体征：舌质红、少苔，脉弦细，脸潮红。

眼像特征：（1）虹膜呈大面积褐色至灰黄色，5点处见一黑色窟窿，显示患者肝区劳损；（2）B区数条血管绛色怒张，胃（肠）功能紊乱；（3）外眦网状充血，色绛，心阴（血）不足；（4）重点观察C3区底色淡黄，隐约可见其所出现的微细血管与外眦及B区交错，色较为鲜红（图4-62）。

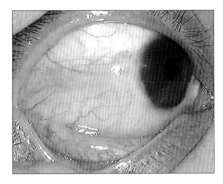

图4-61

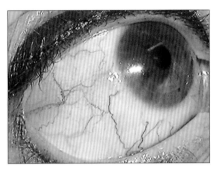

图4-62

证治要领：上焦心阴不足虚火旺，中焦液枯肠燥，下焦（肝郁）湿热下注，为阴虚劳损、上实下虚之证。治拟先以妇科症状为主，疏肝解郁、健脾祛湿。医方首选逍遥散加减、潜阳丹加减、归脾汤和肝止淋，后再益阴补阳、壮腰健肾以固其本。

（4）急性小肠炎：70岁，男性，因咽喉炎服用抗生素10天，出现严重虚弱，小便频数。查小肠急性炎症，疑似抗生素致小肠损伤。

第四节　综合区IA：胸腔及其上部肢体的眼像辨证

本区（Integrated Area，简称IA）可细分为IA1区、IA2区、IA3区、IA4区。IA1区是指角膜左右两边（即时钟3点和9点）切线以内及左右两切点附近的巩结膜带。IA1区上部两翼（即12点切线至睑裂线）为两IA2区，余IA3区、IA4区见图示（区位及正常状态参见图4-1）。

一、IA1区：头部（颈项）及胸背部的眼像形态与图谱

IA1区反映的人体部位，相当于中医脏腑学说的"上焦"。该区是集中反映呼吸系统器质性及功能性变化的部位，是"气轮"主气的核心所在。在生理功能上，由于气贯全身，气之生理流动并没有绝对之界限，除了上述二区外，有时还会与巩结膜上其他区的眼像有关，故称之为综合区。其正常状态也与中线以下各区一样，呈蛋白色至淡青色，清澈透明，毛细血管分布不多；巩结膜与角膜轮区边界清晰，黑白分明。在病理状态下，大多有较显著的充血，微细血管异常曲张，各种色素斑痕、巩结膜缺少光泽，色泽多为浅蓝或灰蓝色，结膜外层为厚薄不一的脂肪层所覆盖。白膜逐渐向角膜中央移动（中医眼科称为白膜沉睛，内科称为金克木。正常时是为肺金制约肝木疏泄，现为肺气收敛过度，升降失常，肝木疏泄不足）。可从其厚薄及覆盖面积大小、形状（一般为环状或半月形）及上下位置来判断其所反映的症状及其发展趋势。据临床实验表明，"白膜沉睛"可有两种形态：①如云雾罩顶，色灰而薄，显示机体（血管）老化，也是"老人环"的早期渐进状态。②也如云雾状，但色灰黄而浓厚，显示机体三脂高、脑动脉硬化、高血压等症状。

1. **基本形态** IA1区，中部红至绛色血管向下伸向角膜，巩结膜深层多有灰或浅黄色浸润，角膜（10—2点）或被灰白、黄色所覆盖（图4-63~图4-68）。

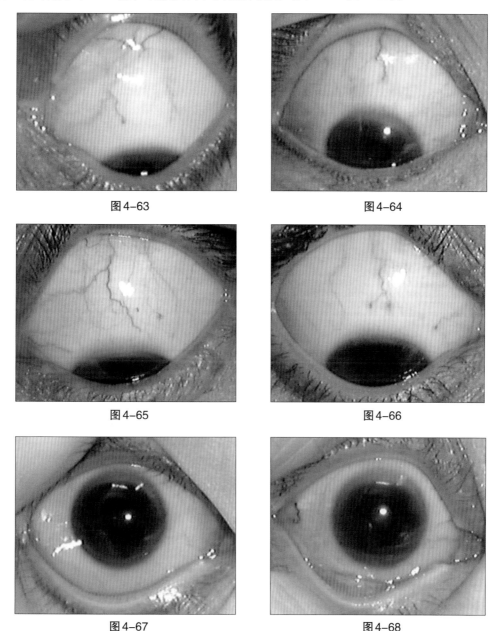

图4-63

图4-64

图4-65

图4-66

图4-67

图4-68

2. **眼像主症**：颈（肩胛、头）背区神经、颈椎劳伤，骨质改变（移位）、骨质增生、高血压及其他代谢障碍的颈椎病、头痛、头眩、青光眼、肺及呼吸系统慢性疾病等。

3. **病例**

（1）三叉神经痛：女，35岁，华裔。

主诉：早在5年前诊断患有三叉神经痛，时好时坏，严重时颈及头不能转动，上下腭开合困难，右侧尤甚，似属面神经麻痹。曾以中药葛根汤加减治疗，略有见效，但始终未见根本改善。

其他体征：舌苔白厚腻，痰多。

眼像特征：IA1区的线状血管贯注，色深至紫黑色（图4-69）。

证治要领：从眼像辨证，其病变位置在颈项，充血色深显示病邪已深入腑络，脉络严重受阻，不通则痛。患者舌苔厚腻，湿土不化而痰生，阳明脉络受阻。风邪乘袭是故也。综合辨证治疗，初拟补气健脾，芳香化湿，后则宜温通湿痹，活血止痛。初以五苓散、三仁汤及升麻葛根汤加减，后期以独活寄生汤、牵正散加减而疗效稳定。

（2）颈椎受伤后慢性劳损，急性发作：男，45岁，华裔。2006年8月初诊。

主诉： 颈项区疼痛难耐，医生诊断为三叉神经痛。经大剂量止痛剂注射后，只可维持半天效果。

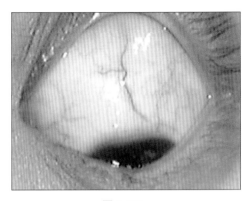

图4-69

其他体征： 六脉弦实，舌红苔白厚腻。

眼像特征： 上睑结膜覆盖的球结膜区眼像检查，发现IA1区数条大血管闪电状增生，严重充血，角膜缘周边呈棕褐色浸润（图4-70）。

证治要领： 眼像辨证显示颈椎严重劳损，可疑是颈及小脑振荡的后遗症，属非菌性炎症，由此损害附近的神经引致剧痛不止。

首次单方3帖：防风6克，羌活6克，川芎10克，栀子10克，玄参10克，生地10克，钩

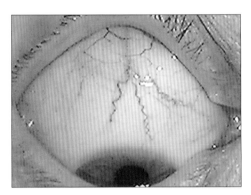

图4-70

藤15克，葛根20克，丹参10克，秦艽10克，桑寄生15克，桔梗5克，姜黄5克，生甘草3克。3天后告之，疼痛大减。接着再新拟方3帖，清肝泄热，5剂后所有症状消失，至今已超过5年未见再发作。

（3）阴虚痨嗽（肺结核）：女，20岁，华裔，大学生。

主诉： 半年前经检查有肺结核病，已定期服用常规抗结核类西药。但每半月左右低烧，每天下午头晕、五心烦热、胸项背痛、头痛、咳嗽黄痰，有时绿色痰，经血量多，时间短，有时至半月血流缠绵不断，腹痛、肢冷。院方认可在服西药期间可配合另类治疗。

其他体征： 舌嫩红少苔，脉沉细、面潮红。

眼像特征： 角膜出现半月环状（10—3点）白膜覆盖，IA区内眦至外眦中线以及下睑内皮大面积充血（图4-71）。

证治要领： 阴虚痨嗽，骨蒸潮热。法则：滋阴降火、清燥救肺。按急则治其标的原则并针对服用抗结核药期间所产生不良反应，先拟清骨散加阿胶、麦门冬、五味子，以退其虚

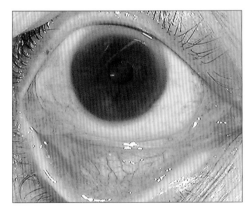

图4-71

火，减少副作用及体能消耗，再以月华丸去三七、菊花、獭肝、桑叶、熟地黄加旱莲草、百合、牡蛎、龙骨。经半年同步治疗，诸症逐步消失，期间曾随症施以健脾胃之中药，以增强肠胃功能，补充营养。10年后追踪检查，健康如常。

二、IA2区：肩背及上肢的眼像形态与图谱

从解剖学上来看，IA2区包括双臂、肩胛及颈项的广泛地带（又称为膏肓区）。从临床上所得之资料来看，该区多为劳损、风寒、暑热和血气瘀阻所伤，常常引发屈伸不利、肌肉及关节疼痛、骨质及软组织病变以及西医讲的三叉神经痛、肩周炎（五十肩）。其眼像特征，可分局部与全身性合参观察。局部主要集中在该区内，全身性可合参风轮及气轮和水轮的眼像状态。局部的眼像主要是该区出现的血管怒张，颜色深浅不一，血管形态不一。大多反映该区内组织的新旧损伤，较容易医治。其他致因则病程较长、延绵不休，多与脏腑及外邪有关。根据中医肝主筋、肾主骨以及肺合皮毛的生理及病理特征，必须同其他脏像进行合参辨证。在临床上除采用普通的益气养血、补肾养精、舒肝养筋、化瘀通络等法的中药内服外，也可采用经络推拿、针灸、火罐等法进行治疗，效果也佳。例如常见的肩周炎（五十肩），除了在该区有其相应眼像可诊断外，在虹膜（肝区）也有相应的眼像形态参考。临床可采用舒筋活络、理气止痛、舒肝养血之法，以固其本。

1. **基本形态**　由上方巩结膜伸向角巩膜缘的血管增生，新生血管通常略离开中线，呈波浪形或闪电状、色红、色紫，血管常见有瘀血点（图4-72~图4-79）。

2. **眼像主症**　中老年人肩背关节及筋腱组织功能退化，劳作过度，风湿侵袭，经络堵塞，中医称为肩痹（肩周炎），以及中青年（甚至少年）长期使用电脑、坐姿不当、新产妇（产褥期反复抱新生儿）反复简单重复劳动操作、过重背包负荷等所引致的各种肩背（颈）神经肌腱痛，又或者心血管方面原因致气滞血瘀，此为内伤。

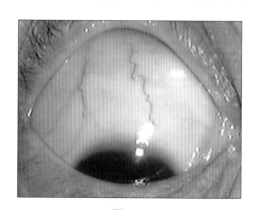

图4-72

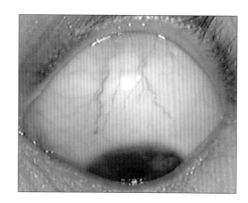

图4-73

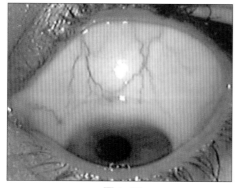

图4-74

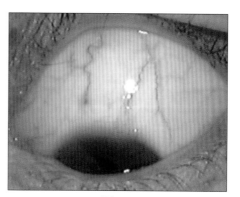

图4-75

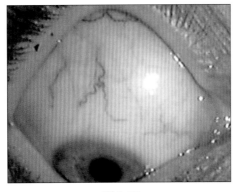
图 4-76

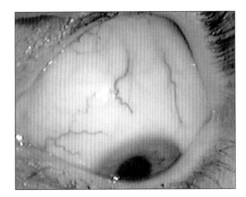
图 4-77

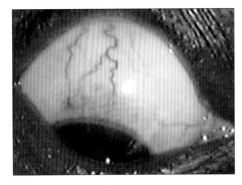
图 4-78

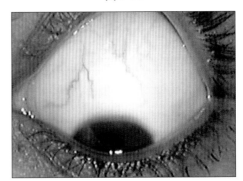
图 4-79

3. 病例

（1）腕管综合征：女，55岁，华裔。2010年2月5日就诊。

主诉：不久前发现左手由颈背疼痛开始，并逐渐沿肩胛，伸延至手指，麻痹，刺痛，午后或夜间尤甚，严重时面部颊车穴附近及同侧脚趾也有类似感觉。

其他体征：六脉大，舌红。

眼像特征：上巩膜区网状充血，并可见闪电状血管增生伸向内眦方向（图 4-80A、B）。

证治要领：血虚，劳伤筋。治宜益气活血，通经络。方选葛根汤加白术附子，或者柴胡桂枝汤加黄芪、桑寄生、丹参、陈皮、乳香、没药。

（2）陈旧性尾椎损伤：女，43岁，日裔，得州。

主诉：2年前一次连续驾车6小时，尔后便出现严重腰痛，曾按摩治疗，但2个月后症状如故，疼痛至今。

其他体征：左脉重按乏力、右弦涩，舌苔薄白、腻。面色萎黄，疲态尽显。

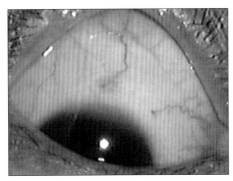
图 4-80A

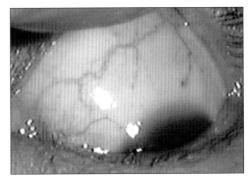
图 4-80B

眼像特征：双眼IA1区巩结膜浅灰黄色、由上睑向下增生血管，绕过虹膜缘向下延伸，显示疼痛已由颈项漫延至脊椎尾部。余眼像还见肝肾劳损，风寒湿痹。虹膜3点及9点处出现黄色脂肪状絮状物堆积，显示肺及呼吸道痰液壅塞，气血升降循环受阻（图4-81A、B、C）。

证治要领：因患者来自干旱高原沙漠地区，回国例行体检时，医生发现其肺部出现大量尘粒子。患者同时养育3位子女，致气血亏空，连续行车伤及肝肾，加之常年风寒湿邪侵袭，病久不愈，筋骨痹痛成疾。治宜祛风湿，健肾壮筋骨，同时理肺除痰湿。方选独活寄生汤加鸡血藤、丹参、骨碎补、川断、葛根；参苓白术散加半夏、陈皮。服药半月后，症状明显好转，电告再方半月而基本痊愈。

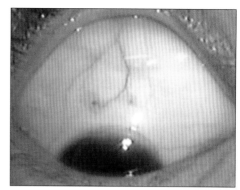

图4-81A

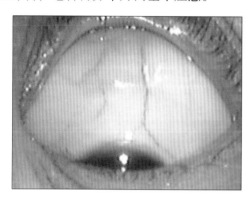

图4-81B

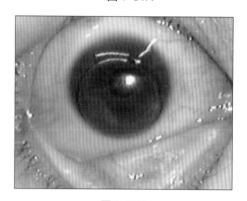

图4-81C

（3）五十肩（肩周炎）：女，53岁，法裔。

主诉：两年前已停经。半年前开始左肩痛至上臂（曲池穴附近）痛时似电击状，每日凌晨4—5点时最为严重，痛醒后难再入睡。

其他体征：脉弦实，舌苔厚腻。

眼像特征：右眼上部巩膜底色呈浅灰黄色。IA2新增生血管由上睑向角膜缘呈钩状扩张（图4-82）。

证治要领：从眼像辨证属慢性肩背区关节及相关组织劳损。外为风寒湿邪所中而急性发作。治宜调补肝肾、通经祛湿。方选独活寄生汤加桃仁、桑枝、黄芪桂枝五物汤及升阳益胃汤加减。

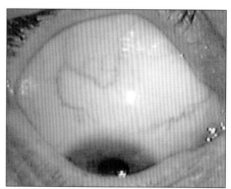

图4-82

（4）筋膜拉伤：52岁，男，亚裔。

主诉：3个月前在风帆运动中，拉伤右肩胛，沿手足阳明经走向，疼痛难忍。

其他体征：双脉弦紧，寸弱、关实。舌红苔黄腻。肋间及乳中至天枢之间有块状物可移动，按之隐隐作痛，X线检查无异常。

眼像特征：右眼上眼睑下巩结膜不规则充血，其中新增绛色血管呈波浪形伸向内眦。虹膜

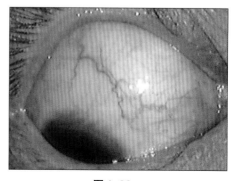

图4-83

下缘半月环状褐色浸润，瞳孔灰黄混浊（图4-83）。

证治要领：证为肝郁肾亏，筋健痉挛，劳损。法宜疏肝解郁，滋阴养血、濡养筋腱。方选柴胡桂枝干姜汤、黄芪五物汤、左归丸加减。

三、IA3区：头痛的眼像形态与图谱

从眼像观察患者的头痛、头晕症状及其性质，可分别从内眦及外眦上方观察。内眦上方多属于实证，外眦上多属于虚证。内眦上方（A3区），由示意图可知，这一个是介于心包与肩胛之间、与心包相联系的功能区。用双指（拇指与食指）将靠鼻侧上睑向上推移，即可暴露这部分巩结膜的各种状态。这里就是检查患者难以言状、医生感到"头痛"的各种常见头痛、头晕之眼像区位。中医称"头为诸阳之会"，阴盛阳衰，阴虚阳亢、气虚血瘀以及外邪袭表等人体升降沉浮运动失常就会出现头痛。现代医学认为头痛，大体上可分为浅组织疾患及深部组织疾患疼痛。前者主要是头面部表体器官如耳、眼、鼻（鼻咽癌）、牙、皮肤及神经患疾，特别是眼疾屈光不正、青光眼、角膜炎、原因不明的障碍等皆会引起不同程度的头痛。后者除了颅内疾患（肿瘤、炎症、外伤、脑血管硬化）及中毒性头痛外，则主要是与一些全身性疾患有关，例如高血压病、糖尿病、贫血、甲状腺功能亢进，女性更年期综合征、月经综合征、心脏病及消化不良及许多感染性疾病，如四时感冒、伤寒、化脓性扁桃腺炎、肺炎、慢性鼻窦炎等都会引起程度不同的头痛或偏头痛。由于现代人生活方式剧烈改变，一些功能性、原因不明的神经性头痛也甚为常见，如深夜不眠、昼伏夜出、疲劳过度、同事关系紧张、焦虑、忧郁、家庭纠纷或工作失意或社会周围突发事件引起的剧烈精神冲击，也会引起不明言状的头痛。所有这些局部或全身疾病引致的头痛，大都会引起颅内动脉过度扩张，除了部分在IA1区的眼像出现外，主要集中在内眦上方。通过观察这里的眼像、形态，结合其他部位眼像的观察，大体上就可以探知病者所患头痛的性质和头痛程度。现代医学对头痛的诊断和治疗，大多采用断层扫描，对于颅内占位性病变（或肿瘤或血块）的诊断非常有效。而中医对于大多数功能性头痛，多应用辨证方法。中医的辨证治疗上，除了分寒热虚实、阴阳外，更从经络走向上区分阳明（前额）头痛、少阳（左右两侧）头痛、太阳（颈项后面）头痛、厥阴（巅顶）头痛，分别使用一些对该经选择性强的引经药白芷、柴胡、羌活、藁本等，而眩晕（及偏头痛）多用天麻、钩藤、目眩则用菊花、枸杞子等在适当配伍下具有显著的疗效。中医所采用针灸（耳针、头针）、放血（三棱针、梅花针、水蛭等放血）、火罐、敷贴、按摩、刮痧、中药汤剂及食疗，均有较良好效果。

1. 基本形态 ①内侧巩结膜上方毛细血管向上伸展，痉挛、色素较鲜红。②也有微细血管粗大、色绛而呈波澜状向上伸展。③毛细血管向上升浮，色较淡，同时出现由内眦伸向虹膜较鲜红微细血管（图4-84~图4-88）

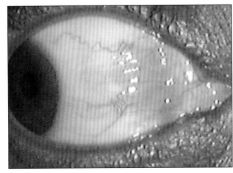

图4-84A

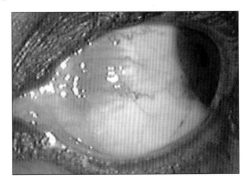

图4-84B

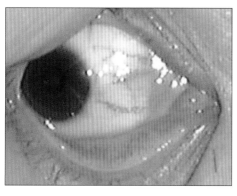
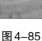

图4-85

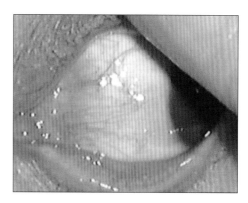

图4-86

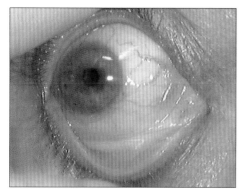
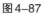

图4-87

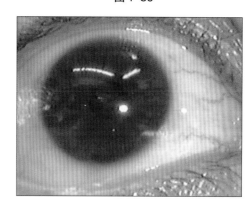

图4-88

2. **眼像主症** 各种局部组织、神经、感染及全身性疾病引发的头痛。

3. **病例**

（1）更年期综合征、头痛：女，50岁，西裔。2009年9月14日初诊。

主诉： 月经断续不停、量大，小腹痛胀，心跳过速，失眠，盗汗，潮热，腰背酸痛，便秘，痰多，疲劳。

其他体征： 脉沉细、弱，舌裂、少苔。血压：186/90mmHg。

眼像特征： 右眼胃征区（B）血管增生与IA3相联；左眼IA3及A2区绛色充血，巩结膜灰蓝色，虹膜呈椭圆形。角膜缘有黏性状物附着，内眦淡白（图4-89A、B）。

证治要领： 气阴两虚，冲任虚寒。治宜补气和血、温经散寒。日间方选温经汤加减，补养血气；夜间可用炙甘草汤，或者一贯煎去川楝子加浮小麦、炒枣仁、夜交藤、龙眼肉、白芍、黄精。后续以逍遥散加减。

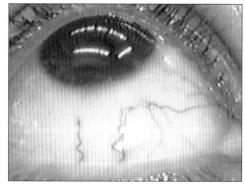

图4-89A

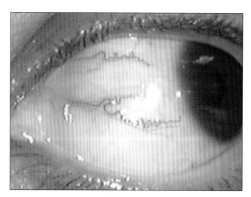

图4-89B

（2）顽固性头痛（阳明头痛）：男，1965年生，华裔，IT专业人士。

主诉：头顶、头两侧头痛经年不止，便结、腹泻交替出现，肠鸣有气但无臭，腹胀。

其他体征：右关弦浮、左部弱；舌红少苔，无特殊嗜好，无外伤。

眼像特征：双侧内眦上方（IA3）区严重痉挛性充血，大肠区之眼像也十分明显（图4-90A、B）。

证治要领：从区位及眼像观察表明：此属阳明、便秘、肝亢头痛，治宜健脾调和肠胃、通便。方选四君子汤加桃仁承气汤、黄连，1周后通便，头痛止。

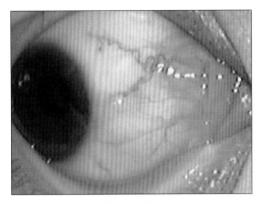 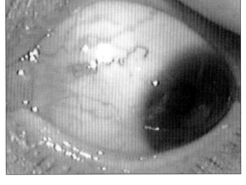

图4-90A   图4-90B

（3）肥胖综合征（气虚痰湿）：女，1952年生，以色列犹太裔。

主诉：高血压（药物控制下：140~110mmHg/95~70mmHg）、头眩痛、心悸、气短、多汗、便秘（7天才如厕一次），胸有重压感，睡眠困难，痰多咳嗽、疲倦。

其他体征：超重。脉沉、细缓、左关沉弦，舌淡、齿印、苔薄白，黑眼圈。

眼像特征：内眦（B图）（H2区）可见4层血管波纹状充血。靠最上方之血管，形粗如绳索状、色鲜红，显示（心血管）高血压风火头痛，其下之第2和第3血管，显示肺及呼吸道慢性、无菌性炎症。此区内最长的一条血管，显示湿热便秘经年。双眼胃征区异状血管增生，显示胃肠功能紊乱（图4-91A、B、C、D）。

证治要领：本例是常见的肥胖症患者：少动多吃、肉多菜少是单纯性肥胖症的直接源头。治法上多以清肠（便）、益气健脾、除痰为基本法则。实证、痰多患者，中药桂枝茯苓丸加五苓散，大承气汤、黄芪五苓散、清气化痰丸可收奇效。

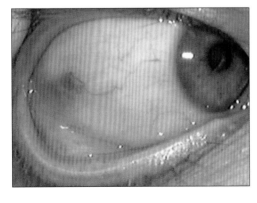 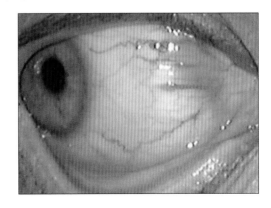

图4-91A   图4-91B

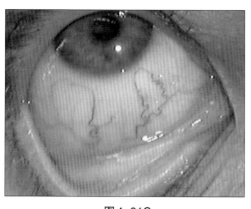

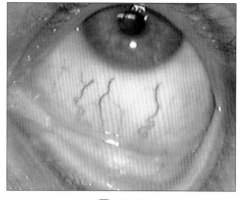

图4-91C

图4-91D

四、IA4区：心脑区的眼像形态与图谱

外眦上方（IA4区）是一个与内眦上方（IA3区）相对应的一个反射区，同IA3区一样，也是在经过长时间临床实验观察以后概括出来的一个小诊区。在过去统称为心脑血管神经区，由于其所反映的深部神经及脑组织病变十分明显，有必要重新划出一个新的观察区。

1. 基本形态 ①在外眦角（H1）上方0.6～1cm的巩膜有长短、色素及粗细不一的血管增生；②在外眦角（H1）的巩结膜，亦多见线状或浸润块状充血（图4-92~图4-99）。

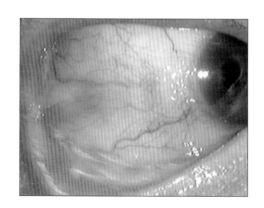

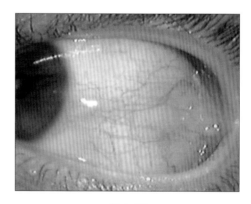

图4-92

图4-93

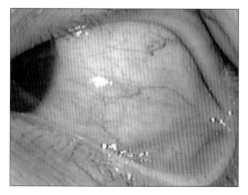

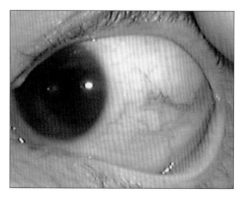

图4-94

图4-95

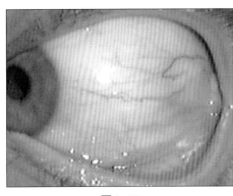

图4-96

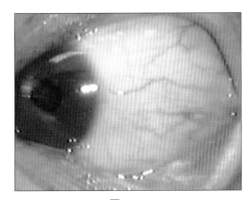

图4-97

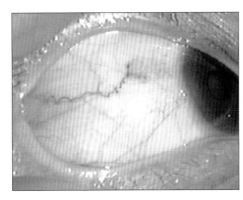

图4-98

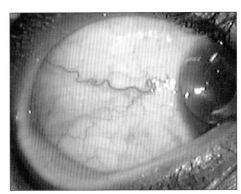

图4-99

2. 眼像主症 这个区所观察的症状相当广泛，包括与心相联系的各种神经、精神方面的症状，如精神紧张，忧郁症，精神分裂，心悸怔忡（心率不整），内分泌失调（脑垂体病），失眠，（后）头痛以及颈椎病，脑肿瘤，脑外伤积瘀，脑萎缩以及相关的阿尔茨海默病，帕金森征，焦虑症，忧郁症，失眠症，神经性头痛，脑血管瘤，月经病，不孕症，记忆力减退，性功能下降等。

3. 病例

（1）焦躁症：男，48岁，华裔。

主诉： 失业半年，心绪不宁，肩胛痛难忍已达数月，已不能工作。近期失眠、健忘、头痛加剧，有高血压病史。

其他体征： 舌红苔黄、脉弦数，胸背及手掌、腿部均见有表层微血管扩张，面潮红。

眼像特征： 两条并列绛色血管，从上睑覆盖区大弯度向外展延。在外眦角（H1）的巩结膜，亦同时可见不规则线状血管增生（图4-100）。

证治要领： 证属肝郁血燥。治拟平肝清热、滋阴潜阳。方拟桂枝茯苓丸加减。除方药外，同时采用经络按摩疗法，效果甚佳。

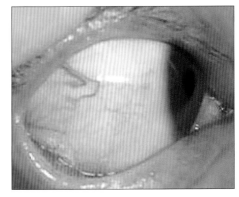

图4-100

（2）甲状腺功能失调：女，46岁，东欧裔。

主诉： 自觉心跳过速，疲乏，失眠，便秘，血压时高时低。在135～140mmHg/70～75mmHg之间。时觉双手震颤，记忆力差。2年前检查，曾发现有卵巢囊肿约3cm×2.5cm大小。近日工作压力大，情绪波动。时觉忧郁、烦躁易怒，各种症状加重。近日检查发现甲状腺功能失调，犹豫是否要手术切除。但医生看法相佐，至今还未确定，她本人拟先中药调理。

其他体征：脉细、弦、数，舌大，苔薄白，锯齿印，形容憔悴。

眼像特征：外眦（H1）角条索样血管充血与IA4相联，绛红（图4-101）。

证治要领：心气阴两虚，肝郁火盛。治宜补心益气，疏肝解郁，滋阴降火。方选生脉散、天王补心丹加减，补中益气汤、右归丸、八珍汤加减。3个月后，血象检查：甲状腺素下降，脑垂体分泌功能回升。心率75~80次/分钟，血压、睡眠、月经正常，心情舒畅。

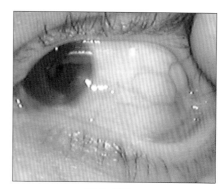

图4-101

（3）慢性疲劳综合征（虚劳）、不育：男，30岁，华人，已婚。2009年5月初诊。

主诉：工作疲劳，紧张，睡眠困难，便秘，长期胃痛史，鼻血。近日发现呼吸短，遗精。

其他体征：脉沉、细、缓，苔白嫩。面色㿠白，声音低弱。

眼像特征：在外眦角上方及B区血管异常增生，外眦角（H1）及IA4区线状充血（图4-102A、B、C）。

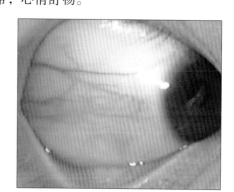

图4-102A

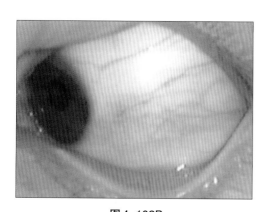

图4-102B

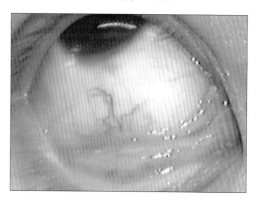

图4-102C

【病例特写】

星期三来了一个女子，一进来就兴冲冲地说，哈，终于找到你们了。原来她昨天由朋友带着来找我们，但由于我们休息不开诊，所以吃了闭门羹。今天她不甘心，自己又跑过来。她的朋友其实是她的老板，几年前在我们这里调理后成功怀孕生子，后来陆陆续续介绍她的员工过来，4个员工过来吃中药，3个都怀孕生子，剩下一个是没结婚的。几年没来，她朋友还担心我们搬走，所以和她一起过来，谁知道却忘了我们的作息时间，错过了再次重逢的机会。

每个求孕的妇女后面都有一个很长的故事，这女子也不例外。她已经怀孕3次，但都在一开始的时候流产。之前也找过几个中医，吃了很长一段时间的药，现在正赋闲在家，专心休养生息。毕竟流产过3次，大家都会认为她身体虚弱。此女看上去脸色稍微有点儿暗，但也不是很明显，黑眼圈倒是明显一些。额头上有不少小痘痘，如芝麻大。可能是因为年轻的缘故，性情比较活泼。把脉发现沉弦，舌头白中带黄湿。循例问了寒热汗、大小便等几个问题，结果发现她肠胃容易泄泻。吃了饭没几分钟后她就会去厕所，好像没办法让食物留在肠胃一样。我说，这大概就是你很容易流产的原因了。她说，啊，是吗？为什么？其实这也很简单，中医讲究的就是意会而不是言传，很多时候要靠悟性，这正是医者意也的意思。肠胃就是人的生化来源，食物进入肠胃，全靠肠胃消化来吸收营养以提供人体正常运作所需的能量，包括生儿育女的能量。如果人体连食物都留不住，还谈什么留住子宫内的胚胎？连走都不能走，还谈什么马拉松长跑？

于是就从这肠胃泄泻着手，这种例子我是比较在行的。先开泻心汤之类的药，如半夏泻心汤之类的加减。对付肠胃方面的问题，这些泻心汤比起一些成药好太多了，基本上肚子胀、胃酸、溃疡都能解决。一个星期后，该女子回来复诊，说还是会吃完饭后就拉肚子。为什么会有这样的事情？一边把脉一边想是什么原因的时候，病人说，她觉得自己很容易上火，说着就指了指自己额头上的青春痘。再看看舌头，仍然是薄白间黄，于是心生一计，开了个乌梅丸加减。乌梅丸是中医对付寒热夹杂的一个经典药方，肠胃本身就是一个很复杂的系统，什么东西都往里面倒，有新鲜的食物也有陈年宿食，更有大便。人体就很容易出现寒热夹杂的症状。如果一味消炎，如西医之抗生素的话，恐怕炎症消不尽的时候，胃气就已经没有了。所以一般人吃抗生素吃时间长了，必定会觉得恶心作呕，头晕眼花。除了对付寒热交杂的情形，乌梅丸另外一个适用证就是长期泄泻。

用了乌梅丸后，一个星期就情况好转，第二个星期后她带个青年男子过来，坐在那里静静的样子。坐下后，她很高兴地说，我现在不会一吃完饭就拉肚子了。我带了我先生过来，你等一下帮他看看。她先生白白净净，眉宇间微有忧郁，语声细微无力。看了看他的眼睛就发现有很大问题，一条很长的精神压力线，分叉。有人说，谁没有压力呀？但事实是，这个世界人人都有精神压力，但不是每个人都会在眼睛上长出一条精神压力血管（见图4-102A、B）。但凡有人长出这样一条线的话，就是病史很长了，而且内分泌系统也已经受到干扰的了。

这男子的情况是这样的，睡眠长期不好，从十多年前读高中时就不好，难入睡，容易被惊醒。很容易累，动不动就觉得累，手臂上青筋突起，人消瘦，情绪很消极。另外还有一点，很容易流鼻血。他太太笑着问我，他是不是有脑癌。他们喜欢看《越狱》这部电视剧，里面那个男主角有脑癌，经常性流鼻血，所以有此一问。哪有这回事，我说，脑癌的几个基本症状他都没有，况且根本没有头痛。

虽然不至于会得脑癌，但我一时搞不清楚他为什么会流鼻血，就先放一边再说。我决定从他的肾着手，因为这男子容易累，特别是腰腿部分，站的时间长了就更明显。脸上的胡子也很稀疏。另外一个急需解决的问题就是他的睡眠。睡眠不好，人就容易累。先用归脾汤。归脾汤是临床上常用的方剂，其思路就是病人中气弱，脾脏不好，导致胃纳差，运化不足，结果不能够产生足够的血液营养来供应头脑心血，于是最终心不藏神，睡眠不佳。

我一直都有自己不断进修的习惯，脑子里经常带着各种各样诊所里遇到的案例，当看书时遇到相吻合的条文时，那种兴奋是难以形容的。中国人有中医已经有两三千年的历史了，有什么病没见过、有什么症状没记录过！

这天我在家里翻阅《金匮要略》的时候，突然间看到这一条文：男子脉虚沉弦，无寒热，短气里急，小便不利，面色白，时目瞑，兼衄，少腹满，此为劳使之然。突然间就想起了这对不孕症夫妇，恍然大悟，这不正是这男子的真实写照吗？他的脉就是属于那种虚弦重按则无力的形态，本身也没有什么特殊的怕冷发热，就是面色苍白，容易累，气短，偶尔头晕，更绝的是，他经常性地流鼻血。这完全就是现实生活中的劳证。所谓劳证，就是人外表看起来很正常，但就是精神萎靡不振，去做体检，什么都是正常，但病人自己本身却知道很不妥。这其实相当于西医里所说的慢性疲劳症。再看下去，另一个条文写着：男子脉浮弱而涩，为无子，精气清冷。这里就说得更明显了，男子如果患劳证的话，其中一个后果就是不育。脉浮就是阳气虚浮，脉涩就是阴血虚，阴血虚阳气就会外溢，所以就脉浮。事实上也就相当于重按无力。

与西医的慢性疲劳症不同的是，中医很早就对劳证提出了解决方法，大家有兴趣自己可以去找书看看，我这里不详述。先说说这对夫妇再来复诊的情形。这次他们来了之后，我就大致和他们解释了一下我的新见解，初步认定他们之所以不孕，丈夫也有很大的干系，甚至可能是主要原因。丈夫听了之后也不太意外，而妻子就仍然是往常一样叽叽喳喳。其实从外表看上去也大致可以看出端倪，一直以来，这对夫妇都是男的沉默寡言，声低气弱，而女的却一直都嘴不停，问题不断。然后呢，女方是全家族都是男孙多，她是唯一的女子。而男的却是三代单传，所以他的母亲总是不断催促他们快点生儿育女，特别是生儿子。无论从外表精气神还是从家族背景，都可以看出女的阳气很旺，而男的阴气很盛。风水之说是有它的道理的。中医有云：医者意也，不但这样，医者也是易也。这易就是指《易经》。

巧得很，在本书就要封笔"付邮"之际，我的这位客人终于传来了好消息：两年多来，他太太怀孕多次，都在刚刚怀孕的一两周内流产。下个月终于要生了，是个儿子。我听到这个消息真是非常震惊，因为有大半年没有听到他们的消息，我还以为他们不再尝试，已经放弃了呢。原来不声不响，他们竟然就快瓜熟蒂落了。

这位年轻太太的表姐，也是来这里吃中药的，吃了一个星期就发觉怀孕，现在刚生下第一个孩子5个月，第二个又在肚子里了。真是趁热打铁，非常勤快。于是在她朋友圈里，我这个小小的中医诊所马上声名鹊起。很多小姐妹都来这里吃药，上面说的这对夫妇就要生孩子的消息就是那些小姐妹透露给我的。而这个小姐妹也是吃药两次后就发现怀孕了。这对夫妇，上面说得很清楚了，明显是怀疑男的有问题。这个男的是多代单传，家族男丁不旺，经常腰酸腿疼，睡眠差，流鼻血，胃痛，小便出现白浊，脸色清白，精神萎靡不振，思想也很消极。当然了，身体不好，思想当然会消极。所以中、后期基本上是那个男的在吃中药，查了查档案，男的最后一次吃中药是去年10月份，然后11月份女方就怀孕了。以前多次刚刚怀孕一两个星期就流产，很明显是受精卵有问题，所以我经常说，人工受孕，没有高质量的卵子和精子，做了人工授精也是白做，肯定是长不起来。而怎么样才会有高质量的卵子和精子呢，还得是中药，单纯的激素注射拔苗助长是没用的，反而弄得副作用一大堆。

（4）心脑血管神经官能症（心阴虚综合征）：女，1964年生，德裔。

主诉： 心悸，头晕，睡眠困难，情绪不稳定，潮热，口苦，欲呕，月经延后2～3个月。左膝以下麻痹。大便难。头皮、脐下、肛门瘙痒。

其他体征： 右部细弱、尺虚，左部虚。舌红、苔薄白。

眼像特征： 左眼外眦（H1区）及IA4区的血管增生分别伸向虹膜、底缘、紫色充血，右眼外眦（H1区、B区、IA4区）有波纹状充血，B区可见胃征血管增生（图4-103A、B、C、D）。

证治要领： 劳伤心脾、营血虚亏；心肾不交、肝失疏泄。治宜养心安神、补血调经、疏肝解郁。方选小柴胡汤加茵陈五苓散等随症加减施治，效果甚佳。

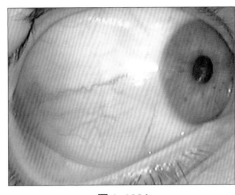
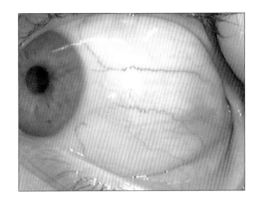

图4-103A   图4-103B

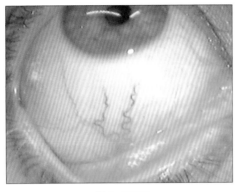
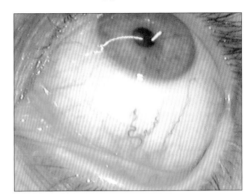

图4-103C   图4-103D

（5）焦虑症（心率不整）：男，38岁，华裔，金融业。

主诉：小便至中间，自动停顿，大约10秒钟后才能重新排尿。

其他体征：舌大少苔，脉细无力，早搏。

眼像特征：双眼C1区条絮状充血，色绛。左侧瞳孔细小，一条绛色血管，从上睑覆盖区大弯度向外展延（图4-104A、B）。

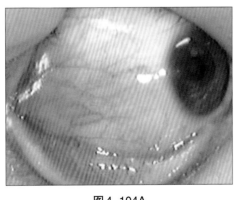
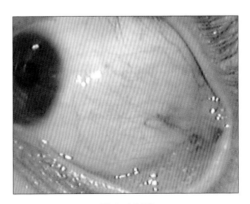

图4-104A   图4-104B

证治要领：紧张压力至心血瘀，肾气不足，膀胱疏泄乏力。治宜养心益气，健肾利尿，方选生脉散、炙甘草汤，牛车肾气丸，归脾汤加减为主。

（6）内分泌失调（巨大子宫肌瘤）：女，34岁，专业芭蕾舞演员。2009年11月5日初诊。

主诉：巨大子宫肌瘤（病人诉近9kg）手术愈后调理，经期绵延（10天）。

其他体征：身高近180cm，体重近58.5kg，舌白少苔，脉缓、细。

眼像特征：双外眦角上方血管异常增生，显示压力大，激素失调，致巨大子宫肌瘤。虹膜（代谢环）呈紫褐色，显示慢性结肠病患（图4-105A、B）。

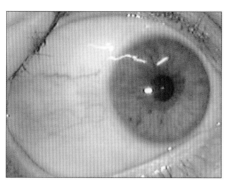
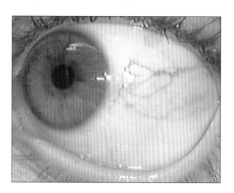

图4-105A　　　　　　　　　　　　　　图4-105B

证治要领：本例自述在发现子宫肌瘤前2年因创办工厂之故，不断和投资者、律师、政府部门交涉，承受巨大精神压力，之后被发现患上子宫肌瘤。后期子宫肌瘤经其虹膜诊疗师/营养师指导连续服用新鲜葡萄3个月后（全日以葡萄为主、副食）已消，但每次饭后约20分钟大便，每天3次。其虹膜（代谢环）呈紫褐色，显示腔腹气虚且有湿气。治宜补中益气，健脾祛湿，方选补中益气汤加半夏茯苓，参苓白术散加减为主。

（7）脑血管神经官能症：男，1943年生，白人，曾是职业冰球运动员。

主诉：20年前开始耳鸣，糖尿病，眼压高，曾被诊断为躁狂抑郁性精神病。精神混沌，但近年觉好转。

其他体征：两寸细弱，余弦紧。舌淡红少苔、嫩，身暖脚冷。

眼像特征：双眼外眦（H1区）及其上方（IA4区）充血样相连。左右眼内眦（H2区）不规则网状充血（图4-106A、B、C、D）。

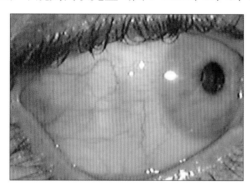
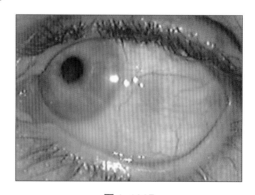

图4-106A　　　　　　　　　　　　　　图4-106B

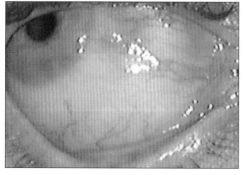
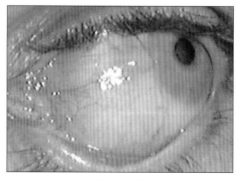

图4-106C　　　　　　　　　　　　　　图4-106D

证治要领：属陈旧性脑神经外伤，治宜从心（阳）、肾（精）、肺（气）综合调理。方选当归建中汤加茯苓。

（8）头部陈旧性外伤（脑震荡）：女，68岁，华裔。

主诉：颈椎疼痛经年，因疼痛难入睡，同时右侧头部有游走性疼痛，每在季节性转变时尤为严重。MRI检查未见异常。

其他体征：脉弦细，血压145/85mmHg，舌苔腻白。

眼像特征：巩结膜浅灰白，右眼外眦上方（IA4）呈紫色波浪形血管增生（图4-107A、B）。

证治要领：头部陈旧性外伤，血瘀，外感风寒湿邪。治宜活血祛瘀。方选通窍活血汤加减（白芷、石菖蒲），肾气丸加减。

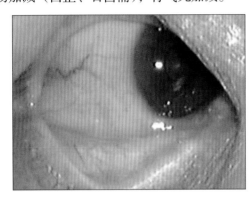

图4-107A

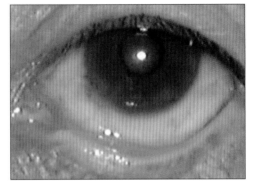

图4-107B

（9）神经官能症（焦虑症）：女，65岁，华裔。

主诉：头眩，头痛，时有失眠，多惊梦，心悸，健忘，胸翳，盗汗。

眼像特征：外眦角H1区与IA4区血管连接，附近的血管色绛且见明显瘀阻（图4-108）。

其他体征：虚肥，多郁寡欢，脉细弦，舌红少苔。

证治要领：辨证属阴（血）虚瘀滞、心（脏）火内郁。本例为已过中年女性，性格较内向，处事认真、严格，大小事均追求完美，自责，紧张，有时自卑。

本例可见于现代医学所指忧郁、焦虑及神经官能症，更年期综合征、脑血管硬化、心脏神经衰弱、自主神经紊乱等多种精神性疾患。治则以

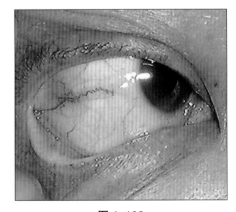

图4-108

养心安神、和血养阴为主。方选甘麦大枣汤、归脾汤、酸枣仁汤、天王补心丹等随症加减，同时加强精神安抚及各种力所能及的运动，若能持之以恒，症状多获显著改善。

（10）眩惑（精神压力）：女，28岁，未婚，日本博士留学生。

主诉：近数月来，常感到神魂不定，头晕目眩，余无不适，月事正常。

其他体征：面色㿠白，脉细缓，血压正常，思维清晰。

眼像特征：右眼明显外眦上方（IA4区）可见鹿角状血管增生（图4-109A、B）。

证治要领：根据眼像辨证分析，此属《内经》"大惑论"的炫惑。是因患者长期疲劳、精气神损耗过度导致精神散乱而眩。读书期间的功课压力、论文是否通过的精神压力，每周30个小时兼职的工作压力。患者常规工作致凌晨4—5点才能安寝。这种感觉在

疲劳及经后会加重。病理上属肝气有余而血不足，心脑精气俱虚。治宜疏肝理血、强心健脑。方选逍遥散、天王补心丹加减，眩晕自止。

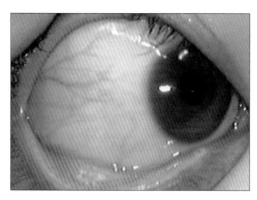

图 4-109A

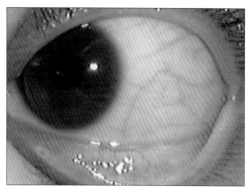

图 4-109B

第五章
双眦 H1 区、H2 区的眼像辨证

双眦指外眦（H1区）、内眦（H2区），在五轮中为血轮，在脏属心。其观察范围是由睑裂形成的两个三角区，即内三角区和外三角区。内眦包括半月皱襞和接壤的巩结膜，外眦为眼睑的调节形成的夹角（所覆盖的巩膜）。

双眦的辨证，分内眦及外眦，其相应观察的脏腑大体上相当于现代医学所指的心血管系统；但从中医来看它还包括神志、七情的各种大脑神经活动。因此，该区不仅反映心脏及其反射区范围的各种器质性、功能性症状，而且也反映大脑神经活动。历经长时间的反复观察和临床实验发现，这里就像视网膜中央动脉为全身唯一能在活体上观察到的小动脉一样，是全身唯一可以从眼睛中直接观察大脑神经活动及心志状态，包括西医讲的忧郁症、焦虑紧张、压力、神经性失眠、情绪不稳定以及帕金森氏症、老年痴呆症等及各种常见头脑部疼痛或眩晕、心悸、睡梦状态的窗口。打破历来只有由主诉或问诊或MRI检查才能了解病者精神状态及头部各种症状，只要掌握该区的眼像特征就能更准确、有效地进行辨证论治。

第一节　内眦 H2 区：心血管系统的眼像辨证

在眼解剖学上，内眦包括一块肉状隆起的泪阜、半月皱襞及上下泪点所及的三角区。在临床观察上，除了上述外，还包括所属区域内一少部分巩结膜、泪点和泪阜。中医认为，内眦为心包所属，为心之阳，作为心脏生理功能的一个重要组成部分，是心脏之外部屏障，凡外邪犯心，必先承受之；二是主血脉，调节、输送由心脏发出的血液，以营全身。因此，在临床上由内眦所观察到的各种眼像，虽然都与心有关，但主要症状表现并不在脏，而是在腑络；在治疗上大多与"心"合并处理，但也有其相对独立意义。首先，因为内眦、心包为心之阳主全身之阳气，其所反映的各种症状大多数属于一些全身性、功能性失调的病证，中医常见的心热、心火、血燥、血瘀、各种头痛、失眠、疲劳、健忘、心烦、多梦、贫血等；其次是心与其他脏腑的整体关系失调而出现的心火上炎、心肾不交、阴虚（肝肾）火旺、痰火扰神等临床症状，大都可从内眦、心包辨证论治，而且都是八纲辨证中的实、热证，在功能上属于兴奋有余，抑制不足，局部亢进，其他衰退。这些症状虽然也会出现异常严重的情况，但通过辨证论治加以调整，如果不是身体经过重大手术，元气大伤的话，则大多可恢复正常。

内眦的正常眼像为粉红色。鲜红色为血热，绛色（深色）为心火上盛，棕色为气滞血瘀，棕褐色为损伤性血瘀。一般情况下，这些反映血象及其运行异常的眼像，除了泪阜及半月皱襞的特征外，在半月皱襞与巩结膜接缘地区多同时存在不同形状的微细血管向外伸展，粗细、长短、形态均不一，从综合辨证上来看，均属心包实热证。中药学上讲苦入心，主要为心包，都是一些性寒、清热、泻火泄热之属。一般为莲子心、黄连（胡黄连）、淡竹叶、灯心草、栀子、生地黄、麦门冬、玄参、丹参，重症则有牛黄、熊胆、犀角、羚羊角、琥珀等传统稀少药物。代表性方剂如泻心汤、导赤散、白虎汤、当归六黄汤及半夏泻心汤等清热泻火之剂，在现代医学中不少见于高热、各种急性病毒性和非病毒性炎症、血瘀、精神病、风火头痛都可分别具体情况予"实则泻之"方法，往往事半功倍。

1. 基本形态　①内眦上方常见多种不同形态的血管增生；②内眦角同时可见相应的血管增生，色素变化，其中可有暗红色、鲜红至淡白色（图5-1~图5-6）。

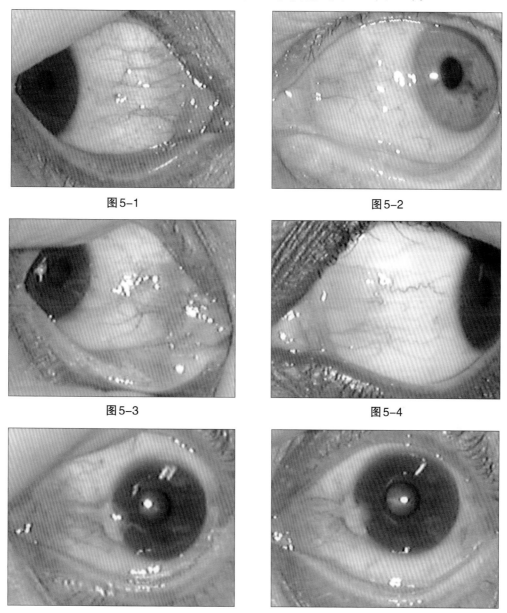

图5-1　　　　　　　　　　　　　　图5-2

图5-3　　　　　　　　　　　　　　图5-4

图5-5　　　　　　　　　　　　　　图5-6

2. 眼像主症　症见烦热难眠，头痛，咽干口苦，舌红少苔。小便红赤，血尿，血燥（三脂高）、痰热。病因大多为思虑过度、夜生活过多，痰热上蹿或肝肾不足，导致阴虚阳亢，在治疗上当泻火清热、养心安神。方选导赤散、清心莲子饮、知柏地黄丸、大黄黄连泻心汤、温胆汤等。

3. 病例

（1）精神亢奋：女，1974年生，有色人种。

主诉：尿频，白带多，口苦口干，身冷疲倦，最近几年几乎每日与朋友喝酒、聚会到深夜，长期睡眠不足。

其他体征： 舌红少苔，脉弦。

眼像特征： 内眦（H2）及其上方 IA3 区巩膜呈云雾状绛红色充血，表层可见细网状血管增生（图5-7）。

证治要领： 中医云"人身一小宇宙"，阴阳、五运六气按升浮降沉的轨道循环不息。今日夜阴阳颠倒，乃致气血逆乱、精气耗散、百病始生。首要之处，建议患者改变生活习惯，适当地运动和药物相结合，日间以小柴胡汤或柴胡桂枝干姜汤加减为主，晚上用酸枣仁汤加龙砺、夜交藤、合欢皮以改善夜间睡眠，从而达到恢复脏腑气血的平衡运动。

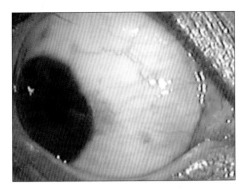

图5-7

（2）头背疼痛（心火盛）：男，中年，非洲裔。

主诉： 胸背疼痛，小便黄赤。

其他体征： 脉洪实，苔黄厚，便秘。

眼像特征： 内眦由内至外大面积充血，绛色血管同时向角膜及上睑伸延。角膜缘8—9点之间有大面积棕色斑块浸润（图5-8）。

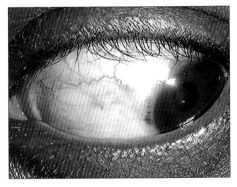

图5-8

证治要领： 患者体力强劲、夜间活动多，饮食喜好辛辣煎炸，眼像显示胸胁受伤史（气滞血瘀），心火炽盛。综合辨证为心经实热（火）。按实则泻之选方，有泻心汤、导赤散、大承气汤、黄连解毒汤、龙胆泻肝汤等随症加减。

（3）高血脂/高血压（阴虚火旺/中风前兆）：男，中年亚裔。

主诉： 头痛，失眠，便秘，口苦，耳鸣，双手麻痹，脚乏力。

其他体征： 兴奋，健谈。血压160/95mmHg。

眼像特征： 双目极难张开，双眼内、外眦，巩结膜，睑结膜均呈大面积绛红色充血（图5-9A、B），右侧浅灰色，瞳孔可见一黄色点状（图5-9C、D）。

证治要领： 湿火壅盛，阴虚阳亢。治宜：泻火祛湿，育阴潜阳，消脂降压。方选桂枝茯苓五味子甘草汤加首乌，茵陈，决明子，瓜蒌，黄芩。两个月后电话联系，患者表示对疗效非常满意。

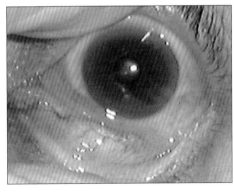

图5-9A

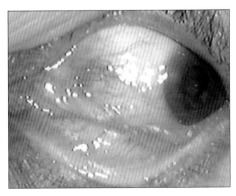

图5-9B

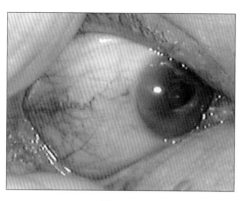

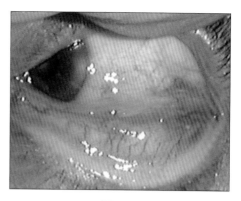

图5-9C   图5-9D

第二节　外眦 H1 区：心血管病的眼像辨证

正常的外眦，用大拇指和食指将外侧睑裂扩张后，在其覆盖的巩结膜表层，仅见有若干不规则的毛细血管充血，底色洁白，在中医外眦为心，属阴，主血脉。在这个区的病理性眼像，有如下几种异样形态血管，可显示其相应的心及神志症状。由外眦向角膜方向呈交叉状延伸，或弧形交结于外眦角，显示中医所属心病（心痹证、真心痛、心悸、胸痹证等）的特征，前者多见于现代医学所称之各种器质性"心病"，后者多见于一些功能性、神经性疾患。血管微细色较浅红为病轻，粗大且色绛者为病重，在现代医学中，可见于多种心血管病症，包括风湿性心脏病、冠状动脉硬化性心脏病、肺源性心脏病等。由于心病一般在临床上多属病程较长、比较复杂、容易反复，且兼症多、来势凶猛，除仔细观察本区症状特征外，还必须对病史及全身病作更多的审查。

最后，需要特别注意的是，由于心脉系主宰全身所在，其病（症）牵一发而动全身，除在临床上通过眼像分析掌握其症候特征外，还特别需要从不同的脉状，如常见的拽脉、代脉、结脉、虚脉、洪脉以及舌像及其他方面（包括四肢、胸背）进行整体综合分析，才能取得较好的诊断效果。通过临床实践表明，中医在心血管系统疾病的诊断和治疗上，同现代医学日新月异的技术发展相比，各有所长。如果说，现代医学对于心病临床诊断与治疗上以现代技术设备见长的话，那么中医则在防治及养生及精神调养方面见长。我们主张在这方面更加需要互相取长补短，而不是相反。在预防医学上，强调早检查、早预防、早治疗。但遗憾的是，即使是当今欧美最先进的技术设备，仍然有40%以上的早期心脏病诊断不出来，给患者造成一个健康假象。相反，中医通过外眦（并综合其他辨证）眼像观察和分析，大多可以透过假象，还原其（隐匿）症状本质。做到早诊断、早预防、早治疗。中医传统的方剂如生脉散、炙甘草汤、天王补心丹、真武汤、四逆汤、回阳救逆汤以及当代名医郭士魁的冠通汤对各类的心血管病治疗非常有效。

首先，举几例心脏疾病典型眼像。

例1：男，50多岁。近几年感觉气促气喘严重，数次查心电图、B超无异常。难眠，有时需卧位才能短暂入睡。最近一次因气喘气促难以忍受，再查心脏超声，结论：轻度三尖瓣二尖瓣关闭不全。但是眼像明显显示严重的心血管堵塞（图5-10A、B、C、D）。

例2：女，70岁。头晕经年——家族（其有4姐妹，皆有）心脏病史，EKG检查正常，自觉胸闷，心悸，难眠，梦多，气促，气短，上二楼也需要休息数次，家中无论大小事，都会引起她头痛，随之胸闷，胸痛。一妹妹40余岁死于心脏病发作。眼像显示心

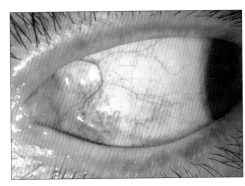

图 5-10A

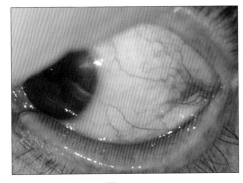

图 5-10B

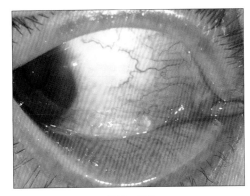

图 5-10C

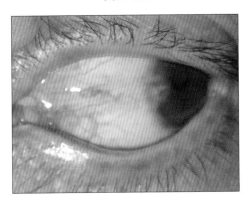

图 5-10D

血管堵塞严重，心律不齐（图 5-11）。

例 3：女，71 岁。症状为头晕，气促，气短，只能在室内行走，不能上二楼，近 10 来年，每天只能睡到子夜一点左右，多梦，颈项紧、痛。EKG，EKG 心脏超声皆正常，年轻时孕多次，生育 4 次。20 多岁牙齿几乎全部脱落。眼像见图 5-12A、B、C、D。

例 4：女，50 岁。行走短距离即觉气促，头晕，反酸，长期噩梦。EKG 正常。该病人没有检查胃部情况，应当有明显的胃炎症状，眼像见图 5-13。

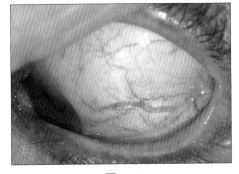

图 5-11

1. **基本形态**　从外眦角伸向角膜方向的毛细血管，浅红色、细长为病轻，显示一般营血不足；深红色至绛色表示血虚有热，呈波澜式粗大者则显示病较重，色紫者为气郁

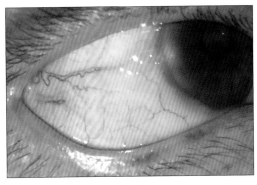

图 5-12A

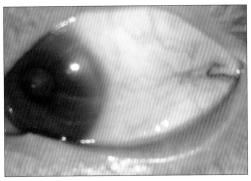

图 5-12B

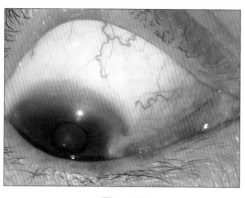

图 5-12C

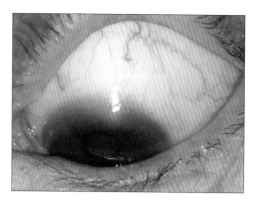

图 5-12D

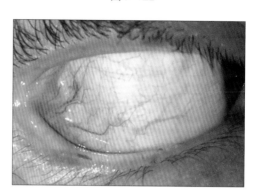

图 5-13

血瘀。红晕状浸润者，显示心气虚（图 5-14~图 5-19）。

2. **眼像主症** 外眦属心阴，在该区所见的各种眼像，均属虚证，包括心血、心阴不足，营血虚亏、气虚郁血瘀或阴盛阳虚等心脉虚损症状。临床上常见为心悸、怔忡（心律失常）、头眩痛，气喘乏力，胸痹胸痛（冠心病心绞痛）、脚冷、水肿、畏冷、面色苍白无华（青紫），在神情上表现呆滞、声音低沉，语言混乱、夜则失眠多梦，盗汗，手足抽动，面疮，红斑狼疮，帕金森病，顽固性干癣，老年痴呆症等一系列症状。

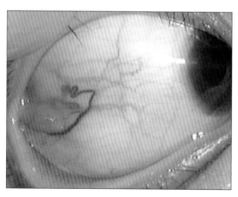

图 5-14A

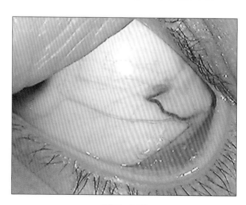

图 5-14B

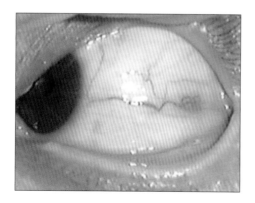

图 5-15A

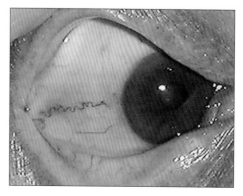

图 5-15B

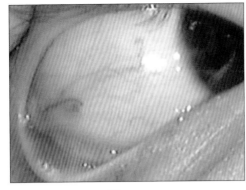

图 5-16A

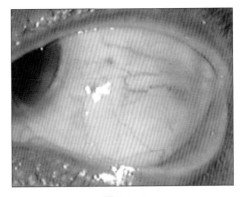

图 5-16B

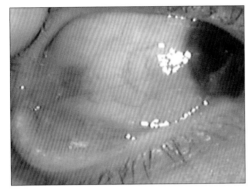

图 5-17A

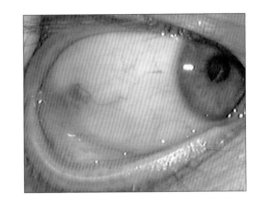

图 5-17B

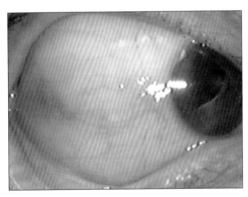

图 5-18A

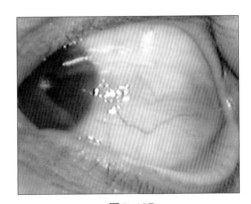

图 5-18B

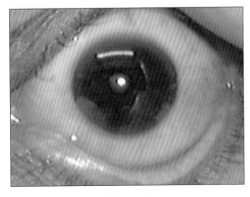

图 5-18C

图 5-18A ~ 图 5-18C 是一 50 余岁的欧裔女性：
心肾水肿

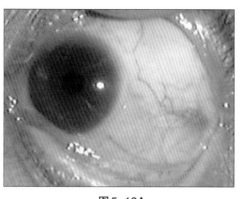

图 5-19A

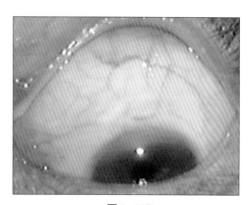

图 5-19B

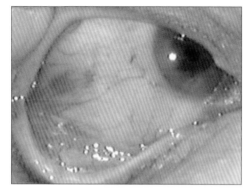

图 5-19C

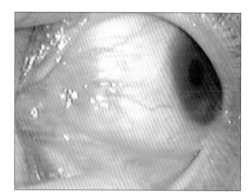

图 5-19D

图 5-19A~图 5-19D 均属一位越南裔女性，69 岁，高血压、虚阳上浮

3. 病例

（1）10 年顽固性失眠：男，55 岁，亚裔，加州居民。2009 年 10 月 9 日初诊。

主诉：长期从事专业证券投资，10 年前开始常发化脓性咽喉炎，1 周才能破，流出脓血后才能慢慢恢复。2004 年发作一次，不久前又出现一次。近 10 年来，难有睡意，最好时，每晚只能睡 2~3 小时，有运动。

其他体征：体格壮实，脉弦实，尺乏力。血压偏低：86/60mmHg ~ 90/58mmHg。

眼像特征：外眦 H1 区及 IA4 区（图 5-20A、B）联合充血，内眦 H2 区（图 5-20C、D）翼状胬肉，透明，虹膜下缘有棕色块浸润。

证治要领：阴虚阳亢、相火上乘、痰热内结致不眠。方选清气化痰丸加减，酸枣仁汤加牡蛎、龙骨、夜交藤。1 个月后睡意显著，再方两个月而逐步恢复正常。

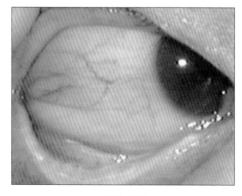

图 5-20A

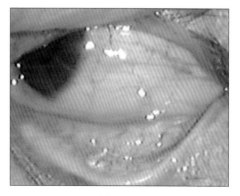

图 5-20B

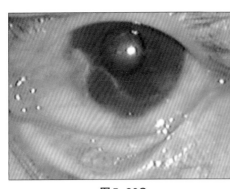

图 5-20C

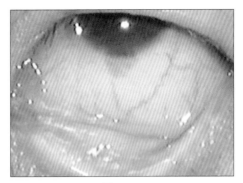

图 5-20D

（2）心绞痛

【病例特写】

中医治心脏病非常有效，不但见效快，效果持久，而且能够在病发的早期阶段就能发现。不用很高深的仪器，只要看见一个人的脸色老是红红的，红得很不正常，你就知道这人心脏有问题。如果脸色看不出，听声音也听得出。有一次我陪一个朋友出席一个场合，一个白人中年男子，身材肥胖臃肿，脸色大致正常，但讲话听起来口齿不清，舌头大，我知道此人是有严重的心气虚。所以在中医里，不会出现有病人自己感觉心脏不舒服，去医院检查却什么事都没有被打发回家延误治疗的事。大家千万不要以为经过高精尖的仪器检查都没事，自己就没事，生命是自己的，要相信自己的感觉，而不是医生的检查结果。

前一段时间我有家人突然间发心脏病，就是中医里的严重胸痹，但是用两服药一天之内治好后，到现在劳作家务如常，从未复发过。前两个星期这么巧又给我治了一个相同的案例。

此人是个医生，是支援非洲志愿者组织的医疗主管，从非洲回来后就直奔我的诊所治疗。她在美国只待4个星期，期间要奔走四方募款，然后又给自己身体治病，她自述自己极度疲倦，左胸有个地方一直痛，体内有很多寄生虫，疟疾，疝气，痔疮出血，呼吸困难，每次吃饭后都会觉得好像透不过气的样子。

她的舌头白白胖胖，一看就知道是虚寒痰湿的体质（图5-21A、B、C、D），脉沉微。由于她居无定所，整天忙着为自己的志愿者组织募款，一开始的时候我只是给她开了3剂桂枝汤之类调和阴阳营卫的药，让她觉得身体好点儿。虽然其他症状感觉好点儿，但是复诊的时候她的胸前痛的感觉更加敏锐突出了，我想，难道又是一个严重胸痹的例子？正在沉吟之间，她又作出痛苦万状的样子说，每次吃饭后，我都会觉得好像喘不过气的样子，真是好辛苦……她抚摸着自己的胃脘部位说。她第一次说这症状时我还不太

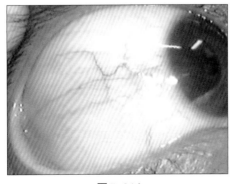

图 5-21A

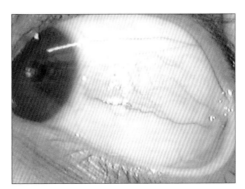

图 5-21B

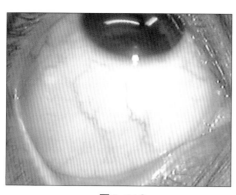
图5-21C

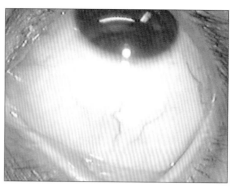
图5-21D

清楚是什么意思，我突然间恍然大悟，原来这正是由于她的心脏病引起的，中医说火生土，此人正是由于心脏太弱，无法承受胃中食物消化的负荷，火太弱生不了土，所以她就觉得吃饱后无法透气。我想这次就用乌头汤把她的心脏病治好再说吧。

再复诊，效果非常好，她说这药一喝下去霎时间就感觉见效。我听了松了一口气，因为自己还有点儿担心用大炮打苍蝇，结果证实药证相符。更神奇的是，她还说，不但胸痛好了，吃饭后喘不过气好了，自己的疝气也好了。我一听更是高兴，因为疝气这东西非常难治，西医难治，中医也难治。我之前治过一个白人疝气病患，成功地把它缩小，病人几乎感受不到它的存在，但始终不能完全消除，很是困扰。该男子咨询过医生，众口一词就是要开刀做手术，但他问以后会不会再在其他地方冒出来，医生说会。结果该男子最后想来想去还是放弃手术，改用中药治疗。我又见过另外一个白人中年男子，他说自己有疝气，让我摸，我也摸到他肚子上有个小包。他说他没有理会它，就让它在那里，很长时间了。我说为什么？他说他有个朋友也有同样的疝气，结果做了手术后，本来像他这样小小的包，手术后反而在肚子上长出了一个巨大的大包，他用两手比画出一个大包出来。我被他逗得哈哈大笑。开刀做手术必然伤人气血，疝气的本质就是病人气不够才从肠里泄漏出来，做手术当然能把泄漏的地方补好，但更加虚弱的身体必然会导致其他地方泄漏，补不胜补。

言归正传，这女医生说这药有个问题，她的痔疮出血了，我明白这是因为乌头汤太温热的缘故，于是再开了个当归赤小豆汤给她。在离开美国之前最后的一次复诊，她说痔疮也好了。

（3）心性水肿

【病例特写】

一般人的感觉是中药总是很慢的，现在我给个现实中的例子，看看中药的速度如何。某个星期六来了两姐妹到我的诊所，一个61岁，一个68岁。我一听就大致知道她们的加勒比海人口音，再听说他们是加拿大的一个朋友介绍来的，我想她们八九不离十就是圭亚那人，一问果然是。原来前段时间从加拿大多伦多来了一对夫妇，夫妇俩都是圭亚那人，来纽约探亲访友，同时也经朋友介绍来我诊所看病。回加拿大后再绕个圈介绍在纽约市的这两姐妹过来。

长话短说，照例从把脉开始，这女人（妹妹）的脉显得沉弱，唯有右寸较弦细，有点儿特别，舌淡。然后再看眼睛，褐色布满了白睛，心脏部位有明显的心气不足的迹象（图5-22A、B）。我直接对她说，你的心脏不太好，很衰弱。她有点儿迷惘，好像不太认同。那我问，你今天来有什么特别的事情吗？她说，她的脚水肿。我一看，果然是，她穿着一双稍微宽大的黑皮鞋，是很多老年人穿的那种类似糖尿病的专用鞋。一按她的胫

103

骨，就凹下去一个印。无疑是水肿。我说，你知道你水肿的原因吗？这就是因为你的心脏太衰弱了。她说，她的医生从没有告诉过她她的心脏有问题。她看着我很困惑地笑了笑。

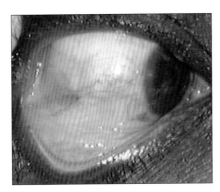 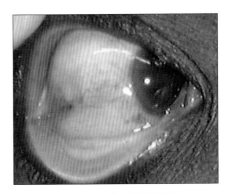

图 5-22A（初诊）　　　　　　　　图 5-22B（1周后再诊）

中医师一看到这里就知道开什么方了，于是我用真武汤加减开了两周的药给她。奇怪的是她竟然没有带这么多钱，问我可不可以先拿3天的药。我说，你可以付信用卡啊。她竟然说，我从来不用未来钱，也不用信用卡。来美国20多年也没用过。这世界真有一些人是这样的，我自己也从不用信用卡。于是她就拿了3服药走了。

3天后，这圭亚那老太太就打电话回来，说她要再拿11天的药，凑够两个星期的疗程。当然没问题。结果那天她并没有来，又过了3天她才来。一进门，就觉得她有点儿不同，好像整个人轻盈了许多，一副笑吟吟的样子。她说，她吃完那3服药了，其中有一天她腹泻很厉害，几乎连门也不敢出。但是尽管这样，她觉得很舒服，觉得轻松了很多。听她这样说，我也很高兴。说着说着，她还对我说，她发现自己的脚没有肿了，所以她特意穿了双漂亮的鞋子出来。她的那双糖尿病黑皮鞋的确不见了，换了一双很年轻的轻便鞋子。看她这样高兴反应这么好，我灵机一动，马上建议她再检查一下眼睛。一检查，发现她的眼睛的确干净了不少，但是心脏区仍然有一点儿红斑，虽然明显缩小了，但仍然在那里。显示心气仍然是弱。所以她继续吃十几天的药还是有必要的。经方用对了真是效如桴鼓。

（4）睡眠呼吸暂停综合征：男，39岁，南美裔，银行经理。2007年6月4日初诊。尔后数次来访，2009年12月28日再诊。

主诉：1年前开始用降压药，3个月前开始用降胆固醇药。期间由于呼吸障碍，晚上佩戴氧气机才能入睡。最近两三晚尝试不用呼吸机，但睡眠很差，出汗、有痰。

其他体征：体型肥胖，脉细数。舌胖，质粉红。

眼像特征：外眦（H1区）大面积暗红色代偿性充血。虹膜、角膜缘呈不规则血管扩张。虹、结膜四周均可见新生血管，色鲜红（图5-23A、B）。

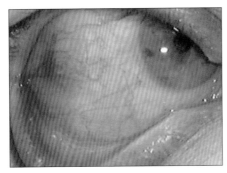 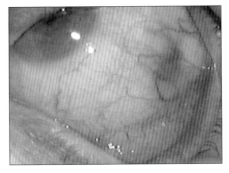

图5-23A　　　　　　　　　　图5-23B

　　证治要领：严重心阳（气）衰弱。心阳（气）虚则脾土失于健运。痰生使肺气机失舒。治宜补心阳，健脾除痰、补肾。方选真武汤加清气化痰丸，桂枝茯苓五味子甘草汤，金匮肾气丸加减。

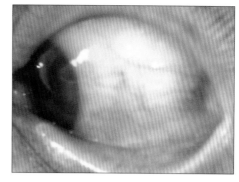

图5-23C

　　最近发现有这个"睡眠呼吸暂停综合征"病人还不少，虽然是比较"高危"的病，但是西医处理的办法也令人哭笑不得，难以接受。首先病人要做一个价格昂贵的睡眠测试，确诊后，医嘱：睡觉时戴着供氧气的呼吸机睡觉，意思是即使万一病人睡眠中呼吸暂停时，也有持续的外援的氧气供应。但是问题是这个呼吸机是直接把氧气吹到病人脸上鼻孔位置，病人根本没法睡得着，这个呼吸机被很多病人拒用，而且这办法对这个"睡眠呼吸暂停综合征"这个病因没有任何改善。中医从改善病人的心肺功能上着手，事半功倍。

　　而且"睡眠呼吸暂停综合征"的一大典型症状是病人打呼噜严重，而又被家人忽视，常被误会打呼噜是睡得深沉的意思，所以更加危险。

　　"睡眠呼吸暂停综合征"的典型眼像见图5-23C。

　　（5）精神紧张、压力，失眠：女，中学生，华裔。

　　主诉：性格内向，遇事情绪极度紧张，有强烈竞争意识，常有头痛，夜眠多梦，畏冷，容易过敏。

　　其他体征：舌红少苔，脉弦细。

　　眼像特征：从外眦发出的血管一长（细）一短（粗），并列伸向角膜，余均为正常（图5-24）。

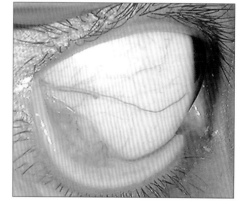

图5-24

　　证治要领：辨证属营气不足，心阴耗损。可作心理治疗为主，多加安抚，消除紧张情绪，同时辅以食疗和适当运动配合。可以考虑酸枣仁汤或炙甘草汤处理。

　　（6）焦虑症（心阴耗损）：女，40岁，东欧裔。

　　主诉：一年前是一家大公司的行政总裁，因金融危机而失去工作，现在一地产公司上班。精神压力大，情绪低落。失眠、头痛、疲劳、心悸。

　　其他体征：左关弦细弱，舌淡红、苔白。

　　眼像特征：双眼外眦（H1区）可见钢丝状血管增生，伸向虹膜、色鲜，其中右眼更为严重。显示患者病情（心阴耗损）已有些时日（图5-25A、B）。

　　证治要领：年少得志，一朝失落，挫伤心志。加之以前的成功的代价和压力，给身体带来严重的损害。治宜气血双补、益气养阴。方选八珍汤、生脉散、归脾汤加龙牡，另外酌情加平胃散祛湿。

　　（7）心悸怔忡、偏头痛：女，中年，亚裔。

　　主诉：偏头痛，胸痛以及失眠多梦，心悸怔忡，急躁善怒，多疑，敏感等。

　　其他体征：脉细数，舌红、紫，中裂。

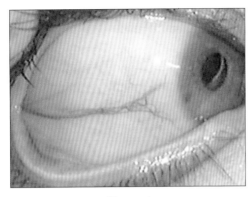

图 5-25A

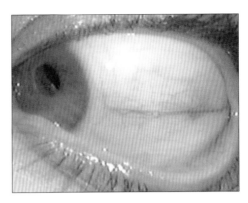

图 5-25B

眼像特征：血管粗大、色深绛，且呈大角度曲张。其眼像显示患者心阴虚损，病情较重、起病时间长，已形成瘀血内阻（图5-26）。

证治要领：活血通窍，养心安神。具有类似眼像患者可选用血府逐瘀汤、逍遥散及归脾汤、天王补心丹、酸枣仁汤等随症加减，可收良效。

（8）头晕，心血虚：女，36岁，华裔。

主诉：头晕，月经不调。

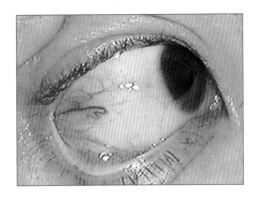

图 5-26

其他体征：舌淡红、嫩，脉沉细。

眼像特征：外眦树枝状血管延伸，底部一钩状血管相连，C1区有三条微小血管向上伸张（图5-27）。

证治要领：证属气血虚损、冲任失调，乃至头晕、经期错乱。治当调补气血为主，调经为辅。选用当归建中汤、八珍汤、逍遥散随症加减。辨证心得：从临床来看，中医从双眦眼像中所做的有关"血虚"的诊断，以上图为例，该病患者属于整体性（大循环）供血不足，而（外眦）本图例所反映之

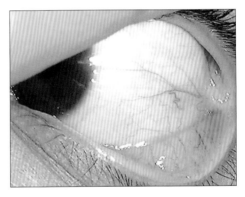

图 5-27

"血虚"，只是显示局部性（小循环）供血不足。前者病变多来自肝、脾和心的功能衰弱，后者主要受局部气滞血瘀、血流失之顺畅及脑神经、血管病变影响。治疗原则方法，虽然都是补血养血，但侧重点却不同，内眦所反映的"气虚"，重点在补气，气能生血，后者重点在调气补阴、养血、安神定志、活血祛瘀。

（9）慢性疲劳综合征（气阴两虚）：男，中年，亚裔。

主诉：头至背颈、胸胁痛无定处，失眠，健忘，疲劳。

其他体征：脉弦细，数，舌胖大淡红，齿印，少苔。

眼像特征：外眦血管呈绛色至紫色大面积充血，兼网状血管充血，色鲜红。显示患者心阴虚损，劳神过度，血脉枯涩（图5-28）。

证治要领：此为"亚健康"的典型病患，治宜益气养阴。方选柴胡桂枝干姜汤，天王补心丹、酸枣仁汤、桂枝茯苓丸加减。

（10）心肌劳损（心气虚）（兼有"睡眠呼吸暂停综合征"）：女，74岁，华裔。2009年11月25日初诊。

主诉： 长年服用降血压、胆固醇药，动则感到上气不接下气，胸闷，疲倦。血压140/80mmHg。

其他体征： 舌胖大，苔白，脉重按乏力。

眼像特征： 外眦大面积淡红色充血，双角膜上缘黄色浸润（图5-29A、B）。2009年12月2日复诊眼像见图5-29C、D。

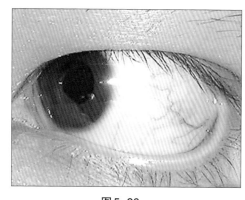

图5-28

证治要领： 证为心气虚损。建议使用野山花旗参切片泡浸内服以及生脉散加茯苓桂枝、黄芪五物汤加减强心，并适当减少服用降压药。

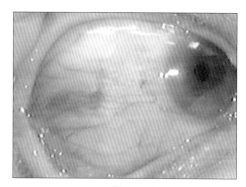

图5-29A

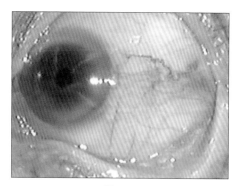

图5-29B

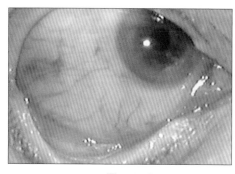

图5-29C

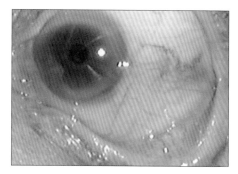

图5-29D

（11）隐匿性冠心病（A）：女，46岁，华裔。

主诉： 数年前子宫被切除，曾有过精神伤害。胸翳、心悸怔忡、疲倦、腰痛、夜尿频，时有头痛、头晕，寝不安，盗汗。

其他体征： 血压：150/105mmHg，脉弦、细，重按乏力，苔白腻，面色萎黄。

眼像特征： 左眼外眦H1区可见由H1区与IA4区所形成的三角形血管相交（图5-30A、B）。

证治要领： 心气心血不足、心病及脑。初宜健脾化湿、壮腰健肾，以固（先天及后天）本培元。后宜养心安神、心肾相交。方选实脾饮、桂枝茯苓白术甘草汤、归脾汤、金匮肾气丸加减，甚效。

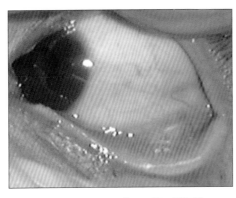
图5-30A 2009年12月2日初诊

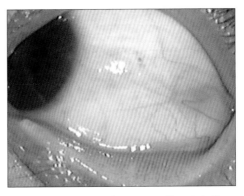
图5-30B 2010年1月6日第五次复诊

（12）隐匿性冠心病（突发性心力衰竭）（B）：男，38岁，华裔，已婚，未有小孩。2009年12月12日初诊。

主诉： 6岁时出现过一次突然晕倒，只做一般急救处理，直至成年以来未见其他症状。喜欢运动，两年前又发生过一次类似休克症状，入院检查救治，未见任何异常。两个月前，在邮轮上度假再发生一次更严重的休克，当时觉胸闷，心跳快，肋背痛，汗出，头晕，手脚冰冷，不省人事而倒在船上。

其他体征： 脉细快，舌淡红，余无任何其他特别体征。

眼像特征： 右眼外眦（H1区）与IA4区之间，沿着内眼睑缘出现深紫色、不规则血管增生。另外小肠区眼像亦有相应显示（图5-31A、B）。

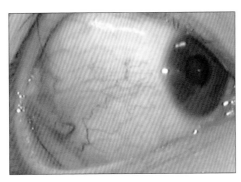
图5-31A

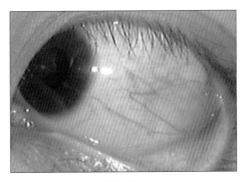
图5-31B

证治要领： 患者是在陪同妻子应诊时，无意中被眼像检查发现其心血管病症，然后才讲述上面一段历史。这正是现代医学讲的隐匿性冠心病的前期症状。按其眼像的充血形态，是属于冠心血管狭窄或血瘀造成的心血管循环障碍。目前有60%左右这种早期症状患者，在使用现代最新心脏专科检查时不显示任何指标，必须对有关病症小心观察。治法：温阳通脉、活血去瘀，选用郭士魁大医师的"冠通汤"（党参、当归、丹参、红花、鸡血藤、瓜蒌、薤白、郁金、延胡索）甚效，以及桂枝茯苓五味子甘草汤，关键是要能避免现代医学检查的失误。

（13）心阳（气）虚：男，53岁，华裔。

主诉： 每周工作7天，每天10小时，午餐长期吃快餐。近一年来，胃脘不适情况愈益严重，经多方治疗均无效，疲劳。

其他体征： 声音低沉，面色灰暗，颧红，舌红，苔黄白厚腻，脉弱缓。

眼像特征： 左眼外眦弥漫性充血，新增生血管阻塞性呈钩状向上延伸；右眼外眦角丝球状绛色充血，同时可见IA3区有紫色素浸润（图5-32A、B、C、D）。

证治要领：从血管充血的位置、色素、形状及整体状态辨证，本例属心阳（气）虚火衰土疲。治宜理气健脾。方选半夏泻心汤或六君子汤加平胃散加桂枝茯苓丸加减。

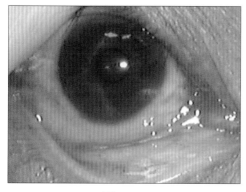

图 5-32A

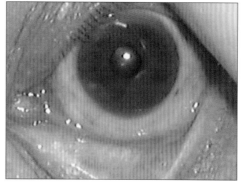

图 5-32B

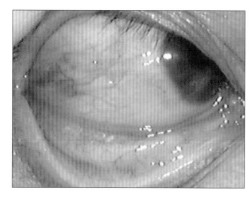

图 5-32C

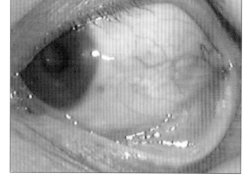

图 5-32D

（14）紧张、焦虑：女，53岁，华裔，2010年3月18日就诊。

主诉：时见胸闷，难眠多梦，视力昏蒙，健忘。

其他体征：舌红，苔薄白，脉细，弦数。面色略潮红，话语多，声音洪亮。

眼像特征：左眼外眦可见英文书写状血管曲张，色鲜红，右眼外眦角可见弥漫性充血（图5-33A、B）。

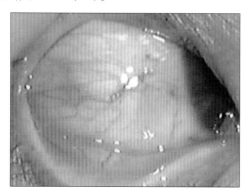

图 5-33A

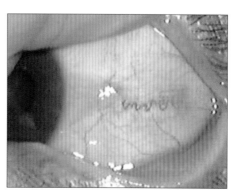

图 5-33B

证治要领：左H1区显示（代偿性充血）心血耗损，右H1区显示心气虚，气血俱损。治拟祛痰理气（实脾土）和血。方选瓜蒌薤白散合桂枝茯苓丸或黄芪五物汤加乳香、没药，桑寄生，重用黄芪、白芍各24g。效显。

（15）胃心综合征（火不生土）：女，54岁，有色人种。2009年3月29日就诊。

主诉：胸部、两肋、头顶、颈项及前巅疼痛，胃酸反流；腹胀，小便深黄色，心悸，鼻齄大，易醒，手麻痹。

其他体征：脉沉微，舌胖大，苔白，齿印。左关弦沉。

眼像特征：右眼外眦可见条索状充血，并伸延至角膜缘，接连处有大面积色素斑块（图5-34A、B、C）。

证治要领：肝郁气滞，（心）火不生土（脾），（心）气虚中阳不足。治宜健脾祛湿，益（阳）气，温阳降逆。方选柴胡桂枝干姜汤为主加减。

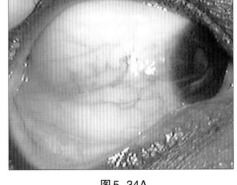

图5-34A

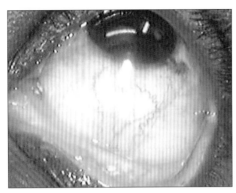

图5-34B

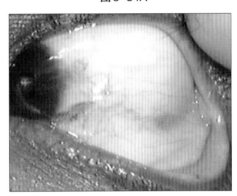

图5-34C

（16）闭经：女，31岁，未婚，华裔。

主诉：停经已有一年余，平时畏冷，大便稀烂，疲劳，口干，眼干涩。

其他体征：面色青白无华，羸瘦，双脉缓、弦虚，舌淡红，稍带刺。

眼像特征：双眼外眦血管长线状增生，虹膜略变椭圆形，角膜缘下（5—7点）有半月环状色素浸润。虹膜本体色淡，色素分布不匀（图5-35A、B）。

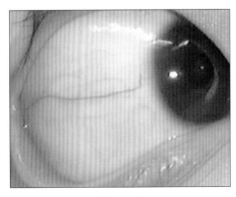

图5-35A

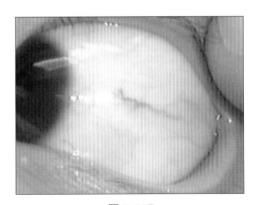

图5-35B

证治要领：患者在20岁前后曾长期减肥节食，开始时仅是月经推迟，自去年一月份开始停经一年多，证属脾、肝、心俱虚。治宜补气健脾，养肝益心肾。方组：怀山药、白术、茯苓、黄芪、枸杞子、山萸肉、鸡内金、桂枝、白芍、酸枣仁、天花粉、元参及柴胡疏肝散、金匮肾气丸加减。

（17）不孕：中年女子。

主诉：不孕，多次人工受孕，注射催卵针，导致身体急速肥胖，手脚冰冷，食欲旺盛。其他体征腰酸膝痛。把脉发现脉微小，舌头胖淡微紫，有齿痕。

眼像特征：眼诊发现两眼外眼角皆显示显著心脏疾患，胃部炎症（图5-36A、B、C、D）。

证治要领：据病人反映，眼睛时常容易发红，尤其是疲劳的时候。断为肾阳虚，中气不足。处以傅青主的补中益气汤6剂。复诊回报精神见好，食欲减少，手脚回暖。再处以金匮肾气丸，补中益气汤加巴戟天继续巩固治疗。

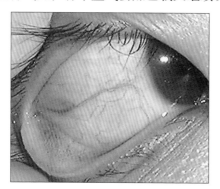

图5-36A

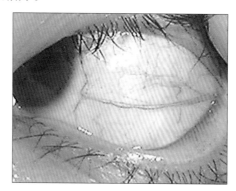

图5-36B

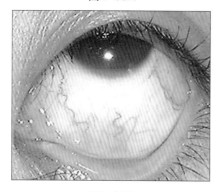

图5-36C

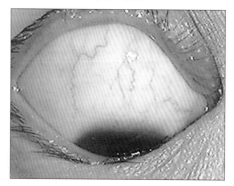

图5-36D

（18）漏网的心脏病之一。

主诉：一中年妇女求诊，自述疲乏，抑郁，胸闷发紧，偶尔作痛。

其他体征：从小心跳过慢，长期失眠。最近因胸痛胸闷去心脏专科做详细检查但显示一切正常。

眼像特征：眼诊发现明显心血管症状，血管弯弯曲曲，显示有堵塞现象（图5-37A、B、C、D），而且其心脏症状已经波及情志，导致出现抑郁（患者自述因家庭原因已服用

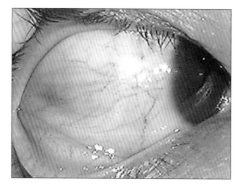

图5-37A

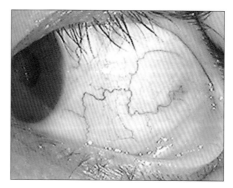

图5-37B

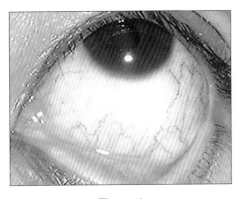

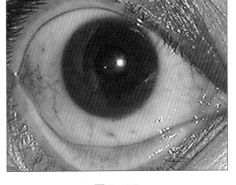

图5-37C

图5-37D

抗忧郁药多年）。脸色时常潮红，偶尔头晕。

证治要领：断为心脾肾虚，水气上泛，因其眼白处出现明显黄色。处方：桂枝茯苓五味子甘草汤合桂枝茯苓丸。

（19）干眼症、飞蚊症：心气两虚之一。

主诉：病人为一老年妇女，自述左眼睛干涩且有飞蚊症，右手右脚有恙，脚软，气短，心悸，胸闷，有潮热，脉右寸盛，左关弦数，舌胖，薄秽腻苔。

眼像特征：眼诊发现心气阴两虚（图5-38A、B）。

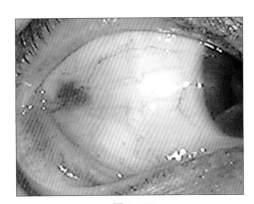

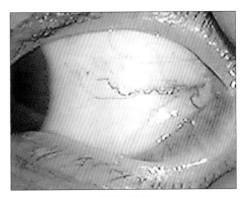

图5-38A

图5-38B

处方：麦门冬25g，西洋参25g，大枣6枚，炙甘草5g，北五味子3g，桂枝10g，茯苓20g，枸杞子12g，钩藤9g。

（20）难孕：心气两虚之二。

主诉：中年妇女，45岁，无法怀第二胎。平时脾气急，嘴唇红。肩背发紧发硬，容易上火，睡觉不好，眠浅，心律时快。

眼像特征：眼诊发现心阴不足，肩背区的血丝明显，胃部有炎症（图5-39A~E）。脉右关盛，尺弱，左部弦，舌胖，淡，少苔。是典型的气阴两虚，而且有血瘀兼虚火。

处方：血府逐瘀汤，桂枝茯苓丸合炙甘草汤，杞菊地黄丸，1个月后，症状明显好转。

（21）漏网的心脏病之二。

主诉：中年男子，年近50岁，自述性能力下降，无性欲，或者举而不坚，因太太比较年

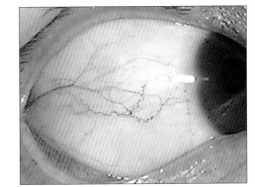

图5-39A

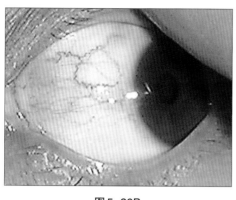

图 5-39B

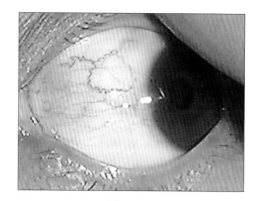

图 5-39C

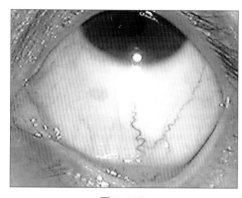

图 5-39D

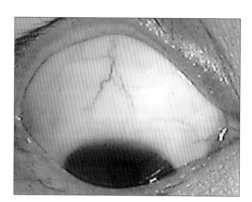

图 5-39E

轻，所以微有怨词。把脉，发现脉沉，尤以两寸为明显。看舌头，发现胖，淡，润，齿痕，少苔，且中间有裂纹。于是问其是否有胸闷。答曰：有，前几天正发现有胸闷刺痛，还因此而去医院检查，做了压力测试，只是没有发现任何不正常。

眼像特征：眼诊发现瘀血（血管弯弯曲曲）（图 5-40A~E），而且水湿（舌水润），因此考虑血水互结。

处方：桂枝茯苓丸合苓桂术甘汤。活血化瘀和祛湿化水。这是一个典型的瘀血症状，病因不明。方可以选用桂枝茯苓丸。

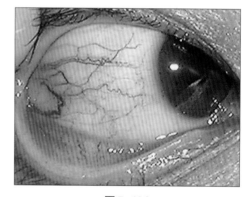

图 5-40A

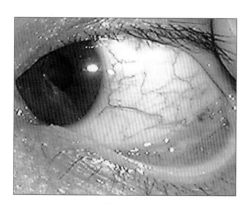

图 5-40B

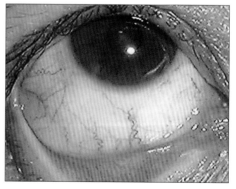

图 5-40C

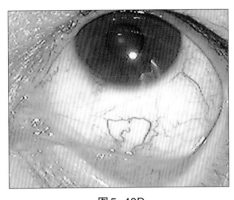

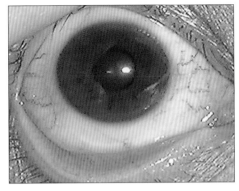

图5-40D

图5-40E

（22）严重失眠。

主诉： 中年妇女，自述常年睡眠不好，近期更是严重，吃安眠药也没用。把脉，两部皆微，右寸稍大，左尺也稍大。舌头淡红，有裂，润。问其精力如何，答曰尚好。大便微秘，小便频数。胃口一般，手脚长期发冷，最近膝盖也冷。问口渴否，答曰从不口渴，也不太喝水。

眼像特征： 眼诊发现胃部有炎症，瞳孔质地疏松（图5-41A、B），再询问知其有胃酸及腰痛腰酸。病人同时又补充晚上总觉得潮热。断其为阳虚，下部阴寒太盛，虚阳上浮。

处方： 炮附子、砂仁、炙甘草、干姜、龙骨、牡蛎、白术、杜仲、补骨脂。或者桂枝茯苓五味子甘草汤。

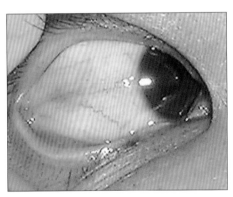

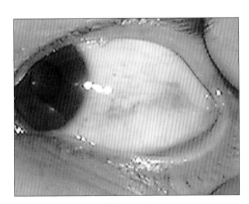

图5-41A

图5-41B

第六章
虹膜、角膜缘带的眼像辨证

第一节　中医望眼辨证与西方虹膜诊断是两个不同的概念

西医眼科学中的虹膜，中医称为黄仁。由于虹膜被前房的角膜所覆盖，直接看上去要透过角膜，因此，中医又将这两部分眼组织合称为黑睛或黑珠。在五轮框架中，虹膜（黄仁）为风轮，在脏属肝，其所络为胆，这两者无论在体位或生理功能上都密切相连，可谓肝胆相照。

肝脏是人体组织一个主要的新陈代谢器官，与体内很多组织（特别是肾脏）的生理活动联系密切。如果肝脏的新陈代谢功能发生病理性改变，就会严重影响整个肌体的生理机能。现代医学有一个病叫代谢综合征，诸如高血压、糖尿病、冠心病等几乎无不与肝代谢功能障碍有关。不过，由于肝细胞所具有的强大代偿功能和再生能力，肝脏的病变往往不是从一开始就被临床认识的，这就会给诊断和治疗造成一定困难。从通常的抽血检测肝功能的主要指标GOT与GPT（一种蛋白质氨基酸，细胞体里面的酶素，专司新陈代谢）来看，即使报告为正常值也并不等于肝脏功能就是毫无问题。例如，不久前一位刚去世的肝癌患者（参见图6-22A~D），在去世前一个多月的各种住院检查，依然无异常，但一个半月后，却突然出现肝腹水，继而临床诊断为晚期肝癌。回顾病案历史，发现这位嗜酒如命的患者，早就患上酒精性肝炎，及至后来发展成肝硬化，但生化检查也难从指数是否正常中诊断出他的真实状况，即使在设备精良的美国医院也没有超越西医目前的技术局限。再者，临床上早期的肝功能障碍大多伴随出现一系列像中医所说的肝经络症候群，比如某些精神情志的变化，感觉与运动系统某些功能障碍的病理机制，在临床上比较容易造成漏诊或误诊。

来源于古代农业文明，取之于自然物产的中医药学理论，对眼睛的解剖生理认识，总的来说是较为概括、简明，不像现代医学那样精细入微。在直观的表述上，中医则将现代眼科学中（白色部分）的巩结膜组织，直接从色素上称之为白睛；同样道理，中医也直接从色素表现上将呈黑色的葡萄膜及透明角膜统称为黑睛（黄仁）。前葡萄膜就是现在所说的虹膜，黑色圆形的"黄仁"出现任何微小的变化，都与肝脏有着直接的依存关系。在藏象学说中，肝的主要生理功能与特点是：①主疏泄。②主藏血。③开窍于目。从现代医学观点看来，吻合了肝的"血库"机能是必须经过心血管循环的作用，并在视神经支配和营养下眼的视功能才能发挥正常作用的观点。而眼内容的葡萄膜则包括前葡萄膜（虹膜）、睫状体和脉络膜，这部分组织不但色素多、神经多，而且血管也最丰富，为视网膜外的睫状血管系统出入所在，是其他部分组织的主要供血来源。因此，在中医把葡萄膜中的直观可见部分，即虹膜定为风轮，与肝脏的生理与病理现象相对应。西方的"虹膜学"更把虹膜与整体的对应关系扩展至全身各个部分的解剖组织，通过临床定位方法，使虹膜变成了整体组织的缩影。尽管西方虹膜学理论及其诊断方法传入中国的时间不过20年左右，但从有关著述中见到，按照虹膜学的临床定位方法及其诊断指征，对于一些全身性疾患都在不同程度上得到印证。这说明，作为一种医学学术文化，只要是客观存在的事物，不论东方和西方都同样可以为人类健康做出相应的贡献。只是本书的虹膜概念仅作为眼睛的一个部分，在功能对应关系上它更集中地反映肝的对应关系，因此，在体系上和学术含义上是与"虹膜学"不同。由于虹膜作为肝（经）脏病的观察区，所涉及范围较广，除了虹膜本身外，虹膜周边的角膜缘带也是一个极其重要的观察区。直到目前为止，除最近有个别虹膜学者外，这是一个不论中西学术界都极少涉及的新领域，本书将在临床实验基础上做出详细的阐述。

第二节　虹膜本体色素变化的临床意义

在白色巩结膜圆周与正中的瞳孔小圆周之间，有如一个中国古钱币的那部分组织称葡萄膜。葡萄膜分为前、中、后3层，最前面那一层即为虹膜，其表面呈高低不平的皱襞、隆起和内陷（即为隐沟）。皱襞和隆起呈辐射条状，由内至外伸展，直至巩角膜缘（白色部分），靠近瞳孔皱襞特别显著，弯曲呈隆起状在瞳孔四周形成一个轮状，称为卷缩轮。这两个轮子之间所形成的虹膜就如一个中国古铜钱。亚裔黄种人及混血种人在健康状态下，其虹膜呈深棕或褐色，欧裔白种人则多呈深灰色或灰青色，或蓝色，但色素分布均匀，纹理清晰，光洁无瑕，与巩结膜之间接壤黑白（白种人或蓝、白）分明，界线清晰（图6-1）。

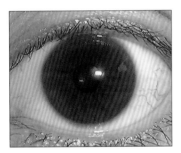 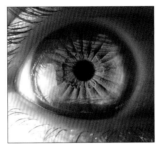 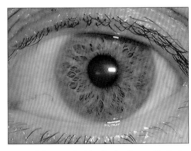

正常虹膜眼像图　　　（大致）正常的亚裔生理状态虹膜图　　　（大致）正常的欧裔生理状态虹膜图

图6-1

观察虹膜的眼像，主要从色素变化、色素分布是否均衡、有否缺损、斑块这几个方面审视肝脏的功能状态。

中医认为心主血（脉）、脾统血、肝藏血及主疏泄，三者各司其职，又互相协调。若肝失之健运，藏血不足，或肝血瘀滞，不能畅其所流必定会引发一系列症状。从病人表现来看，多有自觉视物昏蒙、耳鸣、头眩、头痛、多梦少寐、结石、囊肿或经少、经闭、月经推迟的现象，与现代医学中所列入的各种致因贫血（血红蛋白浓度低，导致血液变稀变淡）、功能性子宫出血、月经不调、偏头痛、夜盲症、慢性肝炎、动脉硬化、肝硬化等病症所见大致相同。根据中医虚则补之的原则，当滋阴养血。一般方药以四物汤为主随症加减。重症可加首乌、枸杞子，气虚加黄芪、人参（或党参），头眩加天麻，耳鸣加山萸肉。肝阴不足者加薏苡仁、麦门冬、木瓜。如肝阴虚，血不荣筋，症见于脚麻痹、抽筋、脚后跟、颈椎及关节不利者，则以芍药甘草汤为主随症加减。肝血不足，阴虚内热症见烦热、难寐、盗汗、咽干口燥等可用酸枣仁汤随症加减。五行中，肝属木，主疏泄，性条达。疏泄不足，则气郁生内热，导致与肝功能相关的一系列症状，如月经提前，口苦，肋痛，肠胃功能紊乱，情绪不稳定等。疏泄太过，则会肝气横逆，肝火上升，头眩、失眠、头痛、高血压、青光眼、顽固性皮肤病、咳嗽、呕吐、夜游、肠鸣腹泻等。肝疏泄失调者，需疏肝解郁，平肝泻火，调和肝胃，养（肺）阴清热等。方剂为四逆散、柴胡疏肝散、一贯煎、逍遥散、暖肝煎加减等。

虹膜本体：肝（胆）血的眼像辨证

（一）肝血虚

1. 基本形态　凡虹膜（东方人）呈淡棕色或灰白色，形态上呈环状带或不规则絮条块状分布，为肝血（肝血虚）或肝阴不足（图6-2~图6-6）。临床上常以成年女性多见，这与女性的生理特点及生育状况有关。

2. 眼像主症　临床上多见于女性肝血不足，月经不调、产后失血过多、头晕、手脚麻痹、失眠、脸色苍白、疲惫、视物昏蒙、畏冷等症状。

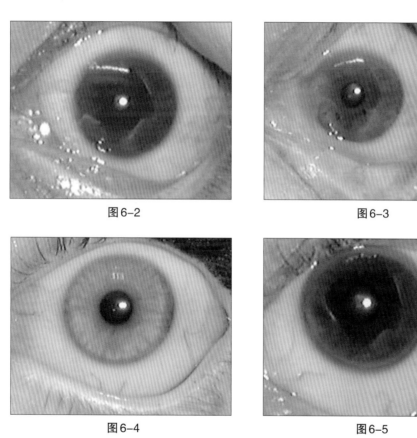

图6-2

图6-3

图6-4

图6-5

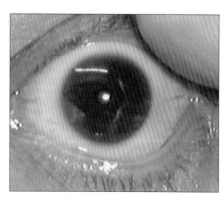

图6-6A

图6-6B

3. 病例

（1）痛经：女，37岁，波兰人，已婚，一孩，7年经痛。2010年1月20日初诊。

主诉： 在6年前小孩出生后，月经来之前一直疼痛不止，平时身冷，大便时有血，腹部隐隐作痛，疲劳。

其他体征： 脉浮、弦、虚、数，右大于左。舌淡红，润湿，少苔，面色㿠白。

眼像特征： 巩膜色蓝白，虹膜色素分部不均，略见变形，瞳孔小而偏，内眦淡白（图6-7A、B）。

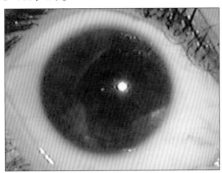
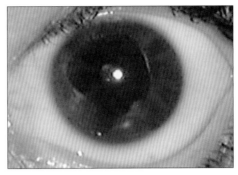

图6-7A   图6-7B

证治要领： 脾虚湿滞，下焦虚寒。治拟补气健脾化湿，温熙下元。方选参苓白术散加当归黄连。6服药后，病人报告说6年来一直困扰她的痛经问题不再出现，3个月后查问，未见复发。

（2）脚痛（血不荣筋）：女，45岁，华裔。

主诉： 脚痛已大半年，经多方诊治未见好转。除了脚痛，双膝及以下的疼痛症状亦较明显。此外还有头晕目眩、耳鸣、疲怠、夜间小便数次、经期错乱等症状。

其他体征： 舌淡少苔，脉沉细。

眼像特征： 虹膜靠瞳孔侧（内环）为棕色，靠巩膜侧（外环）为淡白至灰白色，瞳孔部分呈灰白色混浊状（图6-8）。

证治要领： 证属肝肾两亏，阳虚水泛，筋骨屈伸不利。虹膜形态显示肝血不足，血不荣筋。除了采用传统中医手法局部治疗外，还须标本兼治，拟补肝肾、养血荣筋。方选独活寄生汤、桂枝茯苓白术甘草汤，八珍汤随症加减。

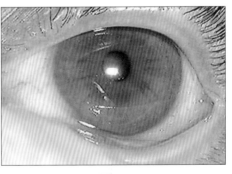

图6-8

（3）劳损痛不定处：男，49岁，南美裔。

主诉： 肠胃不适、疲倦，全身痛无定处。

其他体征： 脉弦细，舌两侧可见瘀点。

眼像特征： 虹膜本体从5—9点之间出现大面积色素蜕变（图6-9）。

证治要领： 眼像显示患者肝脏代谢功能障碍，属慢性、渐进性的肝劳损，治宜和血养肝。方选五苓散合桂枝茯苓丸、四逆散、人参养荣丸加减。

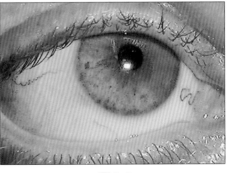

图6-9

（4）酒精中毒：男，56岁，欧裔。

主诉：全身性不明原因疼痛。

其他体征：体态肥硕，其汗如油状，多个指关节肿大，屈伸不利，苔白腻，脉弦。

眼像特征：本图的虹膜缺少光泽，纹理模糊不清，色素灰白，棕色斑块状物不规则散布（图6-10，图6-11）。

证治要领：慢性酒精性肝病，早期肝硬化。治宜活血化瘀、疏肝解毒。方选当归捻痛汤等加减。

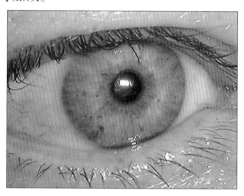 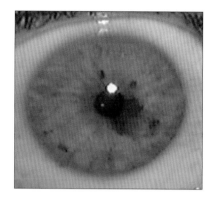

图6-10　　　　　　　　　　　　图6-11　另一例严重酒精中毒

（二）肝血瘀滞

肝血瘀滞为病，主要是肝气机失之流畅，其次为脏腑自身代谢紊乱或某些相关器官的器质性病变导致的循环异常，或可由于情绪失常、忧郁于内也会引起肝血凝滞现象。

1. **基本形态**　所见之虹膜多呈黑色，纹理不清、色泽灰暗，间或出现点状黑色窟窿，或红色微血管充血（图6-12~图6-17）。

2. **眼像主症**　在虹膜上出现肝血瘀滞眼像者多见于一些慢性肝病者，或出现肝硬化病变、高血压、动脉硬化、肝脾肿大、各种妇科病、肠道疾患，以及外伤内瘀、七情失舒以及肿瘤、胆结石所致。病人自觉症状多有眩晕、偏头痛、四肢不利、疲怠乏力、焦

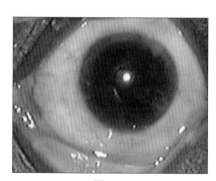 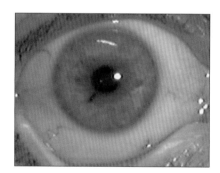

图6-12　　　　　　　　　　　　图 6-13（胆石症）

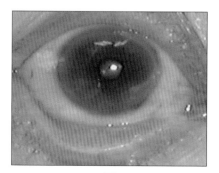 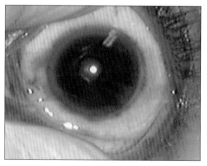

图6-14　　　　　　　　　　　　图6-15

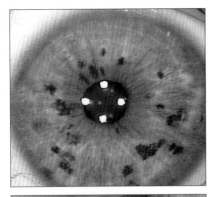

图6-16

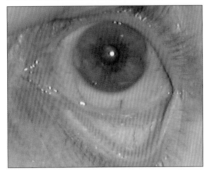

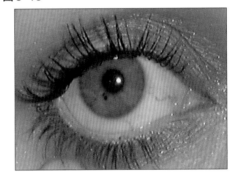

图6-17

躁不安以及肝区作痛、腹部闷胀，或月经不调、气逆上冲等。在治法上多从疏肝解郁、活血祛瘀、理气止痛着手。常用中药方剂有大、小柴胡汤加减，柴胡疏肝散、逍遥散等随症进行加减化裁，其功效尤为显著。加减的中药有红花、丹参、三七、桃仁、羌活、延胡索、香附等。

3. 病例

（1）便秘、痔疮、经痛：女，1970年生，已婚，佛罗里达州，南美裔，2009年9月25日就诊。

主诉：长期大便困难，痔疮，腹胀，头痛，睡眠欠佳。

其他体征：脉弦实，舌淡少苔，超重。

眼像特征：可见虹膜内（代谢环）2—3点处深绛色充血浸润（图6-18A、B）。

证治要领：肝郁、气滞，阳明腑实。治宜滋肾通便，清热除痰，养心安神。方选黄龙汤、增液承气汤加减以及酸枣仁汤加味。

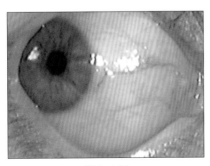

图6-18A

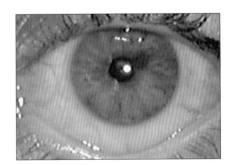

图6-18B

（2）胆囊结石：男，55岁，东欧裔。

主诉：右胁及右腹疼痛、腹胀，经年夜眠口渴，小便不利，腰膝酸软。

其他体征：脉右沉虚，左关寸微弦实。舌龟裂，绛红，无苔。

　　眼像特征：巩结膜可见弥漫性充血，左眼瞳孔细小及色灰，双眼虹膜可见不规则褐色块状物，右侧尤为明显（图6-19A、B）。

　　证治要领：眼像显示阴虚火盛，肾精衰弱，肝肾亏虚，疏泄不利，胆囊结石。治宜疏肝利胆。方选一贯煎，甘露饮重加金钱草、龙胆草、鱼脑石等。

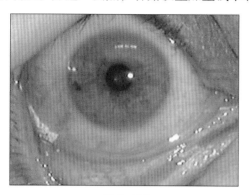 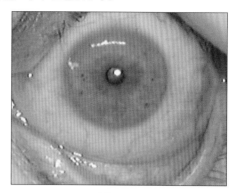

图6-19A　　　　　　　　　　　　图6-19B

　　（3）糖尿病及高血压：女，75岁，华裔。

　　主诉：糖尿病及高血压病史，腿部骨伤。

　　其他体征：下肢表层可见有网状静脉曲张。

　　眼像特征：虹膜郁暗，黑色斑块呈星状分布，外侧老人环已向瞳孔方向蔓延至整个角膜，晶状体呈灰挟黄色（图6-20）。

　　证治要领：从虹膜的症候看，是属于重症患者。证属肝肾劳损、血瘀气衰，治宜固本培元，活血养肝，滋肾健脾。方用人参养荣丸、归脾丸，合桂枝茯苓丸，金匮肾气丸（丸剂）为主。

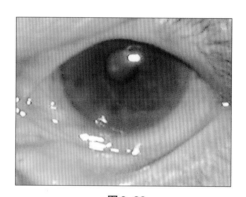

图6-20

　　（4）偏头痛：女，1970年生，东欧裔，饼店店主。

　　主诉：潮湿或雨天即会引发左边剧烈头痛，大便难。

　　其他体征：脉两关弦实，左寸弦实，舌稍紫，苔黄白，右手微抖动。

　　眼像特征：虹膜可见褐色紫块，靠外缘色浅灰（图6-21A、B）。

　　证治要领：证属肝郁乘（脾）土，脾不胜湿，阳明（上至头，下络大肠）腑实。治拟柔肝扶土，健脾祛湿。方组：白芍、枳壳、茵陈、苍术、茯苓、生薏苡仁、陈皮、半夏、怀山药、白扁豆、佩兰叶、藿香、杏仁，6帖，水煎服后，时值纽约阴雨天，头痛由左转向右侧，但痛状大减，大便通畅。自觉工作有活力。

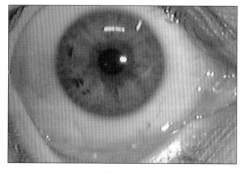 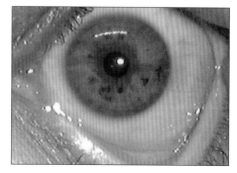

图6-21A　　　　　　　　　　　　图6-21B

（5）晚期肝癌（治疗晚期肝癌的一个失误）

眼像特征：球结膜的毛细血管广泛充血，虹膜色素混浊，角膜缘呈全月环状色素浸润，与结膜交错（图6-22A~D）。

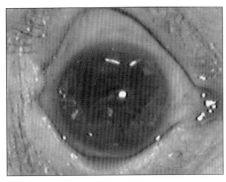
图6-22A

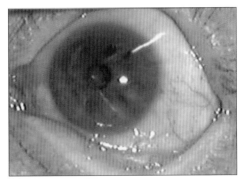
图6-22B

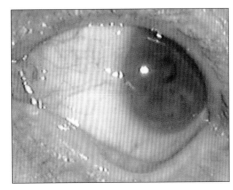
图6-22C

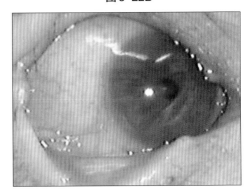
图6-22D

【病例特写】

肝癌是重症，非生即死。因为肝属厥阴，厥阴就是伤寒六经传变里面的最后一变，不好转就是死亡，属于人体生命最后的抵抗。这天来了一位肝癌重症病人，男性，50岁左右，脸极瘦削，带蜘蛛网状血丝，神情稍稍迟滞。他原来是我的一个长期老客人的哥哥，因水肿被诊断出肝癌后，医生判定他再也无法做手术，可能只剩下一个月左右的时间。结果万念俱灰，斗志全无。我这老朋友从佛罗里达打电话给我，问我怎么办，我说，当然不能放弃，不能只听一面之词。这么早就放弃，扔下自己的老婆孩子怎么办？西医说不能治不等于说中医就不能治，古往今来，中医治好的癌症数不胜数。为今之计，应该马上大补元气，把生命维持住，再慢慢等待反攻的机会。所谓把生命维持住，就是让病人能够吃好、睡好，大、小二便畅通。只要这四方面能够做到，就不会有生命危险。我的朋友在电话里插嘴说，是啊是啊，他现在都吃不了饭，没胃口，说肚子胀。我说，那是自然的，他又水肿，吃不下饭是必然的。医院虽然给他抽了水，消去水肿，但是肝肾脾功能没有恢复的话，水肿很快就会回来。在电话里我给她说了很多，反反复复，她听了也觉得很有道理。说，是啊，我也骂他，你不可以这么自私，这么早就放弃，扔下老婆孩子不管。好，我让我弟妇打电话给你，让她和你谈谈。

过了一个小时左右，电话果然又响了，是她弟媳从医院里打电话给我，稍微寒暄几句后，我又原原本本地跟她重复了一遍之前说的话，这弟媳也很认同，她在电话里说，哎呀，医生你说得很对，但是我先生现在总觉得肚子很胀，说吃不下东西啊。你可不可以和他谈谈？结果她又把电话交给她在病床上的先生，让我直接跟她先生（就是这肝癌病人）再讲一次，我心里暗暗叫苦，每次讲话我都已经是声情并茂，费尽口舌了，毕竟这是生死攸关的事情，而且让人家相信他们还有希望而不是只能等死并不是一件很容易说得清楚的事情，和这弟媳说完一通电话后我已经是口干舌燥了，现在还要过最后而且是最重要的一关，当初真是应该直接就和病人说话才对。于是我又不得不打起精神，鼓起余勇又复述了一次。在短时间内重复地每次讲几十分钟有关生死的电话，真是很累的事情。

结果，病人终于被家属和我劝到诊所坐在我面前，我再看了看他的腹部，果然是非常肿大，肚脐都突出来，和他瘦削的脸庞完全不相符。两腿也有水肿，但不是很明显。小便极少，颜色深黄。这样的水肿，中医称之为鼓胀，是肝肾脾极度衰败的征象。再仔细询问了一下前因后果，结果发现这男人得这肝癌是有原因的。此人长期上夜班，约十余年。自10年前开始，就已经开始自觉胃口差，有耳鸣，再加上长期喝啤酒，每天五六瓶，他太太在旁边插嘴说。结果胃口愈加不好，耳鸣越严重。这些完全都是对肝脏伤害很大的因素，夜班，胃口差，啤酒。再说说这啤酒，酒精本来就伤肝，啤酒因为属阴寒之物，更加危害大，所以平常人看到的啤酒肚就是这原因。

治疗癌症，或者任何其他重症的关键就是，医生不能被别家的病名所困惑。如果你心里老是想着，糟糕，我怎么样才能治这个肝癌的水肿呢？那你就会老鼠拉龟，无从下手。相反，如果你完全抛弃肝癌的念头，只是专心去想怎么样去治眼前的这个水肿，那么你就会发现容易很多。

中医治鼓胀方法很多，随便找一个方，再裁剪一下就可以用。我选择了实脾饮，再加一两味其他的药做辅助加强，3服。我之所以只是开3服药，一是因为慎重，二是因为水肿去掉后，病情就会变化，用药也就会相应不同。

几天后，我的老朋友打电话给我，我说，你哥哥怎么样了？她说，哎呀，他吃了第一服药后，精神很好，胃口也很好，整个人好像很饿的样子，什么都吃，又吃这样，又吃那样，炸鸡炸排骨什么都吃，你说他这样吃法好不好？我听了大吃一惊，其实是又惊又喜，喜的是这中药如此见效，一剂药就改变如此之大，我还以为还要吃完3服药后才能见到少少变化，甚至准备再调整再用药呢。惊的是，由于病情好转太快，我来不及叮嘱她哥哥饮食应该注意的事项，我原想等病人水肿消退，慢慢有食欲后，再叮嘱他也未迟。就是应该以清淡容易消化吸收为原则，切不可进食油腻黏滑滞实的东西。中医里有个说法，叫作食复，就是大病之后，病人因饮食不当而再度复发的情况。我马上大声说，千万不行，不可以吃这么油腻的东西，再详细和她讲了讲个中道理。我朋友说，唉，都是他太太啰，以为他能够吃，就尽量让他吃。我听了明白了，病人家属的想法是，医生说他只剩下一个月，于是就想有什么好吃好玩的就尽量让他吃和做，尽量享受最后的日子。我听了心里暗自叹了一口气，我想现在可能已经太迟了。此人在过去10年都没有胃口，已经饿了10年，现在胃口一恢复，再加上家属这样的想法纵容，恐怕在我们谈话之间他已经吃得完全过量了。

果不其然，约定复诊的那天病人并没有回来，第二天也不见人影。几天后，我的老朋友一脸憔悴地来到我诊所，告诉我她哥哥突然间感觉腹胀，昏迷过去，前几天又已经进了医院，现在仍然昏迷。

（三）肝失疏泄

肝的疏泄功能障碍，主要有肝气不足、肝郁气滞，前者属虚，后者为实。前者易生寒，后者易生热；从临床症状来看，前者形寒畏冷、四肢乏力、便溏；后者少寐多梦、疲乏，痛有定处，腔腹胀满、便结。

1. **基本形态**　肝气不足者，其在虹膜的眼像，多为色淡无华；肝郁气滞者颜色多灰暗、偏于深沉而缺少光泽，虹膜外周边色深，瞳孔周边多见异色小环（图6-23~图6-26）。

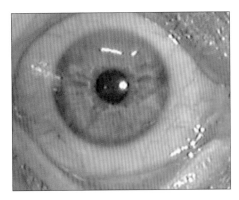

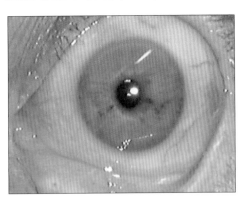

图6-23　肝炎带菌者，长期便秘

图6-24

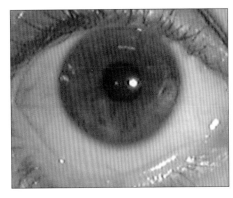

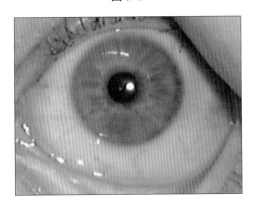

图6-25

图6-26

2. **眼像特征**　肝气不足者形寒畏冷、四肢乏力、便溏；肝郁气滞者少寐多梦、疲乏，痛有定处，脘腹胀满、便结。治法上前者以温肝养血为主，以四君子汤加当归、柴胡、黄芪、香附、佛手等养血、理气之品；后者则以柴胡疏肝散为主随症加减。

3. **病例**

（1）一期乳癌化疗后遗症：女，65岁，罗马尼亚裔。

主诉：2005年发现一期乳癌肿瘤。化疗后，出现双脚抖动。作帕金森氏症处理，两年后手也开始发抖。身冷，大汗，便秘，血压低。

其他体征：精神尚可。脉沉微，舌淡白腻。

眼像特征：虹膜变形，外凸，虹膜"老人环"白雾状。瞳孔变色，偏离重心（图6-27A、B）。

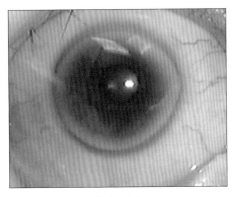

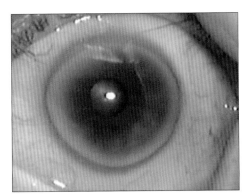

图6-27A

图6-27B

证治要领：虹膜变形，显示肝气滞血痹。治宜温通血脉、敛肝（阴）止抖。方选桂枝汤及逍遥散加熟地、枳壳以疏肝解郁、调和血气，使肝疏泄条达。1个月后，病人表示：如果不出远门，不过度疲劳，手脚抖动会停止，可以正常上班工作。

（2）乳癌、痛风：女，69岁，南美裔。

主诉：痛风：双脚趾、双膝及其他关节常年疼痛，左手特冰冷，有甲状腺功能亢进、高血糖、高血压、便秘。最近检查还发现乳癌二期。现时只有使用阿司匹林止痛药，无作其他处理。

其他体征：脉缓、数、实，舌淡苔白，双舌缘紫暗红色。

眼像特征：虹膜呈椭圆形，双虹膜下缘3—8点呈深棕褐色半月环状浸润；3-11点边深黄白色，巩结膜淡黄色，外眦（H1）鲜红色血管增生，瞳孔细小、变形、色灰白（图6-28A、B）。

证治要领：眼像可显示患者五脏六腑功能均处于不良状态。其中尤以肝系统和心血管系统为严重。乳癌发现只是整体健康恶化的结果。治则为固本培元，扶正祛邪。重点先改善其肝心脏的功能，方选疏肝养阴的一贯煎加人参、女贞子调理肝肾；温胆汤加柴胡、黄芩而补气、除痰、清肝。

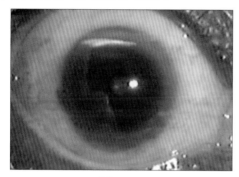

图6-28A

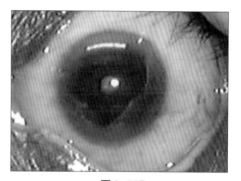

图6-28B

（3）肠粘连、盆腔炎：女，电脑专业工程师，42岁，华裔。2009年7月26日初次看诊。

眼像特征：A1区与B区之间褐色浸润块。显示肝木疏泄不及，津液不足（图6-29）。

【病例特写】

主诉：自称从小开始就一直大便困难。从10年前第二胎产后，不慎感染，手术后长期服用抗生素，从此便长期腹胀，多数5~10天才能如厕一次。医院诊断为慢性结肠炎、膀胱炎、宫颈炎。就诊时查脉，右边沉微，

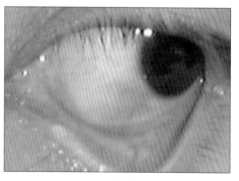

图6-29

左关弦细，我苦思良久，决定给她开逍遥散。你可能觉得奇怪，大便不通为什么会用逍遥散。逍遥散原意是为了女子抑郁症，用了之后女子就会乐逍遥，开开心心。这个药方的实质是从肝、脾、肺三方面治疗，药方中白术、甘草、茯苓治脾，当归、白芍治肝，薄荷清肺，因为肺主忧，肺气一舒畅，忧愁就没有了。柴胡是升发少阳经。结果这女子用了逍遥散之后，大便通畅，心情也舒畅。

又有一位老年妇女，也是大便不通，3天才去一次厕所。我也是同样给了逍遥散加减，配合肾气丸。结果3服药之后她的大便就从3天1次改为1天3次，身上的皮肤病也同时好了许多，喜不自胜。当然，这逍遥散只是对大便不通的轻症，重症的其实仍然可能

要用到大黄，如黄龙汤。用大黄通了宿便后再慢慢调理气血，让身体恢复自动排便功能，切不可一直服用大黄，容易伤身。

人生在世，吃喝拉撒睡是人的几样基本大事，因为这几样事情包含了人体基本新陈代谢的，有吃喝就应该有拉撒，有出就得有入，有动就得有静，所以睡觉也是一件头等大事。吃喝拉撒睡这几样事都处理好的话，人就不会有病，就算你被诊断出有癌症或艾滋病等绝症，只要你能吃能喝能拉睡，你就不可能有生命危险。说起来中医其实是很简单的事情，不管你得了什么了不起的大病，中医只需要照顾好你身体这几样基本大事，你的病自然慢慢就会好得了。

人老了或人到中年，又或者尽管年纪不大但是身体开始虚弱后，首先会在吃喝拉撒睡这几样事情里出现问题。比如说，食欲下降了，或口渴拼命要喝水了，又或者开始失眠了，又或者开始小便不通或过频，又或者大便不通或长期腹泻了，这些都是身体出现病症的征兆。现在我就说说这大便的问题。

大便出现问题是一个很普遍的症状，尤其是大便不通，各位只要去看看市场出现的林林总总的通便茶就知道这个市场是多么的庞大，问题是多么的严重。这些茶包一般都是用诸如芦荟或番泻叶之类的东西作为主药，性质寒凉，清热泄毒，吃了之后会拉得你头昏眼花，心跳气喘。这个东西的原理和吃多了抗生素会导致腹泻是一样的，抗生素从中医的解释来说也是属于清热解毒的东西，清热解毒自然就是寒凉之物，寒凉的东西自然就容易腹泻。西瓜、冬瓜、火龙果都是一样的道理。

我的经验是，女性和老人特别容易会大便不通。主要是因为女性大多数天生气虚加血虚，因为有月经失血的因素，月经失血过多，自然会导致气虚无力，同时肠道干燥，无法蠕动大肠。老人的道理也是一样。很多人不明白医理，只知道自己大便不通，不明白自己大便不通的原因是气血两虚，随便就去买几块钱的通便茶来喝，结果越吃就气血越虚，气血越虚肠子就越是无法蠕动，有些人用到最后，连这些通便茶都失去效果了，每次大便都要靠开塞露来解决。要分辨自己是否属于气血两虚而导致大便不通很容易，只要看看自己的舌头，只要没有干黄苔，嘴巴不是臭气熏天，那就大都属于气血两虚的大便不通。那些减肥茶、通便茶只是在舌头有干黄苔和口气大的情况采用的。

那么体虚的人，如女性和老人用什么药方来通便比较好？其实是很容易的事情，基本原则就是要补气补血，润肠通便。禁忌寒凉的药物和食物。十全大补汤，八珍汤，理中汤，附子理中汤，或者黄龙汤，又或者四逆汤加大黄等。中医认为，大便其实是肝木疏泄再加上肺金收敛肃降的功能，只要这两方面能够照顾到，那么大便通畅是顺理成章的事。

以下两位金发美女也是受这长期便秘折磨的例子。

①女，1978 年生，西欧裔，有一 7 岁男孩。

主诉：大便困难，每 7 天才一次。月经量少而短，3 个月前还发现 7cm 大的子宫肌瘤。

其他体征：双脉细沉，舌白苔腻、锯齿样、面色苍白，经痛，量少。

眼像特征：内眦（A1 区）可见条索状充血，巩结膜色淡黄，内眦上方（IA3）可见飞燕状血管增生，虹膜外缘有絮状物粘连，虹膜内还见散在棕色斑点（图 6-30A、B、C）。

证治要领：气阴不足便秘，气虚血滞，治宜

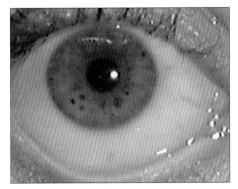

图 6-30A

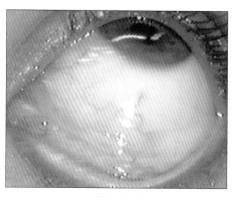

图6-30B

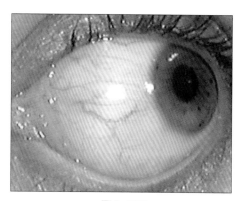

图6-30C

养血补阴，理气消瘀。方选当归六黄汤加郁李仁、厚朴、槐花改善，以四物汤加减理血消瘀。

②女，波兰人，30岁左右。这位客人有点儿意思，她是专门为检查她的眼睛而来的。因为我们诊所以看眼辨证而出名。还说自己的英语不太好，如果有听不明白的问题的话就请她姐姐在电话里和我们交流。虽然如此，但把脉还是必需的。一看之下，就发现一点儿问题，她的手掌很红。再检查眼睛，黄灰色的虹膜边缘明显变褐色，其中一只虹膜还有两块明显的褐斑，大肠部位血管明显（图6-31A、B、C）。总体来说眼睛稍微偏红。我一看就明白了，大致上是阳明少阳合证。于是我就一五一十地详细给她解释她的病情，她听了频频点头称是。中医其实是十分通俗易懂的。

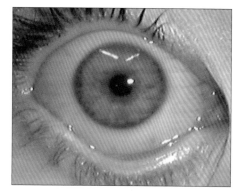

图6-31A

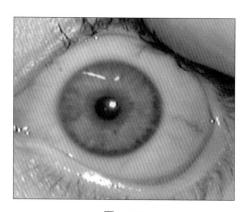

图6-31B

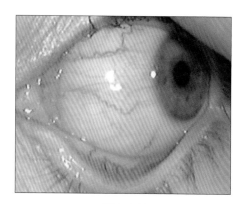

图6-31C

听我的解释，这波兰女子指着虹膜上面的两块褐斑对我说，这是什么东西呢？我看了看，说，这可能是你的胆石。你有作呕吗？她点头称有。突然间，我想起了一件事，我问她，你的皮肤有没有什么问题？她一听，马上捣蒜一样点头说，有有有，我有一种皮肤病，叫某某某（具体名称忘了），她指着她的手臂说。我一看，原来她的皮肤有着类似轻微白癜风之类的大片白色斑，但因为此女本身就皮肤白皙和金发，所以从外表看并不明显。大概是看见我们指出她这么多的病症，她突然间双眼泛红，泪光闪闪，带着哭腔说，她发现自己眼睛的特别症状已经很久了，这烦恼弄得她都不敢和人交往，生怕别人看见她眼睛的缺陷。我心想，唉，你真是太敏感了，别说普通人了，就连我这个对眼睛有专门研究的人不仔细看也看不出你眼睛有什么问题。

其实她的问题也很简单，病原就在肝及大肠。这女子大便一直不好，所以大肠实则传往肝和肺，肺和大肠表里，木实辱金，所以肝会出现毒素蓄积，肺也出现实证，导致皮毛受病。

（4）更年期综合征（肝郁气滞）：女，48岁，西班牙裔。

主诉：工作压力大，精神紧张，长期入睡困难。

其他体征：面色潮红、易汗，体态瘦削。

眼像特征：近瞳孔的内代谢环与周边界线分明，外周可见大面积的虹膜呈灰黑色、浅棕色混合，对光郁暗、纹理不清，但瞳孔（晶状体）正常（图6-32）。

证治要领：证属严重肝郁气滞，虚火上乘。治拟疏肝解郁、滋水降火。方选丹栀逍遥散、知母、酸枣仁及六味地黄丸随症加减。半月后开始出现睡意，头痛减轻，面色转向正常，汗止。

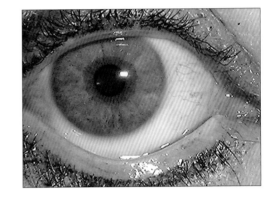

图6-32

（5）腑燥：男性，52岁，南美裔。

主诉：工作压力大，精神紧张，长期失眠，便秘，后脑部头痛，情绪抑郁。

其他体征：胖舌，超重，脉弦大。

眼像特征：外环已出现类似老人环的白膜环带，A区有大肠功能异常，内眦上方伸向角膜的血管色深粗大，且带有一点状相连，内眦色淡无华（图6-33）。

证治要领：肝郁，导致代谢失调、营养不足，不排除脑动脉硬化可能性。治法除疏肝解郁、镇静安眠外，还必须调理脾胃，清

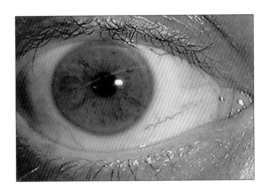

图6-33

（大）肠解热，增加营养。方选茵陈五苓散，甘麦大枣汤加减。

（6）月经不调：女，未婚，37岁，华裔。

主诉：四肢乏力，中脘胀满，不思饮食，月经困难，少眠多梦。

其他体征：脉缓、实，舌红少苔。

眼像特征：下睑内皮及内眦眵白无华，虹膜色黑，纹理不清、色泽灰暗，角膜缘5—6点之间除了斑状棕色色素浸润外，还出现大面积棕色斑块，呈弥漫性浸润（图6-34）。

证治要领：辨证为思虑伤脾、气滞血瘀、肝胃不和。治则拟健脾养心、疏肝和血。方选半夏泻心汤、四逆散、归脾汤、天王补心丹及逍遥散随症加减，同时配合心理辅导治疗。

（7）眼睛疲劳，视力下降：男，38岁，华裔。

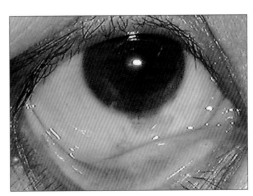

图6-34

主诉：有肝炎史，向来视力极佳。近两周突然发现视力模糊，不痛、不痒。脑后及颈项痛。无烟酒嗜好，迟睡早起，工作繁忙。

其他体征：脉细弦，重按疲软，舌尖绛红，面色青黄。小便色黄，大便正常。

眼像特征：瞳孔细小，边界欠清晰。角膜缘及周边巩结膜有不规则散在性黄色素浸润，外眦有线状血管增生（图6-35A~D）。

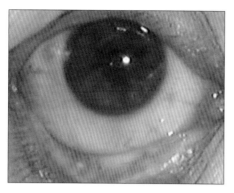

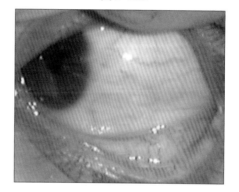

图6-35A　　　　　　　　　　　　图6-35B

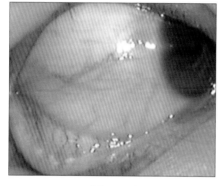

图6-35C　　　　　　　　　　　　图6-35D

证治要领：肝开窍于目，为心所使，又是神居之所，如果心阴耗损，精气不能上输于目，则导致视物艰涩。若肝气疏泄太过，也损伤精气。故证属心、肝阴亏也。治宜养阴明目。方选杞菊地黄丸加减以滋水涵木，酸枣仁汤加味以养血敛肝（阴）安神，滋阴潜阳，效果佳。

（8）小中风、便秘：女，70岁，华裔。

主诉：自4年前开始服食一种灵芝保健品一个月后，即感到不适，常头眩。2008年6月跌仆致髋骨断裂，入院治疗后四肢更加无力，下肢奇冷，声音变得低沉，腰背僵直，夜不能入睡，双手间歇抽动。

其他体征：高血压史，面潮红，下肢水肿，舌苔黄腻、中裂，双手无力，时抽动，眼裂收小，用力才能打开。在每天服用降压药后，血压为130/70mmHg。脉状滑、涩、弦。

眼像特征：双侧内眦可见褐色（黏液状）浸润，右侧为甚，左眼外侧虹膜缘大片褐色斑块，瞳孔呈灰白，黄色（图6-36A、B）。

证治要领：眼像显示血热黏稠，辨证立法：湿从热化，虚风上乘，眩晕。治宜：清热化湿、镇肝息风。方桂枝茯苓五味子甘草汤，选麻子仁丸、金匮肾气丸加减。

（9）不孕：女，32岁，华裔。2008年3月2日初诊。

主诉：婚后多年，月经不调，最近已3个月未有来潮，便秘，脚冷，肩背疼痛，疲倦。

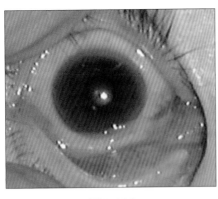

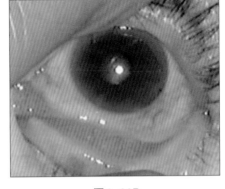

图6-36A 图6-36B

其他体征：脉缓，里弦，双掌拇指血紫，面色清白，舌淡少苔。

眼像特征：虹膜下缘4—8点处有半月环状棕色浸润，大肠区可见血管曲张，虹膜体色素偏黑（图6-37A、B）。

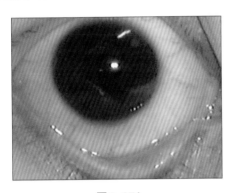

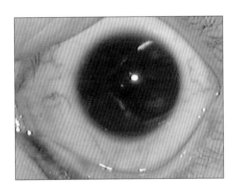

图6-37A 图6-37B

证治要领：肝郁血滞，月事失调。法拟疏肝解郁、活血通经。方选温经汤，或逍遥散加郁金、桃仁、红花、泽兰以通经，二妙散加四物汤、枳实、厚朴通便。2008年4月4日再方丹栀逍遥散加香附、郁金6帖。5月份怀孕，2009年足月顺产一男婴。

（10）过劳：男，44岁，尼泊尔和尚。2009年11月11日来诊。

主诉：常年游走于欧、亚、美三大地区传道佛学，自感心力不足、胸闷、日食不香、夜眠难，常见头晕，四肢无力，生化检查仅见胆固醇过高。

其他体征：结代脉，苔白腻，口臭，脚肿，体胖。

眼像特征：虹膜变形，外眦栓塞性血管增生，色紫（图6-38A、B、C）。

证治要领：证属肝经湿郁、心血瘀。治宜开郁化湿，补气强心，活血通脉。方拟苓桂术甘汤加柴胡、半夏、茵陈、苍术及生脉散加丹参、薤白、全瓜蒌、田七、桂枝，1周后效果显著。

（11）肝炎疫苗致"损伤"？

中年女性，几年前曾经注射过乙肝疫苗，几年后发现两肋发胀，胃胀，左乳作痛，未久又右乳作痛。手脚冷，身体不冷，左耳鸣。舌薄秽腻，中有裂纹。眼诊发现眼睛肝郁有火，胃部有炎症，肺曾受药物伤害

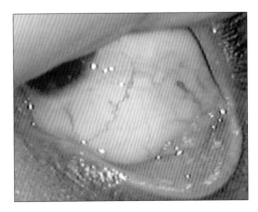

图6-38A

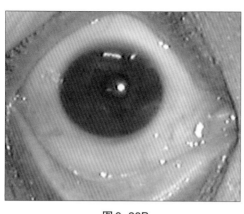

图6-38B

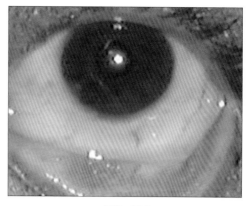

图6-38C

（图6-39A~D）。处方如下：柴胡、黄芩、白术、苍术、陈皮、厚朴、枳实、枳壳、麦芽、神曲、鸡内金、砂仁、山药。

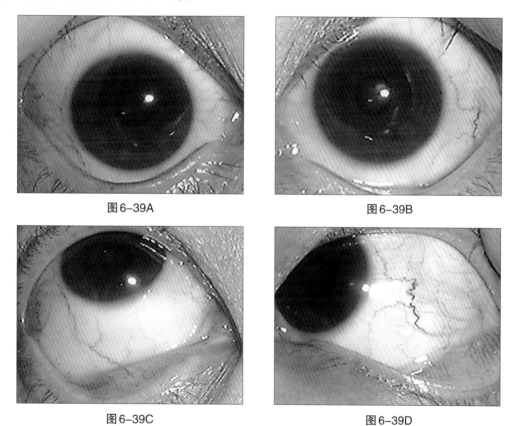

图6-39A　　　　　　　　　　　　　图6-39B

图6-39C　　　　　　　　　　　　　图6-39D

第三节　角膜缘带的眼像辨证

一、角膜缘带：一个肝区眼像观察新领域

　　传统中医的眼科学并没有角巩膜缘带（简称角膜缘带）这部分眼组织的解剖学概念，但是却有以角膜、虹膜和巩膜这两个部分组织为直观对像的医学概念，分别被称为"黑睛"（黄仁）和白睛（白珠）。大体来说，黑白交界的轮状带，就是现代眼科学所称的角（巩）膜缘带。

从直接观察来看，角（巩）膜缘带为角膜与巩膜衔接处，宽约1mm的环带。靠角膜为后界，靠巩膜为前界。其上皮部分与结膜互相移行，覆盖于白色的前巩膜上面而呈瓷白色。在解剖学上，它标志着角膜、虹膜、巩膜三组织和球结膜的汇集区。在这个多个组织的接合处，传统中医固然没有更多的理论阐述，而现代医学的眼科和内科也同样没有从临床医学上加以探索。直至2002年才发现西方虹膜学界的个别学者冲破Dr.Jensen的虹膜图框框，在虹膜边缘尝试作了一些研究。例如由一位叫Frankie的博士，于2001年初曾发表了题为《探视健康的虹膜窗口》的文章，当中分别列出了虹膜、巩膜的两个不同的变异形态图例（图6-40A、B）

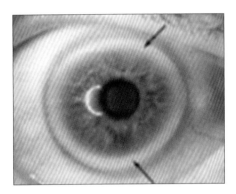

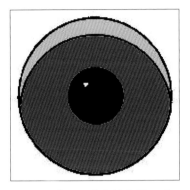

图6-40A　虹膜、巩膜上的全月环　　　图6-40B　虹膜、巩膜上的半月环（2—10点）

作者Frankie认为该环状变异表示可能胆固醇高，建议患者如发现自己的眼睛有此症候，则可找保健医生检测一下胆固醇情况；同时，也可能显示患者出现钙质不平衡并导致动脉硬化，同样要请保健医生作进一步检查。

显示患者可能有精神兴奋，建议需补充大脑血液供应，多运动和增加某些辅助食物。认为，如果不重视这种症状的发展，则可能会导致记忆丧失和老年痴呆症。对于作者之观点，我们暂且不作更多的讨论，只是表明，西方的虹膜学者，在经过长时间的发展后，终于开始突破传统的框架，已从临床上发现虹膜以外及相关区域的新天地。

本人从1978年3月已完成题为《角膜缘带的中医望诊》的长篇论文，期间从临床上进一步检验了其诊断效应。实践表明，这是观察肝胆疾病的另一个非常重要、而在中西医学术界罕有进行过临床研究的新领域。

二、角膜缘带的组织学特征

组织学上，角巩膜缘的结构和角膜本部不同。前弹性膜到角膜缘以前突然停止，而后弹性膜移行到虹膜根部，帮助形成网状组织，实际上角巩膜缘根本上是由两层组织所组成，即上皮组织和基质组织。这里的角膜缘的上皮细胞层比角膜本部厚，形成不规则的乳头状，角膜基质也失去它有规则的结构，板层也不再作平行排列，渐渐移行到巩膜组织和纤维束之间，内有大量网状分布的微细血管和房水排泄的重要孔道，即巩膜静脉，此外还有淋巴管出现。角巩膜缘表面不光滑，而呈起伏不平的皱纹样。这里常有色素沉着可见，多呈棕色，色素深浅不同，形状不一，多呈新（半）月环状或全月环状，或散在性点状堆积，宽度有1～2mm不等，密度也不同，较多地集中在角膜缘的前界，间中与后界保持一定距离，在直接观察下出现一个白色狭腔或环状腔。

在眼科临床上，对这里的色素沉着出现的机制还不甚明了，自然就会被医学临床所忽视。本人在中医的轮脏概念（眼—五轮—脏腑经络关系）的启发下，经过长期的临床观察，发现这里的色素沉着出现同肝胆病存在某种联合并存关系。在多年后的今天，通过在纽约这个全球人种聚居地方的临床实践观察，再次发现，不论黄种人、白种人、黑种人或其他棕色人种的角膜缘带都具有相同的临床诊断意义，也就是说，这种奇异的医学现象不受人种的虹膜本体色素差异影响。从辨证论治操作中发现，现代医学中属于肝、胆、自主神经系统、中枢神经系统以及血液系统的某些病变，可从角膜、巩膜、结膜这三者的交汇区，即角巩膜缘带出现的色素沉着中反映出来的。这可能是由于肝脏的病理改变引起这里的角、虹膜缘周围的睫状血管系毛细血管网的营养代谢失调，使这里的血液组织之间物质交换的机能改变，产生郁血、痉挛以致发生组织代谢过程改变之缘故。

三、角巩膜缘带色素沉着的临床医学意义

随着现代科学技术的发展，用于对肝脏病的检查技术手段日益繁多。但是直到目前为止，包括在电子计算机帮助下超声波诊断技术在内，对肝脏病检查的敏感度，也不是一开始就反映出来的，正如前面说的，检查手段的常用数据与肝脏病本身实际情况之间也还有一定距离。

究其原因有二，一是众所周知的，是肝自身的功能代偿与强大的再生能力。所以，在早期肝功能变化面前，往往确实使得即使是最先进的技术检查也感到存在不少问题，在这种情况下，如果把临床上一些自觉症状都归咎于病人的心理因素是不符客观实际的，这往往是延误诊断的开始。就拿我在纽约接诊的一个病例来说吧，这位华尔街高级白领人士，年龄40多岁，当我发现其角膜缘带出现病理性棕色浸润环时，肝炎病毒阳性（+）已有20年历史。近年经两次检查报告，肝功能均为阳性（转氨酶高），家庭医生建议其作活检，但活检报告显示并无异常。其后医生再建议每两个月做一次血检以追踪病情，因活检报告无异常，医生并没有给病人作治疗措施，而患者本人一方面长期食纳欠佳、脸色苍白、四肢倦怠、便溏、口苦、头痛、失眠，但工作压力并没有减少，因而精神上感到非常苦恼。直到2006年夏出现严重腹水时，才被确诊为肝癌，但此时医生认为治疗已毫无意义，终于在入院后一个月去世，一位职场精英的生命就此被耽误了治疗时机。二是人的肌体始终是一个统一的整体，肌体内任何细小的变化都可能给整体其他部分带来某些功能失调。在中医来说，对这点颇为重视。我们骤然看起来，中医把一些在临床上似与现代医学中的肝脏生理概念完全无关的症状，比如某些中枢神经系统、内分泌系统以至生殖系统的症状都从证于肝，这似乎是不可理解的，但实际上却是有效的，原因就在这里。面对这种情况，从角膜缘带色素沉着现象入手从证于肝，其意义首先就在于，一旦肝出现细小的量的变化，就可以从色素沉着形态中做出某些早期推断。其次，在现代技术检查手段尚较缺乏地方，如一些发展中国家和地区的山区农村，可作为一种辅助手段指导临床治疗。第三，即使在医疗卫生服务完善的城镇地区，也可以根据中医的藏象学说，对一些整体性功能失调症状及时做出相应的诊断和预防治疗。

四、角膜缘带色素沉着的辨证分型

首先要了解虹膜本体辨证同角膜缘带症状之区别。临床表明，前者属于肝脏代谢机能低下或减退而导致的紊乱或障碍，相当于中医八纲辨证中的虚症与寒症；后者则属于肝脏代谢功能亢进，代偿性功能加剧而出现的代谢障碍，并且大多出现不同程度的器质性病变，如病理性肝肿大、胆结石、脂肪肝、肝硬化、动脉硬化以及肝癌及相关肿瘤等，所有这些症状相当于中医"八纲辨证"的火热证和实证。由于肝脏病大多病程时间较长，久病则阴亏，因而虚中有实，也就是常说的阴虚（肝）火旺，或阴虚阳盛。前者

（虹膜本体）为阴亏虚热，后者为阳亢实火；前者脉状多虚弦，后者脉状多洪实。因此，不论在临床辨证上或治法方药上都有很大的不同。角膜缘带色素沉着的辨证分型大致有3种。

（一）新（半）月环状色素沉着

肝（阳）气实型：在角巩膜缘下方5—7点之间的外周，一般呈棕色，宽1~2mm，密度不一，间或也可同时在上缘11—1点之间出现类似老人环状的角膜变性。临床也可分肝气（火）实型和肝血（阴）虚型。西医临床上多见于代谢性肝肿大、慢性迁延性肝炎及肋间神经痛。不过在早期常规体检多无所见，容易漏诊。

1. **基本形态**　在角膜缘可见褐色色素环，其密度较大，色深而宽，可达1.5~2.5mm（图6-41~图6-45）。

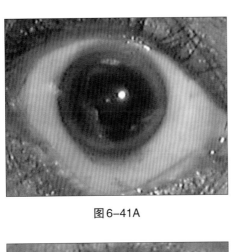
图6-41A

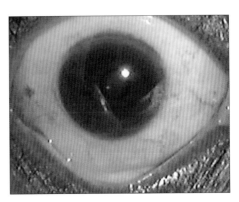
图6-41B

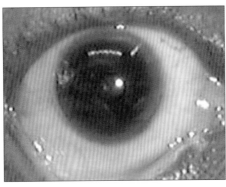
图6-42A

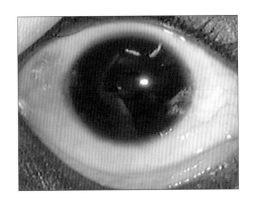
图6-42B

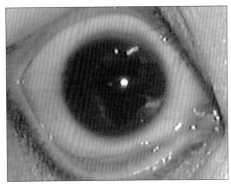
图6-43

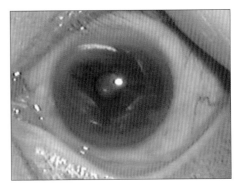
图6-44

2. **眼像主症** 应对于全身性的体征，可自觉胁间神经闪痛，巅顶头痛，耳鸣，苔黄口苦，小便黄赤，面色黧暗或夜眠惊梦，情绪激动，脉洪实。可见于急慢性胃肠炎，脂肪肝，胆石，肝酒精中毒，后半夜失眠等。

3. **病例**

（1）胃肠炎（肝胃不和）：男，46岁，华裔。

主诉： 常有头痛，冷饮即肠鸣泄泻，易疲劳，右脚时见麻痹、抽筋，咽喉常见痰阻欲吐。

其他体征： 舌苔厚腻，脉洪实、滑，体态肥硕。

眼像特征： 角膜缘带从3—8点之间带状色素沉着密度越来越高，A区呈浅黄色，B区Y状血管隐约可见（图6-46）。

证治要领： 本证为肝木克脾土，当柔肝扶土。方选五苓散合二陈汤、龙胆泻肝汤及健脾丸随症加减，疗效甚佳

（2）中风预兆（酒精中毒，肝硬化）：女性，华裔，50岁。

主诉： 常有咽喉梗阻，引致一阵猛烈咳嗽，手脚时见有麻木感，活动后消除。

其他体征： 苔黄，脉洪。

眼像特征： 角膜缘带的新月环状色素浸润大致相同，但5—8点处边宽、色深密度高，8—11点处外展区间有3~4mm，余见巩膜呈浅黄色（图6-47）。

证治要领： 患者嗜酒。体检及自觉健康状况与常人无异，证属肝木火郁，可疑为酒精性肝硬化，中风之前兆现象。方选桂枝茯苓五味子甘草汤。

（3）脂肪肝、胆道结石：男，38岁，驻纽约京籍专业人士。

主诉： 常见胁间闪痛、颈项及头后部疼痛，经多方治疗未见显效。

其他体征： 苔黄厚腻，脉洪实。

眼像特征： 角膜缘带从2—8点之间出现大半月环状带棕色色素沉着，密度浓郁，宽2~3mm，虹膜本体纹理疏密不一（图6-48）。

证治要领： 辨证为肝郁火旺、热郁胆经。可疑为病理性肝肿大3cm以上、胆结石。半月后患者到北京，某医院生化检查报告为脂肪肝、胆道结石并留京治疗。方可选用柴胡疏肝散加桂枝茯苓丸。

肝（阴）血虚型：

1. **基本形态** 角膜缘浅褐色素环，密度较低，色较淡，面狭小，宽度1~3mm（图6-49~图6-54）。

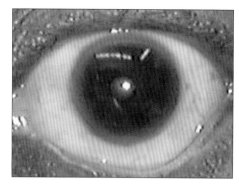

图6-45

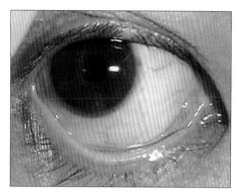

图6-46

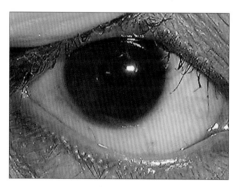

图6-47

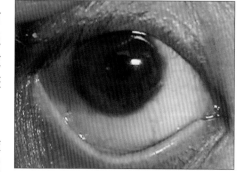

图6-48

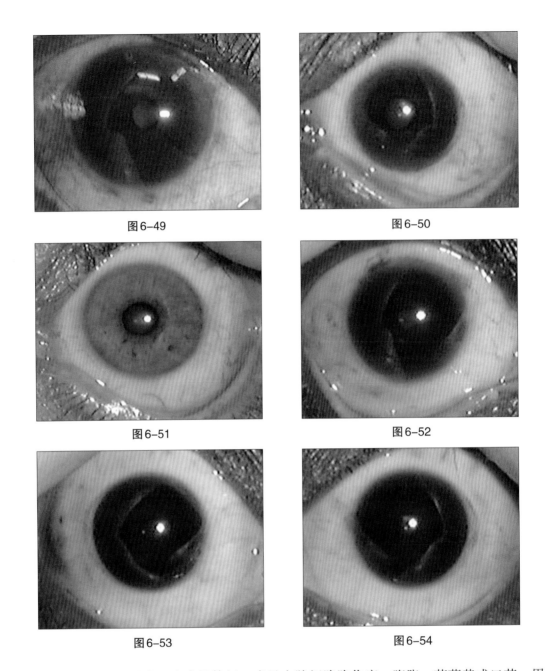

图6-49　　　　　　　　　　　　　图6-50

图6-51　　　　　　　　　　　　　图6-52

图6-53　　　　　　　　　　　　　图6-54

　　2. 眼像主症　对应于全身性体征：多见右胁间隐隐作痛，腹胀，苔薄黄或口苦，胃纳差，头晕，头痛，便溏泄，四肢倦怠，面色萎黄，失眠多梦，妇女月经错后，情绪低沉。治则以和肝养血为主，方宜柴胡汤、加味逍遥散、当归芍药汤、四物汤加香附、乌药、益母草等随症加减。

　　3. 病例

　　（1）代谢性肝肿大（腹胀、作呕）：女，1968年生，黑色人种。2009年9月20日初诊。

　　主诉：不论饭否均腹胀，胃口奇好，便秘，干燥，小便频，口渴欲饮，作呕，月经赶前推后，经量少，时间短，睡眠尚可，疲劳。

　　其他体征：右关弦实，左部弱，舌淡红，苔白腻。

　　眼像特征：虹膜色黑浊，角膜缘全月环色素沉着，边带宽2～3mm（图6-55A、B）。

　　证治要领：肝郁血滞，脾失健运。治拟健脾消积，疏肝解郁。方选五苓散合二陈汤、四物汤加减。

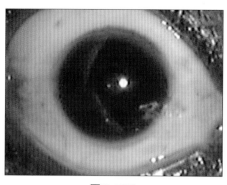 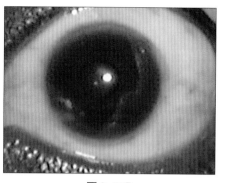

图6-55A　　　　　　　　　　　图6-55B

（2）肝肾两亏（手震抖，头痛）：男，27岁，华人，2009年11月17日初诊。

主诉： 疲劳，小便赤，头痛，口干，脚酸软，手颤抖，常瞌睡，性生活欠理想。

其他体征： 脉弦细、数，舌绛红，苔白腻。

眼像特征： 双眦及巩结膜异常充血，双虹膜、角膜缘黄褐色浸润块，半月环状虚影包围，色浅橙色，瞳孔色灰略细小（图6-56A、B）

证治要领： 辨证属肝肾（阴）亏损，色欲过度，相火上乘。治宜：滋阴降火，疏肝补肾，引火归元。方选柴胡桂枝干姜汤加党参、五味子、资生丸、牛车肾气丸、甘露饮、柴胡疏肝散加减。

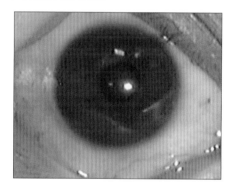 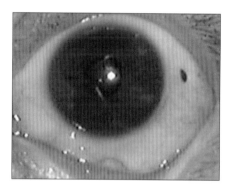

图6-56A　　　　　　　　　　　图6-56B

（3）月经不调（激素不足）：女，23岁，加勒比海人，纽约时装设计学院四年级大学生，2009年10月2日初诊。

主诉： 月经断续不停，疲劳，头眩，失眠，手脚麻痹，畏冷。

其他体征： 两部脉细数、弦，按之乏力。舌胖大，色淡苔薄白。

眼像特征： 虹膜色黑浊，缺少光泽，角膜缘可见环状浅黄色色素沉着，瞳孔略见浅灰色（图6-57A、B）。

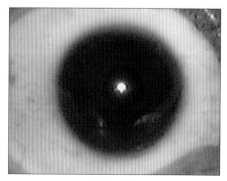 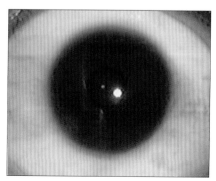

图6-57A　　　　　　　　　　　图6-57B

证治要领：肾气亏虚，肝气弱不生血，冲任亏损。治宜补益肝肾，温经固冲。方选温经汤、归脾汤、固冲汤加减。

（二）全月环状色素沉着

肝（阴）血虚型：角膜缘呈棕色，环状带宽狭不一，色素浓淡不一，多在1～3mm之间，与角巩膜缘周边距离清晰可见，间或有与其前界相互粘连。辨证为：肝郁火化。西医临床多见于代谢性肝肿大，迁延性肝炎，慢性肝炎活动期，早期肝硬化，夜游症及某些精神病患疾。临床上大体可分为两个基本类型。

1. 基础形态 以色素环细小、色淡棕色而与角巩膜缘前界距离较远，中间可有环状白色空隙（间或可有局部中断）为主要鉴别特征（图6-58～图6-64）。

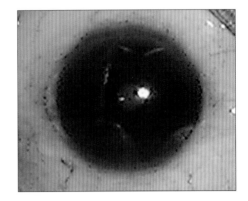

图6-58

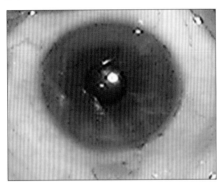

图6-59

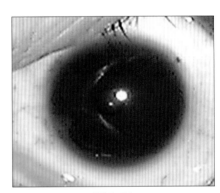

图6-60

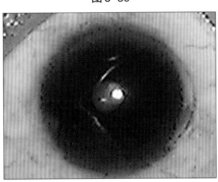

图6-61

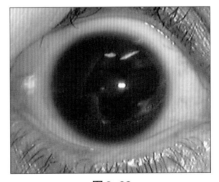

图6-62

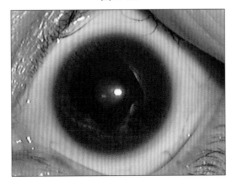

图6-63

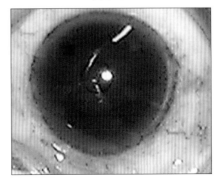

图6-64

2. **眼像主症**　与虹膜新（半）月环状患者比较，这类病患症状较重，病情时间长。主要体征：四肢疲怠，少食懒言，嗜睡或失眠多梦，便溏尿赤，巅顶午后头痛，舌淡苔微黄，面色青白，间或有低热，月经不调，皮肤病等。治疗以疏肝解郁，营血健脾为原则。处方以加味逍遥散、柴胡疏肝散、八珍汤为主加减。

3. **病例**

（1）崩漏：女，25岁，阿联酋裔，纽约居民，2009年10月22日初诊。

主诉：月经每每延后，且连绵不断至10天以上，同时伴有腹胀，头痛，胃纳欠佳，便溏，午夜微汗。

其他体征：脉细，沉迟，舌红苔白，面色萎黄，神色疲怠。

眼像特征：双目角膜缘色浊，缺少光泽，左虹膜可见带状光影，瞳孔浅灰色（图6-65A、B）。

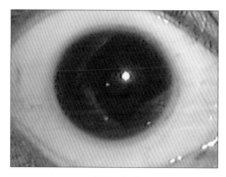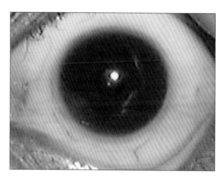

图6-65A　　　　　　　　　　　　　　图6-65B

证治要领：该女学生，白天工作，夜间上课，长期精神紧张，证属肝胃不和，寒湿困脾。方选温经汤加柴胡、补中益气汤加减，合平胃散、藿苓夏朴等。

（2）湿疹：女孩，5岁，华裔。

主诉（家长）：出生半年后皮肤开始出现瘙痒，近两年经20多位内科及皮肤科医生诊治过，病情反而越来越严重。以面部、背部及四肢瘙痒及皮肤干裂、红最严重。冬天流涕不止。时有低烧。

其他体征：智力大致正常，舌白腻，大便尚可，胃纳一般。

眼像特征：角膜缘环状浅黄至棕色全月环浸润，虹膜色浊至黑色（图6-66A、B）。

证治要领：已排除遗传因素，可疑为药源性致因。辨证属肝湿毒。治宜清肝解毒。方选四君子汤（固本）加枝子桑白皮汤并加蝉蜕、防风、羌活、木棉花、苍术及小柴胡汤加味内服。外洗方以黄柏粉、苦参、地肤子、银花藤；外搽可用滑石粉、冰片、硼砂、硫黄粉研细末每天1次，效显。

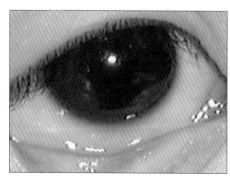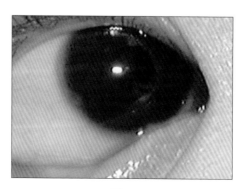

图6-66A　　　　　　　　　　　　　　图6-66B

（3）严重失眠（肝阴虚）：女，54岁，华裔。

主诉：严重失眠已有十余年，每晚只能闭目养神，小便频繁，脚冷，麻痹，抽筋，口干、口苦，胃气胀，颈背痛。

其他体征：脉细，乏力，舌红绛无苔。

眼像特征：虹膜外环色浊，淡白至缺失，瞳孔密度疏松，略呈方形。上睑巩结膜显著充血，下睑胃区可见血管增生（图6-67A、B、C）。

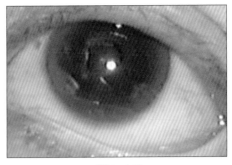

图6-67A

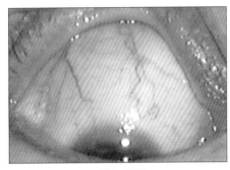

图6-67B

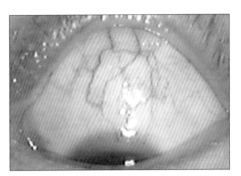

图6-67C

证治要领：（上焦）相火上乘，中焦肝虚脾实，下焦肾阳火衰。整体上实下虚，阴阳升降相佐。主证属阳虚。可先以五苓散治标，然后用柴胡桂枝干姜汤调和阴阳，最后用潜阳丹加减调理：人参、白术、茯苓、干姜、炙甘草、半夏、砂仁、炮附子。

（阴）郁阳亢型：

1. 基本形态　以色素环带宽1.5~2.0mm，密度浓厚而色深，与角巩膜缘前界粘连紧密为主要鉴别特征（图6-68~图6-73）。

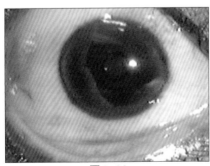

图6-68

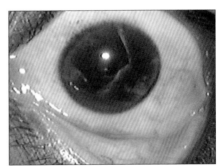

图6-69

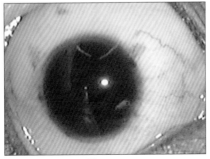

图6-70

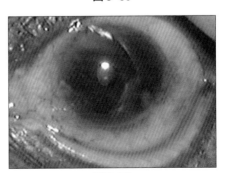

图6-71

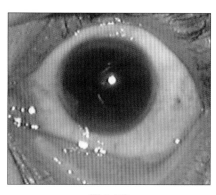 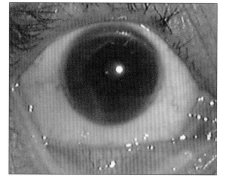

图6-72　　　　　　　　　　　　图6-73

2. **眼像主症**　消瘦，尿赤便秘（或便溏），口苦胁痛，夜眠多梦（间或可有不典型夜游症表现），进食后偶有冷战，下肢疲怠，或见手足关节麻痹，颈项牵痛，落枕，间有发热，皮肤瘙痒，女性则有月经推前，经期腹痛，情绪亢进等。治疗拟以疏肝解郁，泻火存阴，活血去瘀。

3. **病例**

（1）转氨酶高（肝大2~3cm）：男，30岁，有色人种。

主诉： 头痛，疲劳。

其他体征： 在肋下可扪及肝大2~3cm，转氨酶高。

眼像特征： 在角膜缘带出现全月环状带的棕色色素沉着，色素较浓实，1—5点处与虹膜缘的距离2~3mm（图6-74）。

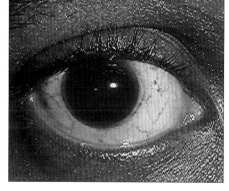

图6-74

证治要领： 属阳亢实火。治以疏肝泻火、清热解毒为主，养阴为辅。方选龙胆泻肝汤，一贯煎为主加减。

（2）青光眼、高血压：女，58岁，有色人种。

主诉： 自50岁以后就开始发现有高血压、高血糖和高胆固醇症状，脚肿，行动艰难，小便时黄时清，身冷，每晚在凌晨2—3点时便醒，然后不能再入睡。最近检查还发现有青光眼，视力越来越差，尿频。

其他体征： 下肢水肿，脉状早搏（心脉数至一停），右寸实滑，左部弱。舌胖大，左侧白腻苔，舌质淡红。

眼像特征： 瞳孔较细，混浊至灰白色；角膜缘周边散在性褐色色素沉着，面积宽大（图6-75A、B）。

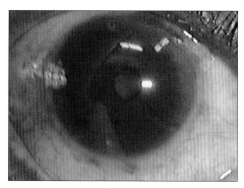 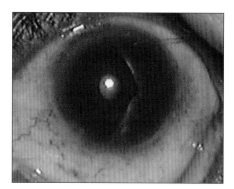

图6-75A　　　　　　　　　　　图6-75B

证治要领：心、肾、肝俱亏损。治宜疏肝解郁育阴潜阳固本，行气消肿。方选：真武汤加生脉散及二陈汤、金匮肾气丸、小柴胡汤加减。3个月后，下肢水肿消失，睡眠、视力改善，大小二便正常。

（三）不规则的点状色素沉着

1. 基本形态　在角膜缘周边部有散在性的棕色色素沉着，大小不等，有时可见陈旧性或新鲜微血管与棕色素斑混合存在（图6-76~图6-81）。

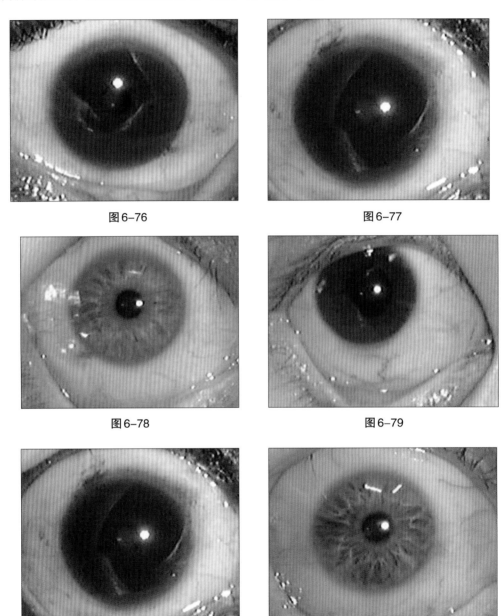

图6-76　　　　　　　　　　　　　　图6-77

图6-78　　　　　　　　　　　　　　图6-79

图6-80　　　　　　　　　　　　　　图6-81

2. 眼像主症　自觉症状多见有胁间闪刺痛，陈旧性挫伤史，肝炎史，吸毒，酒精中毒及某些功能性障碍，情绪异常，头弦痛，青光眼等。西医肝功能检查多无异常所见。治疗上可结合病史，审症求因，随症施治。

3. 病例

（1）胁间神经痛（肝胆湿热）：男，50岁，南美裔。

主诉：慢性肝炎、高血压、工作压力大，常见后颈背痛、头痛、胁间常作疼痛、胸闷、腹泻或便秘交替。

其他体征：脉弦实，舌红，苔白厚腻。

眼像特征：角膜缘带除了全月环状浅棕色浸润外，分别于4点、8点处有明显的棕色斑块浸润（图6-82）。

证治要领：法当以疏肝利胆、祛湿解毒。方选柴胡桂枝干姜汤加葛根、柴胡疏肝散、茵陈五苓散加减。

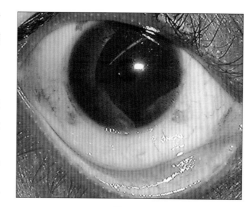

图6-82

（2）贫血：女，40岁，非裔。

主诉：长期患有多处不明原因的疼痛，失眠，月事失常。

其他体征：舌淡红，苔薄白。

眼像特征：瞳孔呈淡绿色，显示肾功能疲弱；内眦及下眼睑内皮淡白无华，角膜缘带呈淡黄色，在5点、8点两处分别出现棕色斑块（图6-83）。

证治要领：证属心脾两虚，营血不足，大体上属于脏腑功能失调的虚证，但从角膜缘的眼像来看又挟有肝气郁的实证，即现代医学讲的缺铁性贫血。

原因是胃肠的消化和吸收功能紊乱，加上饮食随意，常有腹泻现象。治宜健脾养心、疏肝解郁、调和肝脾。方选归脾汤、逍遥散、痛泻要方等随症加减。

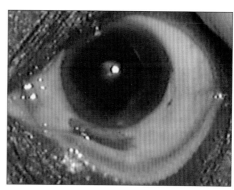

图6-83

（3）月经不调，流产：女，37岁，华裔。

主诉：月事不调，流产，左下腹痛，大便不畅，睡眠差，肩背痛。

其他体征：舌淡，少苔，脉沉迟。

眼像特征：虹膜7—8点处出现棕色斑块，外眦不规则充血（图6-84A、B）。

证治要领：肝郁气虚，心血不足。治宜理气疏肝，和血调经。方选逍遥散合桂枝茯苓丸、归脾丸、七宝美髯丹加减。

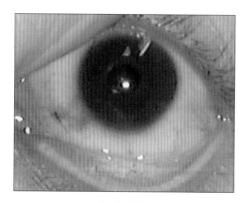

图6-84A

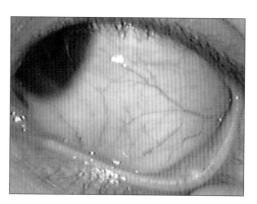

图6-84B

第四节　肝与其他脏腑联合病的眼像辨证

　　肝是人体内最大的实质器官，也是最重要的代谢器官之一。肝脏复杂的生理机能一旦出现病理性变化，必定会累及其他器官。因此，除了本脏辨证治疗外，按中医五行理论，还要注意其他相关脏腑病症的变化。首先是心，其次是肾和脾及相关的腑络。中医在临床上许多出奇制胜的辨证论治方法，例如平肝泻火、滋阴降火、滋水涵木、疏肝理脾、调和肝胃等都在临床上取得标本兼治的效果。

一、肝心合病的眼像与病例

　　从肝脏出发观察其他脏腑变化，主要从阴阳、五行关系上进行辨证。在藏象学说中，肝阴不足不但会出现肝（阳）火上升，而且也会累及心脏，引致心火亢盛，火盛则肺金损。

　　1. 基本形态　其主要特征是，除了角膜缘带出现各种形态的棕褐色素沉着外，内外眦也呈现较明显的充血，这就是我们常说的心火上炎（图6-85~图6-87）。

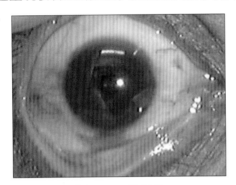

图6-85A（正面）

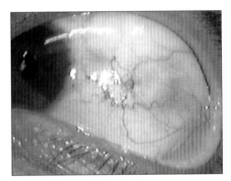

图6-85B（外眦）

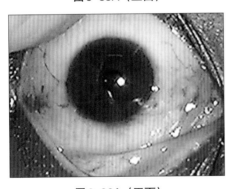

图6-86A（正面）

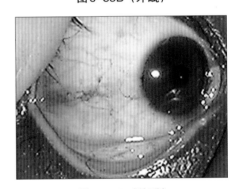

图6-86B（外眦）

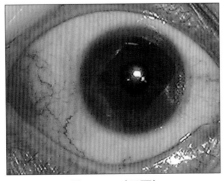

图6-87A（正面）

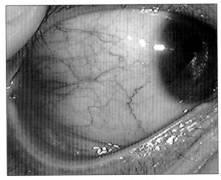

图6-87B（外眦）

2. 眼像主症 其临床症状多为头痛，苔黄口苦，面色灰暗，少寐多梦（梦游），便结尿赤，心烦易怒等一系列内热之象。这种现象在美国职业人士中相当普遍。由于过多的夜生活或夜班工作，毒品泛滥，白天工作紧张，加上饮食失调，多有肝阴不足、虚火上升的现象。在治法上，大多施以泻火存阴，敛肝清心之法。可选用导赤散、龙胆泻肝汤、当归芍药汤、一贯煎等随症加减。

3. 病例

（1）口腔炎、头痛：中年亚裔男性。

主诉：头痛，失眠，还见牙痛，口腔不适，胸翳，便秘，尿赤，疲劳。

其他体征：舌红少苔，脉弦、大。

眼像特征：内眦的上、中、下向角膜方向的血管色绛且粗大，角膜周边有云雾状内绕，而7—8点之间出现褐色浸润（图6-88）。

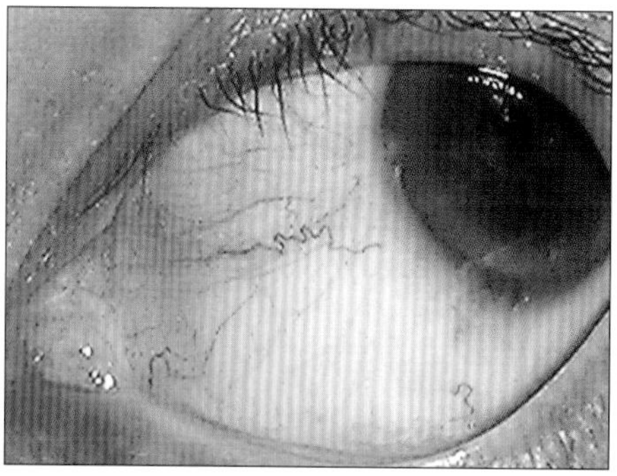

图6-88

证治要领：肝阴不足，肝阳浮越，引致心火（母乘子）郁结（子乘母）。一般医学检查并无异常，并没有特别处理。从望眼辨证来看，此属于少阳胆火郁结，太阴虚寒，少阴心脏虚弱。方选柴胡桂枝干姜汤加桃仁川芎，清上温下，活血强心。

（2）肝脏肿瘤：男性，24岁，华裔，波士顿居民。2009年12月23日初诊。

主诉：时有恶心，口渴欲饮，胃脘部按下不适，小便黄，大便一天三行，最近检查发现肝肿瘤7cm，性质尚未能确定。

其他体征：面色㿠白，两部脉沉微，舌红，黄灰苔。

眼像特征：虹膜缘深褐色半月环浸润，可见巩结膜毛细血管及睑缘鲜红。外眦H1及IA4可见血管增生，显示患者肝胃不和及蓄水（图6-89A~D）。

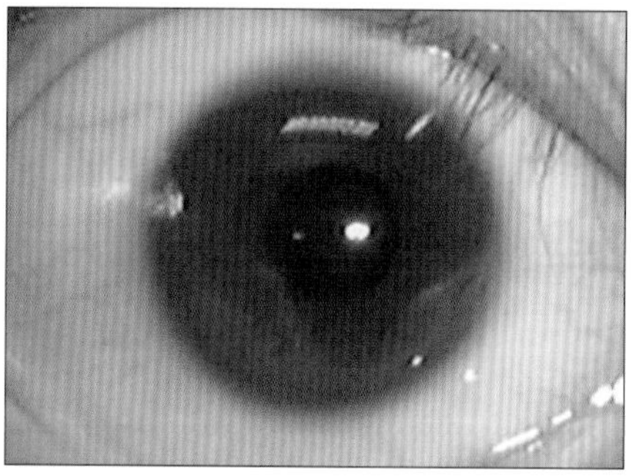

图6-89A

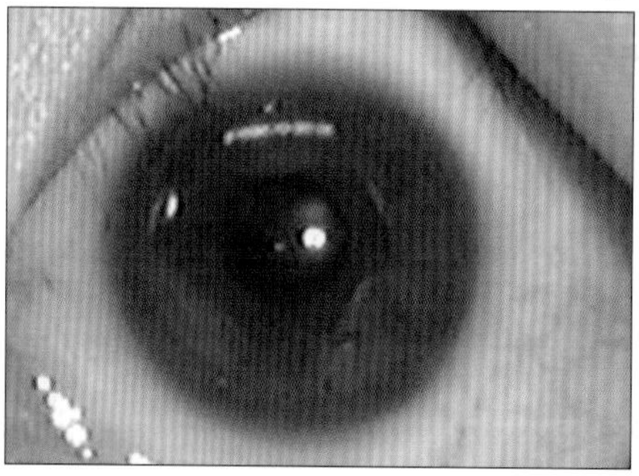

图6-89B

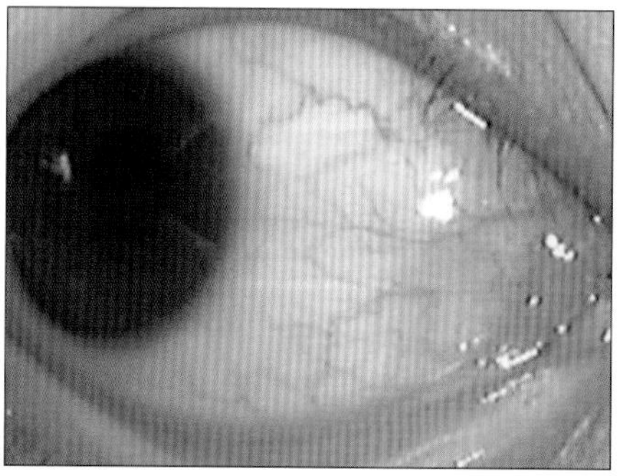

图6-89C

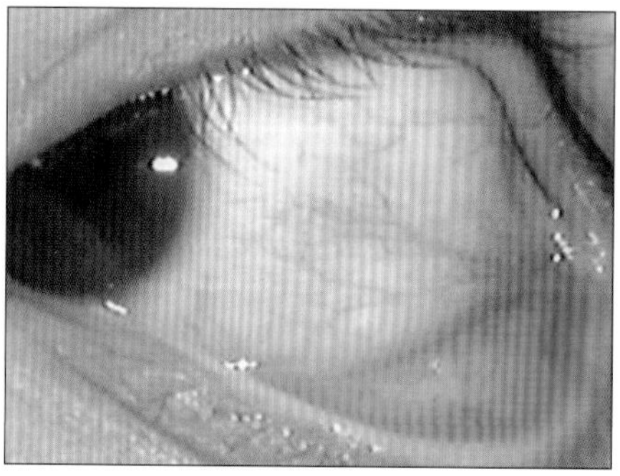

图6-89D

证治要领：调和肝胃，分利水湿，用柴胡桂枝干姜汤及资生丸加减。

（3）肝郁、心血瘀（疑似皮肤癌）的眼像：男，56岁，欧裔，建筑业。2009年11月24日初诊。

主诉：5年前发现背部皮肤痛痒，流血，经诊断为皮肤癌。夜眠鼾声如雷。临症检查背部有5处直径约2.5cm大小皮肤病灶，色红褐，湿润，略肿。左肩背部有一个5cm×6cm大小的肿块，质软，按之略见疼痛。

眼像特征：双侧虹膜呈紫色及弥散性瘀点，右眼外眦有紫色血管增生，巩膜色浅黄（图6-90A~E）。

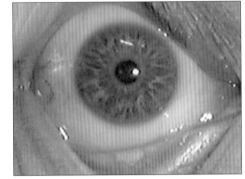

图6-90A

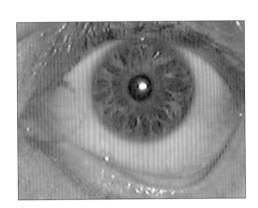

图6-90B

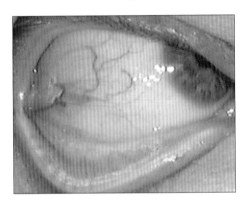

图6-90C

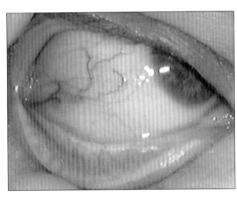

图6-90D（2010年1月13日第5次复诊）

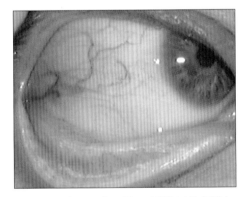

图6-90E（2010年3月10日第11次复诊）

其他体征：体魄强健，体重81kg左右，血压140/90mmHg，脉缓，沉弱。

证治要领：根据眼像所显示，紫色属大毒，黄色属湿毒，瘀为血郁，三者合聚于足太阳膀胱经而成癌。经详查细问，发现患者从事拆旧建新工程长达20多年，少用口罩，大量吸入各种有毒粉尘，尤其是石棉。治宜：清火解毒、活血祛瘀、祛湿除痰。第一阶段选自创双黄祛湿解毒饮及半夏泻心汤加减加大黄、丹参、田七。中期以金匮肾气丸、阳和汤加减，效果显著。

【病例特写】

一天，一对白人夫妇走了进来，笑眯眯的。女的是一位来复诊的病人，宾州居民。男的是她先生。女的今年50多岁，身材丰腴，自述自己精神疲倦，新陈代谢慢，容易增肥长膘。这种情况在很多中年妇女身上都出现过，有的还被诊断为甲状腺功能低下。不过在我中医眼里看来，这些都是简单阴盛阳衰，一用补气提气的药马上就立竿见影，手到擒来。所以来了几次后，这中年妇女就带了她先生从宾州赶过来。

她先生长得五大三粗，十分强壮的样子，据说是有皮肤癌。我说，让我看看，这男子脱了衣服，果然看见整个背脊好几个大小不等的伤口，有的在结痂，有的在流血流脓。更特别的是左边肩胛骨那里长了一个大大的包，馒头大小，摸上去中等偏硬。没有吃药，没有化疗，也没有手术。

我说，那你怎么知道这是皮肤癌？这白人男子笑着指着他太太说，她呀，她就是我的医生。原来这中年妇女自从一次进医院被割了胆囊后，就产生了医生白大褂恐惧症。以后都尽量避免看西医。她先生平时也没什么大病痛，不需要看医生，他这个皮肤长疮的问题虽然很麻烦，长年累月地流血、流脓，但也没让他紧张得要去看医生。因为我们中医不是那些老是要动刀子割这割那的医生，所以他们来看中医是一点心理障碍都没有。

先把脉，发现很弱，偏沉，左右都是。再看舌头，胖大，颜色正常，舌苔不多。问他病情，自述大便溏，脚冷，胃口好。想了想，脑子里一直围着那个皮肤癌3个字打转，于是先开了个化痰祛湿、和胃消滞的方子，两个星期。

两个星期后复诊，问他情况如何，他说，挺好的，背上的伤口似乎开始愈合，左肩胛骨的那个大包也好像消退了不少。于是效不更方，又开了两个星期。

两个星期后再复诊，问他情况如何，他说，挺好的，再细问下去具体症状，他似乎表现出一点儿犹豫。我马上意识到这次的效果不太好。我再想了想，之前两次基本上都是以消为主，第一次还可以，第二次就效果一般，恐怕要重新辨证才行，不能想当然，以为是皮肤癌就一味攻伐。

再把脉，还是弱和沉，舌头也看不出有什么实证。想来想去，于是决心改变策略，转攻为补。大致上如补中益气或者十全大补之类的方，两个星期。

两个星期后再复诊，情况大好，这男子说得绘声绘色，但凡随便说说"挺好的"来应酬医生的都是说得很简单、很随便的，但如果真的是很好的话，各种症状就会被病人形容的细致入微，这白人男子这次的情况正是这样。比如说，精神很好啊，大便正常不稀烂啊，脚也没那么冷啊之类的。再看看那背上的疮口，收缩了很大部分了。

火神派的祖师郑钦安说过，做医生的，难就难在辨阴阳。或者说，从医难就难在辨虚实。一般人总有虚实夹杂的情况，很少会出现纯粹的虚证或实证，而且随着治疗的进行，虚实也随时会发生变化。这个病例的情况正是如此，开始的时候因为受"皮肤癌"这几个字的干扰和这男人壮实外表的迷惑，尽管脉象和舌诊表现虚像，我还是认定这是实证而采取了消法，结果两次之后就效果不佳。第三次及时改变思路，重新辨证，从而取得良好的效果。

之后的治疗基本上就从虚证的方向着手，补中益气，十全大补，黄芪、当归、附子、熟地、乳香、没药等，效果都十分令人满意。

时间长了后，这男子有一次问我，为什么我的身体会这么虚呢？我以前一直是身体比较壮实，一点儿毛病都没有的。这男子是从事木工装修工程之类的工作的。我沉吟了一下，就反问他，你皮肤这毛病是从什么时候开始的？他说，大概五六年前吧。我说，那你想想五六年前发生了什么事情吧。那男子一脸疑惑说，好像也没什么事情发生啊。说完他就跑到对面去做按摩去了。

一个小时后，这男子做完按摩后，满脸红光地对我说，我想起来了，五六年前正是我开始爱上潜水运动的时候。这有关系吗？我一想，正是如此。怪不得在治疗期间，每次他们夫妇去潜水旅游后，身体症状都有所退步。潜水真的是对身体体能要求很大的运动，这主要和水下的压力有关，心肺功能差的人的反应尤其明显。这男子的眼睛心脏区就有一团很明显的血管，显示心脏有问题。再引伸联想一下，他左肩胛骨上面的那个软软的大包块其实也正是心包区的积水。用什么药方呢？真武汤即可。

最近他们夫妇3月初刚刚从波多黎各潜水回来后又准备下个月去旅游潜水，这男子说，我太太跟我说，是否应该考虑一下暂时放弃潜水。我也在想是不是要这样。不过，你会在我身上赚很多的钱，因为我决定还是要去潜水，哈哈。

各位读者要小心了，身体不好的话，去潜水或爬山，或去西藏等风光险峻的地方旅游都要小心，不要以为这些都是平常事，珍惜生命，爱护健康。我另外一位客人还因潜水的缘故发生了一起悲剧。

事情是这样的：这天诊所来了两个老年女子，那个年纪稍大的是老客人，寒暄几句后，说她今天带她的儿媳妇来看病。我一听竟然是儿媳妇，就认真地看了看她身边的那位女子，原来的确是个年轻人，只是长得非常老相和憔悴，不认真看还真的会以为是个50多岁的妇女。

儿媳妇今年40岁，准备要结婚了。但最近因为肠胃不舒服，看西医，吃消炎药吃得非常虚弱，脸色青灰，毫无神采。她家婆看了觉得不是办法，要结婚的人弄得病恹恹的不吉利，于是就把她带来吃中药。

这种情况容易调理，因为但凡这些吃抗生素或消炎药吃的身体虚弱的人只要一补就见效，基本上就是虚证，没有什么虚实夹杂的情形，所以很容易治。所以很快就开方抓药。

两个星期复诊的时候，这儿媳妇就很大不同了，整个人就好像年轻了几岁，有点儿像是少妇的样子。还笑嘻嘻的，还时不时地开玩笑问我什么时候退休（意思是叫我暂时不要退休，至少要帮她调理好身体，等她生了孩子后才考虑）。我说你放心，一定会帮你调理生小孩后才退休，只要你能按时吃药，不会很长时间。

这样调理了一两个月，期间她还介绍了她在西雅图的朋友来就诊，也是同样的年纪，同样的生育烦恼。去年11月底的时候，她和先生一起来访。她先生很年轻的样子，大概年纪也比她小。这儿媳妇很高兴地告诉我，她结婚了，马上要和先生一起去加勒比海地区旅游。从现在开始他们会抓紧时间"造人"——生小孩。于是我祝福他们并且开了一些野生西洋参给她和先生带在旅途上服用。

之后就一直没有音讯，一次电话和来访都没有。我有时候心里想，是不是她已经怀孕了呢？虽然她调理的时间不长，但是很多客人其实也很快就怀孕的。这东西运气来了挡都挡不住。于是我就打了个电话问她近况如何。

打通电话后，我就开玩笑地问，很久没见到你来，是不是有好消息了？她在电话的那一头，幽幽地叹了口气，唉，没有，但是有坏消息。我心中一惊，想，难道流产了？她接着说，我先生过世了。这下子真是恍如晴天霹雳，震得我一时找不到方向，我说，怎么回事？她接着说，就在我们蜜月旅游行程的最后一天，我们去潜水，我先生潜下水后就出事了。那片水域其实是很浅的，我也不知道为什么会这样。

除了无比的震惊，我还替她感到十分地难过。这女子到了40岁才结婚显然是很不容易的事情，一路走过这么多年来，感情刚刚有所归宿，偏偏是命薄如纸，刚办完喜事就要办丧事，真是天意弄人，情何以堪。

但我这个人呢就喜欢琢磨事情，挂了电话后，我就开始琢磨为什么这个新郎会这么短命。想了一下很快就有头绪了。其实潜水是个很危险的事情。尤其是对那些心肺功能不好的人来说，因为水下的压力是可大可小的，你潜得越深，压力就越大，问题是往往海底的风光会引诱人不由自主地越潜越深。那就相当危险了，大家如果看过电影的话都知道，当潜水艇潜得太深时，就会开始机械疲劳，然后漏水。人的血肉之躯能够比潜水艇的钢铁更强吗？第二，这意外发生在行程的最后一天也很说明问题，旅游其实也是件很令人疲劳的事情，一路游玩后，最后一天肯定会很累的了，在最累的时候去做潜水这个高风险的事情也是偶然中有必然。第三，要注意这是蜜月新婚旅行，蜜月新婚，两夫妇同房的次数也必然多，体力必然会下降，体力下降再加上高风险，偶然中又多了一个必然。

本例中的宾州男子疑似皮肤癌，与6年前治疗那位女性皮肤癌虚证相比，属虚实相兼证。而某些症状与病原、病因都与另一位严重干癣患者相似（详见《望眼知健康》一书第89页）。患者为东欧中年男子，也是从事拆旧建新的工程作业。2005年10月来诊。主要症状为全身性皮肤瘙痒不止，内热外寒、大汗，每天出奇地饥饿。检查其眼像（虹膜）也是有大量褐色瘀点（图6-91A、B）。

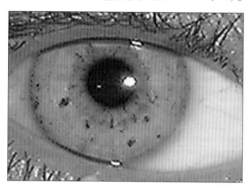 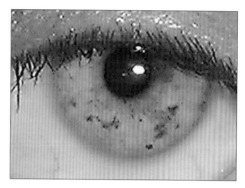

图6-91A 　　　　　　　图6-91B

分别拟方对肝与血的中毒进行清洗，前后约共2个月、45剂中药后症状全部消失，5年后追踪检查未见复发。

二、肝肾合病的眼像与病例

肝为木，肾为水，水涵木则生，水不涵木则病。临床上肝肾合病、合治的情况十分广泛。一般来说，肝肾合病者属肝肾不足者多。肝肾不足者，是谓肝肾阴不足，不足以制火。所以中医素有"壮水之主，以制阳光"之说。宋代名医钱乙据此创设的"六味地黄丸"及在此基础上衍生的知柏地黄丸、杞菊地黄丸（肝肾不足引致眼花、眼涩痛）等历久不衰名方，对人类健康做出了伟大的贡献。

1. **基本形态**　除了虹膜、角膜缘带的症状外，其瞳孔也可见多种形态变化，颜色可见灰或青绿色充盈，内眦时可见有充血（图6-92~图6-96）。

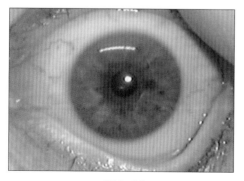 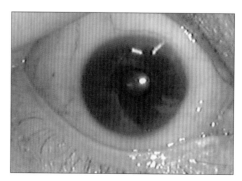

图6-92 　　　　　　　图6-93

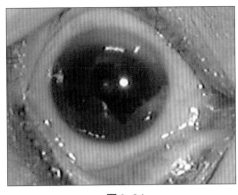

图6-94

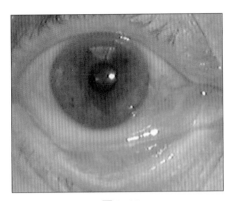

图6-95

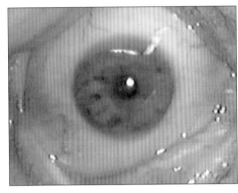

图6-96A

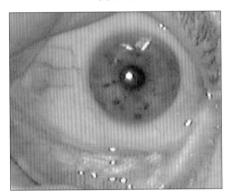

图6-96B

2. **眼像主症** 当今的工业社会,肝肾不足而导致百病丛生。除了不少人由于肾虚而患有颈椎、腰椎病症外,骨痛症也特别多,女性多有各种不言名状的妇科怪病。虚火上升引致的高血压病、糖尿病也相对比较多。另外,慢性疲劳综合征(亚健康)状况,在人群中所占比例愈来愈高。尽管现代医学发达,但对这类慢性、消耗性疾病毫无办法。如以知柏地黄丸或杞菊地黄丸,女性则以逍遥散为基础加减化裁,肝肾合治,往往取得良好的效果。

3. **病例**

(1) 慢性疲劳(CFS):男,55,哥伦比亚人,纽约花店老板。2009年10月11日初诊。

主诉:容易疲劳、脚肿。

其他体征:两关脉弦实,右寸弱,左寸实,舌暗瘀红,苔白腻、微黄。

眼像特征:左眼虹膜大幅度变形,瞳孔色灰,细小。右眼虹膜于4—5点之间下肢区出现淡白区,下肢血液回流失荣,显示右脚麻痹无力(图6-97A、B)。

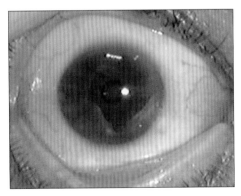

图6-97A

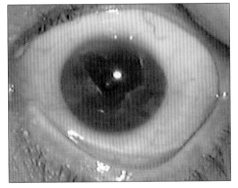

图6-97B

证治要领：眼像显示患者肝肾不足。治宜滋肾养肝。方选黄芪桂枝五物汤加茯苓泽泻，后续以肾气丸、右归丸加减。

（2）高血压头痛，肝阳上升：男，52岁，华裔。

主诉：高血压头痛，眩晕，肩背酸痛，略见左手震颤。反复经络按摩治疗，效果不佳。

其他体征：脉细、弦，舌绛苔黄。血压170/95mmHg。

眼像特征：角膜缘5—8点有2~3mm新月环状棕色色素浸润，8—11点脂肪样物质堆积伸向角膜。外眦绛色血管怒张，以上方最为突出，瞳孔变小（图6-98）。

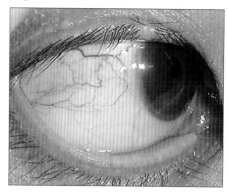

图6-98

证治要领：辨证为肝肾不足、相火上亢、痰火上蹿，可疑为脑动脉硬化，并有早期中风迹象。本症虚实相夹，上实下虚，虚多实少。按中医原则应以补益肝肾阴为主，以阴制阳。方可采用柴胡桂枝干姜汤加桂枝茯苓丸。

（3）高血压、高血糖：女，58岁，南美裔。

主诉：从1989年起，先后有右肾、子宫及胆囊切除，目前左肾结石。高血压病史、高血糖，自觉眩晕，难入睡，忧郁，疲倦，夜尿多，多汗，作呕，腰背肾区有压痛感。眼像见图6-99A、B。证属肝肾不足，肝胆气郁，胃失和降。方用五苓散合二陈汤，后续以金匮肾气丸和泽泻汤加小半夏汤。

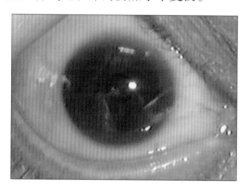

图6-99A

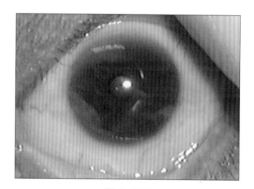

图6-99B

【病例特写】

现在患糖尿病的人很多，随随便便就有人问我中医对糖尿病是否有办法。中医当然有办法，只要是阴阳五行之内的事情中医都有办法，除非糖尿病和阴阳五行无关，否则必定有办法，各位读者以后也不要问类似的问题了。比如说，中医能否治疗癌症，中医能否治疗高血压，等等。除非癌症和高血压与阴阳五行没有关系，否则，中医就必定能够治疗。

这位西语裔女人经人介绍找我，她有糖尿病。但她找我的本意不是治疗糖尿病，而是想挽救她剩下的唯一的一个肾脏。此妇在20多年前就被切除了右肾，只剩下左肾。自从右肾切除后，就一发不可收拾，在短时间内接连割除了子宫和胆囊。美国医生的治疗方法不知何故，基本上就是割东西，手起刀落，毫不迟疑。既省事又省心也。我想这妇人之所以在短时间内接连被割除这么多内脏的原因是，人体是个五脏六腑紧密联系的整体，一旦某个脏器被切除后，其他的脏器马上失去平衡，也开始受到牵连出现问题，结果出现状况。

这西语裔妇人其实身体也不很差，中气还算充足，只是感觉左肾持续性疼痛。西医的检查结果是有肾结石，极力要求她做手术排肾结石。她自从被切除几个脏器之后，彻底怕了西医的手术，心想自己只剩下一个肾，如果再被这些医生弄出个差错，那么下半生就彻底被毁了，所以特别不愿意动手术，她找我的原意就是想看看中医能否帮她保住这唯一的一个肾。因为此人不是华人，不知者不罪，所以我很耐心地跟她讲解了一番中医的道理，闲话少说，现在就开始谈谈治疗。

中医其实既容易也很难，容易的是它的概念和药物在现实生活中处处可见，随手可得，似乎人人都懂一两下中医。药就是食物，食物也是药，比如说，山药、绿豆、红豆、白扁豆、党参等，但难就难在使用这些药物后面的医理以及如何搭配组合成方。甚至开个药方也不是很难，难的在于药方中各味药物的分量，中医自古有句话就说，中医不传之秘在于量。比如说，现在中医界很流行的"火神派"里用的附子，附子回阳救逆，绝对是个好家伙，我就经常在用。但是附子用得可多可少，以前我功力差的时候，用附子总是三钱起跳，五钱很常见，七八钱也试过。但是后来临证多了之后，才认识到"壮火食气，少火生气"的道理。结果现在我用附子的习惯是一钱起跳，两钱是常态，三钱是封顶。倪海厦和山西的李可他们用附子用得山河为之动容，鬼神为之哭泣，让人听起来像是云里雾里，但他们往往是用在身患绝症的病人，生死系于一线间的时刻，平常人如果不是转眼就要咽气，其实大可不必这样用附子。

所以，在这老妇人的例子里，我就用了最普通常见的肾气丸，当然有一两味的加减，但加减不会超过一两味。因为她两部脉都是微弱，同时有典型的糖尿病三多症，大渴欲饮水，尿频，总是觉得饿，身体虚胖，高血压，视力模糊。另一个方是柴胡桂枝干姜汤。

第二个星期她定时来复诊，我问她，情况怎么样？她说，差不多，没什么感觉。我听了也不大意外，病人总是不太善于表达的。我于是具体地发问，那你觉得精神体力有什么变化？她说，哦，好了很多很多。再问，那么小便频的症状呢？她说，哦，少了，少了很多。口渴呢？也少了很多。结果一个个问题具体问下去，所有的症状都有好转。她之所以一开始说差不多，是因为左肾的疼痛还在，还感觉痛。我再问她，那你觉得你的肾痛有没有减轻？她说，有。再问，你觉得减轻了多少成？她说，大概三四成吧。看来情况很好，唯一的问题就是她感觉血压有点儿高，稍微有点儿头痛，我看了看，原来是柴胡桂枝干姜汤的作用，其中的桂枝、干姜和炙甘草是会造成血压升高的，于是这次我把它改成逍遥散，肾气丸加减仍然保留。

长话短说，这妇人前后来了两个月左右，基本上用相同的方剂，情况每次都持续改善。昨天这次来是过了好一段时间才来的。一来是因为没钱，二来是因为症状很好，据她说，她现在感觉自己就像个正常人一样。没有消渴，也没有尿频，更没有过于旺盛的食欲，视力正常，血压正常，更关键的是，左肾也完全不痛了。她说，她已经有4个星期没有测量自己的血糖了，以为她觉得自己真的是正常人一样。其实，从这时候开始，中医就可以认为这老妇人的糖尿病已经好了，为什么呢？有句话叫：穷寇莫追，还有，水至清则无鱼。她可能从西医的角度还会有糖尿病（具体有没有我不知道，就假设她还有），但是症状消失了就已经足够了。因为过分的治疗只会走向反面。最后往往会造成悲剧，就是病还没治好，人却被治死了。

中医治疗的度往往在于把疾病的势头扳过来，剩下的事情人体自身的正气足以慢慢地把疾病控制或消灭。比如说，从这个星期开始，我给她开的药也基本上就是调理肠胃补气补血，攻和消都是不必要的。

今天介绍这位病人的朋友来访，提起她的这位朋友的近况，说她最近刚做了一次CAT检查，证实肾结石已经消失，但不知何故，她的医生依然建议她手术排石云云。她坚决不肯。

三、肝脾（胃）合病之眼像与病例

肝脏之为病，最容易影响脾胃，中医称之为"肝木犯土"。肝木犯脾（胃）的实症主要表现是肝气妄行，疏泄失常，导致横逆犯脾。治当敛肝扶脾，疏肝解郁。实症一般以"四逆散"和逍遥散随症加减，而虚症的治则是：理气健脾，以四君子汤、一贯煎加减为主。

1. 基本形态　其眼像特征，角膜缘带呈浅色色素环、半月环状色素或不规则块状或团雾状棕色色素浸润，虹膜浅棕色而分布不均；同时在胃征区有较微细血管呈不规则状伸向角膜（图6-100~图6-105）。

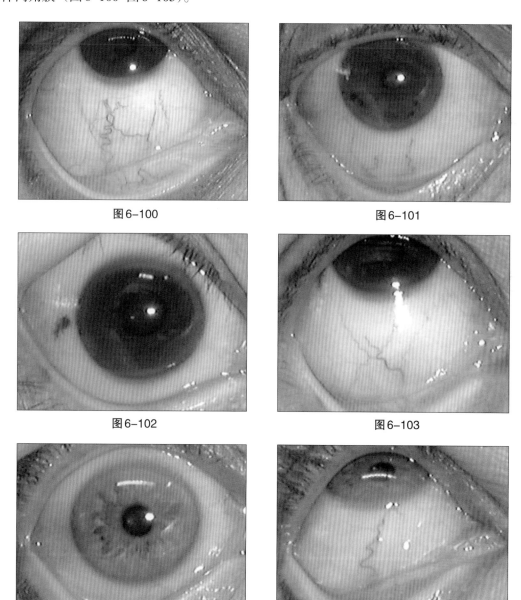

图6-100

图6-101

图6-102

图6-103

图6-104

图6-105

2. **眼像主症** 临床表现为胸胁胀满，口苦口干，中脘隐痛，恶心干呕，吐酸，便泄，女性多见面色无华，白带如注，月经失调，便溏，肢冷，眼睑病等为"木乘土"。

3. **病例**

（1）脾虚生痰：女，60岁，华裔。

主诉： 近1个多月来每见腹满胀痛难忍，间有肠鸣，尿频，便秘，饮食不下，胸闷憋气、痰多。

其他体征： 舌淡，苔白腻，脉沉、缓、细。

眼像特征： 瞳孔清蓝色（肾阳虚），虹膜6点处深黑色条块状（肝郁）。下睑内皮淡白（脾虚），内眦絮肉状沉积（痰湿）（图6-106）。

证治要领： 此为肾气不足，（肝）木郁乘土。治宜益肾、理气除痰，疏肝解郁。先后以五苓散合二陈汤，金匮肾气丸，香砂六君子汤（丸）及越鞠丸随症加减而愈。

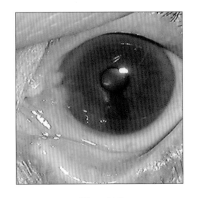

图6-106

（2）腹痛（肝木犯土）

主诉： 本例主诉临床症状与上例相似，但眼像相反。

其他体征： 脉弦实，舌绛苔黄，厚腻。

眼像特征： 除角膜缘出现灰至棕色环状色素沉着外，下睑结膜内皮显著充血，巩结膜与睑内侧交界处出现一鲜红块状充血，余见中线以下均有较显著的微血管充盈（图6-107）。

证治要领： 辨证属"肝本犯土"实证。治则当以平肝理脾、清热祛湿。方选大柴胡汤合桂枝茯苓丸，四逆散加减。

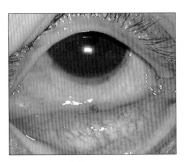

图6-107

（3）慢性胃炎，胃溃疡

主诉： 腹满、气胀。

其他体征： 影像医学检查，报告为慢性胃炎或胃溃疡。

眼像特征： 角膜缘带及巩结膜接合处呈绛色充血，显示肝气疏泄不利；胃征区（B区）一绛色血管Y状相连紫至深褐色斑块伸向角膜缘（图6-108）。

证治要领： 肝脾（胃）气滞不和。据其的自觉症状，方选厚朴半夏生姜甘草人参汤、保和丸以调和肝胃消积健胃。

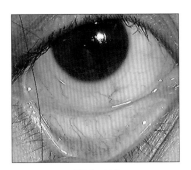

图6-108

四、肝肺合病之眼像与病例

肺脏之为病，也影响到肝脏。中医称之为金克木和木乘金。在正常生理状态下，肺有宣散和肃降两方面的功能，以调节一身上下外内之气。如肝气疏泄不利必定会扰乱肺之气机正常运转。临床上常见之症状：肺气横逆，中医为"肝虚肺实"。表现为：中医眼科称之为"白膜沉（一为侵）睛"以及在角膜周边出现类似"老年人环"的环状白膜，由外向内伸展。近年医学研究表明，这种过去一般被认为老年人生理衰退性改变的现象，已发现其大多同脑动脉硬化有着密切关系，在临床上可作为脑动脉硬化的信号。中医在治疗上，可用麦门冬汤去半夏，加白芍、五味子、山萸肉。痰多气逆上冲者，仍可加少量半夏、苏子，以收降过于耗散之肺气，同时加强补肝肾、强阴益肺。

1. **基本形态**：其眼像特征，是在角膜周边出现类似"老人环"的环状白膜（或胬肉增生），由外向内伸展。中医眼科称之为"白膜沉（一为侵）睛"，谓之金凌木。与之区别者，是其环状带较浅薄透明，50岁以下者较多见。另一种是在角膜缘11—2点（时钟指向）和5—7点之间出现半月环状白色薄膜，在临床上也较多见，从正面观察，似覆盖在"黑睛"上。第三种情况是角膜缘出现全月环状色素浸润，或虹膜变形。木乘金者，可配合巩结膜进行观察。凡巩结膜有大面积深浅不一的充血者为风热型，色蓝者为风寒型。本节仅重点讲金克木症状与治疗（图6-109~图6-114）。

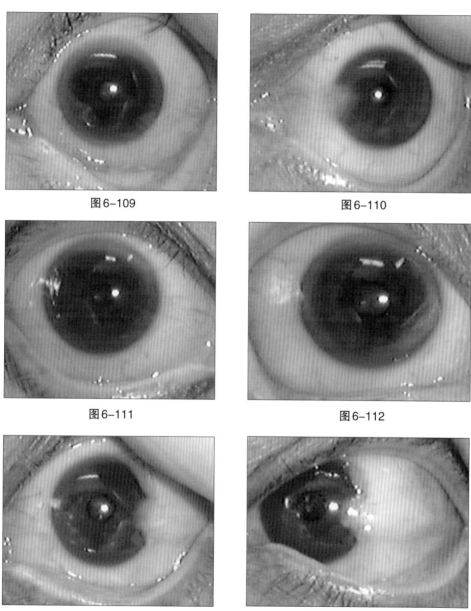

图6-109

图6-110

图6-111

图6-112

图6-113

图6-114

2. **眼像主症**：常见症状有美国常见的花粉过敏症（眼睛痒、鼻塞流涕、咳嗽、严重者有低热）及季节性流行病。木乘金者，是木气疏泄太过，肺金不足。冬春或冬春之交，肝气盛发，肺气升降失常。临床表现为动则气喘（过敏性哮喘）、气促、早晚咳嗽痰多。由于上述种种症状是属于慢性进行性的蜕变现象，可在较长时间的咳嗽、气喘以后，再加上工作疲劳，营养不均衡，而在不知不觉中形成。患者多数没有什么自觉症状，只是感到容易在偶染风寒之时，便会胸胁不舒，有程度不同的咳嗽，或者在冬春季节出现所谓过敏性喘咳。针对这种情况，应多以预防为主，平时除可多选用此方外，还可以选用"玉屏风散"作预防，可提高其对症状发生时之免疫功能，甚至达到根治的效果。

3. 病例

（1）慢性支气管炎（肺实肝虚）：男，40多岁，亚裔。

主诉： 动则气喘，咳嗽痰多。

其他体征： 舌淡白、腻，脉浮、弦。

眼像特征： 虹膜、角膜缘带的新月环状内置入虹膜，色素为白雾状。余见 A 区有浅黄色絮肉状堆积，瞳孔略为收细（图6-115）。

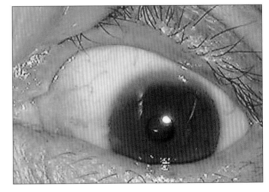

图6-115

证治要领： 本症属肝肾不足，肺金克肝木、痰浊上扰。可见于慢性支气管炎、支气管扩张、过敏性哮喘等。治拟培补肝肾、敛肺化痰。急性期可选用小青龙汤，缓解期可方选桂枝茯苓五味子甘草汤，或桂枝茯苓白术甘草汤、二陈汤、人参蛤蚧散等随症加减。

（2）亚健康（肺阴虚）：男，31岁，非洲裔美国白领。

主诉： 口干，干咳，少痰，夜多小便，易疲劳。

其他体征： 舌大苔白腻，脉沉细。体重126kg左右。

眼像特征： 虹膜全月环状咖啡色色素浸润，白膜全月环状浸入角膜，瞳孔呈浅灰色（图6-116）。

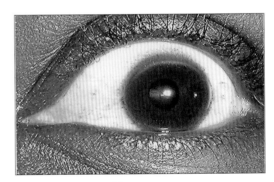

图6-116

证治要领： 肺肾不足，脾虚下陷。本例患者身兼数职，尤频于深夜演唱活动，故肝、肺、肾之脏功能均出现劳损征象。此为另一种患有"慢性疲劳综合征"的"亚健康"典型。治则以补中益气，升发阳气，升清降浊，宣畅三焦。拟方升阳益胃汤、补中益气汤、金匮肾气丸等随症加减。服药20天，健康状态已获显著改善。

（3）支气管扩张、痰中带血：男，中年华裔，前北京某军医院职员。

主诉： 医生诊断慢性支气管炎多年，久治不愈。咳嗽痰多，时见痰中带血丝、疲怠，大便不正常，失眠多梦，口苦，胸闷。

其他体征： 面色黧黑，舌红少苔，脉弦，口臭。

眼像特征： 巩膜呈浅黄色、虹膜呈椭圆形，外有一个宽窄不一的棕色环状带色团（图6-117A、B、C）。

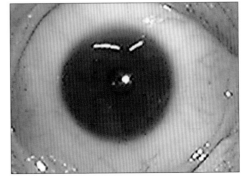

图6-117A

证治要领： 咳嗽，有时带血的根本原因不在于肺，而是在肝。肝郁火旺，木火刑金；木

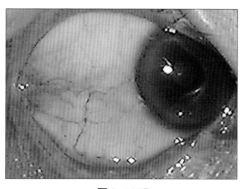
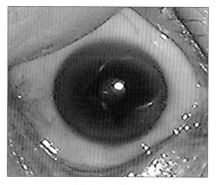

图6-117B   图6-117C

克土，土不润金。治宜疏肝解郁，滋（肝）阴降火，补脾益肺（阴）。方选柴胡桂枝干姜汤、桂枝茯苓丸、月华丸、资生丸加减。半年后在京检查：肝、肺及其他生化指数为正常。自觉症状消失。

第五节　吸毒者的眼像辨证

　　吸毒（主要是大麻，俗称冰的甲基安非他命类毒品以及俗称摇头丸的亚甲二氧甲基安非他命类毒品，鼻烟），作为当今社会发展的一种畸形产物，西方国家虽然耗费巨大的人力、物力资源进行治理，但至今还是"野火烧不尽，春风吹又生"。作为一种社会医学现象，除了在法律、道德方面加以制止外，还必须使用最简便、成本最低的方法及时、准确、有效地发现和检查吸毒所带来的健康损害，这既有助于综合诊治那些表面上看来与吸毒无关的症状，特别是女性吸毒者的健康异常表现，例如易疲劳、干咳少痰、气喘、失眠、头痛、月经紊乱或闭经等，又能帮助患者戒除毒瘾、消除毒品所带来的健康损害。

一、眼像特征与病例

　　基本形态　①如果是采用注射或口服方式的吸毒者，其角膜缘带会沉积一种类似胶质的黏液，呈深棕色或深褐色，为不规则的环状色素浸润。②如果是采取吸入式的吸毒者，其角膜缘带则会出现一种环带状黄色色素沉着，与一般吸烟时间较长的吸烟者的眼症状近似，但其色素较深，而且集中在角膜缘，而吸烟者多呈弥散性色素沉着，多分散在整个巩膜（白睛）。③深度中毒者其瞳孔多呈蓝至灰白色，比正常瞳孔细小，显示肾功能严重受损。④外眦、内眦和内眦角上方（IA3/IA4）血管大弯度曲张，显示其对中枢神经冲击的严重程度。由于本节内容特殊，故对图谱逐一描述（图6-118～图6-124）。

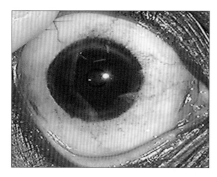
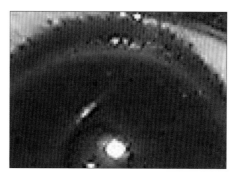

图6-118　虹膜、角膜缘被深棕色黏状物，角膜缘深棕色环宽大、浓度高显示深度中毒。吸毒时间长，肝脏深度中毒

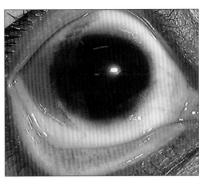

图6-119 巩结膜大面积深棕色浸润，吸毒时间10年以上，肺及肝脏中毒较深

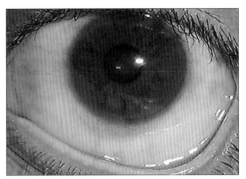

图6-120 角膜缘及结膜呈不规则棕褐色黏状物质，虹膜色素凝滞，显示中毒较轻

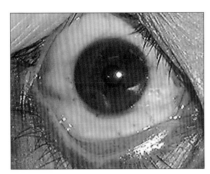

图6-121

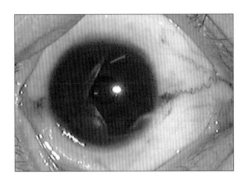

图6-122

亚洲区、黄种人，尤以图6-121的呼吸系统区黏状物质隆起，但中毒症状还比较轻

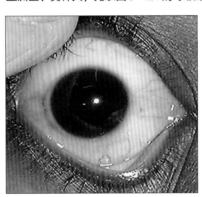

图6-123

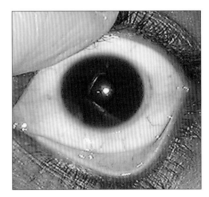

图6-124

仅见角膜缘有彩虹样半月环状红色色素浸润，中毒症状较轻

二、毒品致损与一般肝功能变化的鉴别诊断

毒品中毒反应集中在角膜缘带，正如前面所说的，角膜缘带周边出现的色素环带的胶黏性物质多呈深棕色，浓度较深，颇像油画涂色；而非毒品性肝症状，例如疲劳过度或慢性肝炎，或肝炎带菌者的代谢性肝肿大，在角膜缘带出现的环状色素带，其棕色素较淡，密度较疏松，只是在5—8点处边缘色素较深，密度较高。但出现脂肪肝变、血压持续上升者，其色素及密度却与毒品中毒反应十分近似；不过经仔细观察比较，其色素仍然比较淡薄，色素浸润呈嵌入式，而毒品中毒则多呈弥散性堆积式分布。

一般肝病、肝肿大患者之角膜缘环状鉴别图例见图6-125~图6-128。

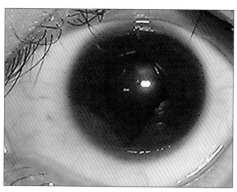

图6-125

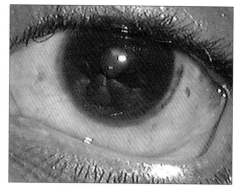

图6-126

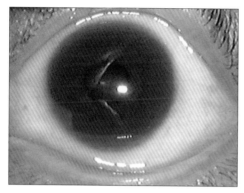

图6-127

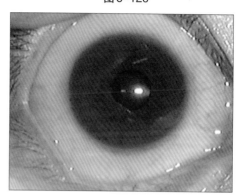

图6-128

三、吸毒对健康的损害及其治疗

吸毒，不仅对社会物质生产力造成巨大破坏，而且对人类自身的繁衍力也造成严重损害。正如前面一些图例所说的，毒性越来越大的各种毒品对健康之损害，时间越长，损害也越大。首先，毒品对中枢神经产生严重冲击，其次是肝肾功能损害严重。问题还在于吸毒者的慢性中毒过程中产生的各种症状，与一般性临床症状很容易混淆不清，以致造成误医误诊、医疗资源的极大浪费。一位肾衰竭患者的年龄不过46岁，但吸毒时间已超过20年。如果他能早一点儿停止吸毒，或洗肾期间减少吸毒，则政府用于这一部分人士的公共资源就会省下来，可惜由于种种原因，并不遂人所愿。就两性来看，男性吸毒者固然令从生殖基因方面造成下一代的种种先天性生理缺陷，而女性吸毒者则导致月经紊乱及闭经，及其他方面的健康问题。

四、病例

（1）轻度毒品中毒：女，38岁，小学教师，南美裔美国人。

主诉： 生理周期紊乱，常停经，使用毒品至少有5年左右。

其他体征： 身材高大，舌大，淡白。

眼像特征： 双眼现深褐色全月环，虹膜色深，纹理不清，瞳孔细小。角膜缘右侧（A）呈深褐色环状，虹膜色深，左侧角膜缘呈老人环状，瞳孔变细，略呈灰白色（图6-129A、B）。

证治要领： 患者使用毒品年份虽短，但已对大脑神经、肝及肾造成损害，致生理周期紊乱。初以三黄汤加天冬、麦冬、绵茵陈、车前子、苍术泄热解毒，缓解头痛，5贴后再以酸枣仁汤加夜交藤改善其睡眠，6贴以后，再用柴胡疏肝散加枸杞子、菊花、冬桑

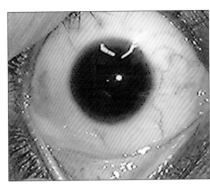

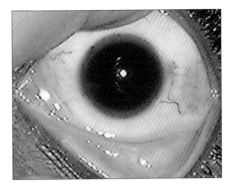

图6-129A   图6-129B

叶、罗汉果清除肝胆积热。半月后月经来潮，但时间只有2天，3天后再来5天，排血量少。表明其垂体功能已初步激活，但造血功能尚待进一步加强，于是在经期干净后再以逍遥散重加阿胶、首乌、枸杞子和益母草一连15贴。28天后经期再次来潮，已由过去的2天增加至4天，排血量接近正常。经后再以大剂量四君子汤加黄芪、阿胶、艾叶、枸杞子、怀山药、熟地、川断连续15贴。第三个周期正常来潮，白带大为减少，颜色由黄转白，异常气味消失。为了根治其白带，于上方再加女贞子、金樱子、当归、白芍及椿根皮、莲须连服10贴。前后经过不到两个月时间，不论体能及精神状态都从根本上得到改善，进一步坚定了她戒毒的信心。5年后追踪检查，健康，工作如常。

（2）中度中毒：女，32岁，美国某航空公司乘务员，南美裔。

主诉：不断潮热，多汗，经血量多，异常疲倦，吸大麻有10余年。

其他体征：暴肥（身高约170cm，体重约103kg），左脚水肿。

眼像特征：虹膜出现不规则色素变化，角膜缘（4—6点附近）大面积褐色浸润（图6-130A、B）。

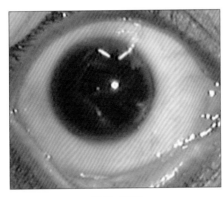

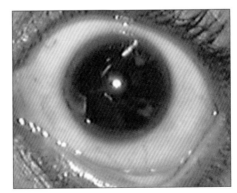

图6-130A   图6-130B

证治要领：主要方剂A方为逍遥散加减清热解毒；B方7剂以真武汤加生脉散加柏子仁、丹参改善其代谢功能，利水消肿。半月后检查全身消肿，体重减2.25kg。应患者要求，继续坚持中药治疗。

（3）重度中毒：女，75岁，中美洲人。2009年9月10日初诊。

主诉：喘，全身无处不痛，极度疲倦，每天需大量喝酒止痛。50年来每天不断都吸一种特制鼻烟（普通烟叶制成粉状吸入），直到来访当天这个习惯仍然如故。

其他体征：疲倦，萎靡，脉大，重按无力。舌淡，齿印，苔白腻。

眼像特征：（双）虹膜充满深褐色黏状物，似陈年油画涂色（图6-131A、B）。

证治要领：眼像显示严重烟草中毒，治以清痰、解毒。方以补中益气汤合半夏厚朴汤，辅以清气化痰丸、三黄汤等加减。

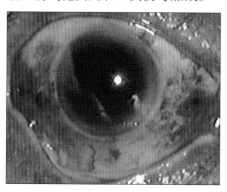

图6-131A

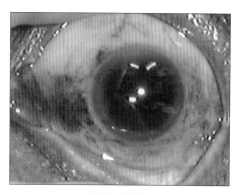

图6-131B

（4）严重忧郁症

【病例特写】

注：本例与下一例类似，吸毒眼像并不明显（戒毒后多年），但毒品之毒性广泛向五脏六腑扩散，和后期药物交叉影响致全身性症状严重（图6-132）。

这天电话铃响，拿起电话就听到一个熟悉的声音。我迟疑了一下，马上想起来，这就是那个全美最大的有线电视台的一个节目主播。她是我的老客户，几年前的某天经过我们的诊所时看到我们那张眼图勾起了她的兴趣，她长期以来一直为自己眼睛内的血丝而感到困扰，结果就此开始了在这里吃中药的另类医疗生活。此人长得身材高大（有180cm上下），金发碧眼，貌似逝去的英国王妃戴安娜。人缘也很好，几年内不但把自己的丈夫和3个儿女介绍给我们（见到她家里人后我才发现她其实是全家最矮的），还不断介绍她的朋友过来。寒暄了一下后，她就说，我等一下要介绍一个朋友过来，你帮忙看看她。我打趣说，听起来好像很神秘哟。她说，你见到她就知道了。

1小时后，两人如期来到。大家很高兴，互相问候一番。然后就介绍她的朋友，是个白人年轻女子，褐发，20多岁，脸色白中透黑，眉宇间透着淡淡的忧郁。于是我就给她把脉，脉很沉，很难分辨，所以时间稍稍长了一点儿。我就笑着问她说，时间太长了吗？她好像刚刚从禅思中清醒过来一样说，不是。我觉得很放松。再看看舌头和眼睛后，发现虹膜色块交错。然后就开始了问诊。她说，她曾经吸毒，但现在已戒掉多年。现在的问题是她觉得自己正在慢慢地陷入严重的忧郁症，不能自拔。她尝试了很多东西，希望自己能脱离这个忧郁的深渊，比如说她经常做运动健身，我打断她说，那你做了运动后觉得精神好些了还是更累了？她说，觉得更累了。现在每天中午1点钟时候我都会打瞌睡。我再问她，你觉得冷吗？她说，很冷，手脚都冰冷。她还说，过去10年来，她觉得真正热的日子只有两三天。这真是很夸张的说法，我想。我又再问，你的小便怎么样？她一下子好像被提醒了一样，说小便很频，经常要去厕所。小便什么颜色？很淡，清。她还说，医生说我的膀胱内膜太薄，很容易有炎症。所以我每次做爱都会引发膀胱炎。现在每年只能做爱一次。这医生简直是鬼话连篇，我心里想。

问到这里，情况大致已经清楚了。这女子由于以前吸毒，导致肝肾受损。肾主水，和膀胱相表里，所以她小便变得很频，那些所谓膀胱敏感或者膀胱肌肉受激之类的说法是结果而不是原因。肾阳受损，所以她就觉得很冷，过去10年里虽然全世界都在嚷嚷全球暖化，但对她来说真正热的日子只有两三天。阳虚必定会整天打瞌睡，所以她中午1点钟阳气最盛的时候竟然会想睡觉。在这种严重阳虚的情况下，做运动是没什么大效果的，而且越做越累，所以她无论怎么样尝试，还是觉得很累很抑郁。找到原因就很容易

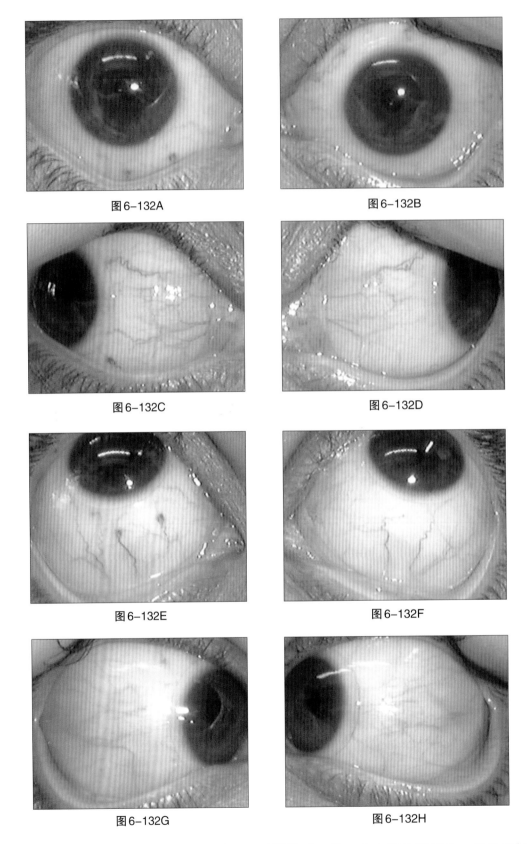

图 6-132A

图 6-132B

图 6-132C

图 6-132D

图 6-132E

图 6-132F

图 6-132G

图 6-132H

开方，于是下笔，清肝毒，解郁，补阳，消滞除满。另一个方就比较简单，就是提气，补中益气加减。

第二个星期来复诊，她来复诊我就知道很有效。像她这样年轻白人男女来吃中药的不少，但是他们都不常来复诊，原因很简单，没钱。中年人或中老年人来的就比较频繁一点儿。坐下来后，她很兴奋地说，第一个清肝毒补阳的方十分有效，她喝了后瞬间就觉得像另外一个人一样。第二个补中益气的方也有效，但似乎不能持久。明白了，看来她目前需要解毒和补阳并进，暂时还不能一味进补提气。今天我看她的样子好像比上一次黑了不少，我说你脸上的黑斑是怎么回事？她不好意思地说，她以前因为脸上有暗疮，所以做了激光处理，现在她基本上不能见阳光，一见阳光就会刺激这些激光处理后的疤痕，今天是阴天没有太阳，所以没有化妆，明显一点儿。我笑着说，就因为长了一点儿暗疮就要做激光？如果你早点儿找我的话，你何至于现在这样呢？她也笑着说，是啊，如果我早点儿知道你就好了。哦，对了，你有一些中药能够把我这皮肤漂白一点儿吗？我说，当然有，你算找对人了。我们中国人喜欢皮肤白，所以对这方面的中药恰好有点儿研究，我可以给你试试。她跃跃欲试地说，太好了！于是稍作一些加减就开方送客。

像她这样的所谓忧郁症患者，我还见过不少。有个在佛罗里达的白人男子，经人介绍来找我。30多岁，父亲是药剂师，从小就给他吃各种各样的西药。他说他有五六种病症，其中就包括极严重的忧郁症。我听他的陈述后，就知道他其实是极严重的阳虚证。此人极度怕冷，他的说法是无论天气怎么样热，他也不会觉得热。所以他才搬到佛罗里达住。同时他的性功能低下，雄性激素过低。诸如此类，林林总总的病名和药名一大串，在我听来无非就是两个字：阳虚。他还偶然问问我知不知道某病或某药，我就直说不知道，知道了又如何？你老爸就是药剂师，什么样的药都能拿到手，现在还越吃越坏，知道了有什么用？美国人近年来的趋势是搬到阳光地带居住，如南方各州，我推测背后的原因就是吃西药吃得太多，太多人阳虚，阳虚就怕冷，所以抵受不住北方的严寒被迫搬家。日益泛滥的忧郁症其实也是同样的道理。

前面说过的那个严重忧郁症白人女子今天第三次复诊。进来时抱着个精致的竹编篮子，里面装着一些简单的书籍，我问她，咦，今天拿着这篮子干什么？她笑笑说，没什么，今天我工作的那个士多店关门了，我只是拿自己的东西回家。原来她那个小店就在附近，卖一些欧洲来的昂贵的小玩意儿或家具或装饰品之类的东西。在亏损很长一段时间后，终于关门大吉。现在经济不好到处都是这样，也没有什么奇怪的。

言归正传，坐下之后，她满脸笑容，说，这次很好，我两个方子都觉得不错。是吗？怎么样好？她说，睡得好，吃得好，拉得好（她以前是睡得不好，吃得一般般，经常便秘）。还觉得自己瘦了。以前她是很少吃淀粉质的食物的，因为怕长胖。现在她极度渴望吃面包之类的淀粉质食物，而且还大吃特吃，神奇的事情是，她还觉得自己瘦了。哈，这正是我一直在重复对我的病人们灌输的理论。很多病人（无论男女）在吃了一两次中药后，就大惊小怪地说，不得了啦，我的胃口越来越好了。我说，什么都不要紧，重要的是你的阳气。只要阳气上去了，怎么吃都不会胖。因为其中的关键是，只要阳气在，就是动能充足，新陈代谢就会运转正常，食物吃下去就不至于堆积在体内变成脂肪和痰湿。现在的社会潮流是节食减肥，这完全是错误的。正取的做法是保持自己的阳气（或者用英语说就是精力能量）。盲目节食减肥的后果就是精力下降，体力不足。对女人来说更会造成气血不足，荷尔蒙失调，难以怀孕。所以现代社会越来越多的女人不孕就是这个原因。这种似是而非的节食减肥观念对那些年青女子造成一个很严重的后果，一方面她们在控制自己的饮食，结果由于蛋白质和脂肪摄入不足，造成激素分泌不足，不足的话，西医的解决方法就是每个月打针去刺激她们身体的激素生长，大概要花两三千块钱（美元）不等。其实如果每个月额外多花两三百块钱吃得丰富一点儿，又何愁身体没有激素？这不是和自己斗气吗？

另外一个变化就是，她现在完全不想喝咖啡。其实这很正常，以前也有类似的病例。病人吃了中药后，发现自己对咖啡再也不感兴趣了。这个世界很多人喝咖啡是因为他们体虚，精神疲惫，咖啡对这些人来说是精神兴奋剂，所以他们时时刻刻都对咖啡上瘾。只要他们阳气提上去，他们就不再那么依赖咖啡。咖啡对很多美国人来说其实是药物而不是美食，很多美国人被不正确的医学观念弄得整天无精打采，不得不依赖咖啡来提神，看看这几年星巴克咖啡店开得到处都是就知道情况有多严重。这女子现在觉得每次喝的中药都好喝得不得了，觉得是在"craving-渴求"我的中药。

（5）吸毒后遗症症候群：男，51岁，歌手，有色人种。

主诉：有多种综合征：三高（尿糖，高血压，高血脂），心力衰竭，髋关节疼痛，致行动不便。医生建议髋关节替换术，来寻找第三方意见。自述自小喜爱篮球运动至2005年（4年前左膝关节半月环撕裂致手术），是职业歌手。从11岁开始使用大麻类毒品，5年前戒毒，戒烟。睡眠质量极差，鼻鼾严重，性能力下降。近日发现颈动脉附近如鸡蛋大痰结（病人自述），日常靠9种药物（西药）勉强维持正常生活。

其他体征：身高157cm，重129kg。结代脉，舌大，苔黄腻。

眼像特征：瞳孔青色，虹膜半月环深褐色。虹膜体色浊，内眦（H2）充血色鲜。IA区弥漫性鲜红色充血。其余巩膜区见脂肪样黄色（图6-133A~F）。

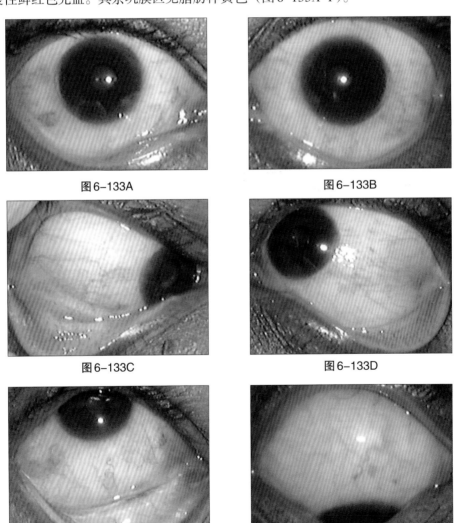

图6-133A　　　　　　　　　　图6-133B

图6-133C　　　　　　　　　　图6-133D

图6-133E　　　　　　　　　　图6-133F

　　证治要领：本例长期吸毒，又戒毒后有5年时间。吸毒眼像并不明显，但毒品之毒性广泛向五脏六腑扩散，和后期药物交叉影响致全身性症状特别严重。治疗上只能抓重点，分步实施。初宜温肾助阳，强心脉、清气化痰、利水消肿。第二阶段才能健肾壮骨。方选：生脉散加真武汤、薤白、丹参、柏子仁、枳壳，清气化痰丸加减。经第一阶段7天治疗后，病人回访，显得神采飞扬；第10天后出现重感冒（畏冷），严重心律不齐而入医院治疗1周。估计是排寒出体外的反应。出院后，继续服用生脉散及金匮肾气丸加减。

　　（6）中毒性肝肿大：男，1962年生，有色人种，2010年4月5日初诊。

　　主诉：口苦，作呕，疲倦，右肋间疼痛，小便深黄，大便难，睡眠困难，双手麻痛，心区有重压感，气短。胃纳一般。

　　其他体征：身高180cm，体重94.5kg。脉沉缓，舌淡，苔白腻。

　　眼像特征：虹膜本体色深色素分布不均，角膜缘带深棕色全月环浸润，角膜、巩结膜周边有大面积棕色至黄色素浸润，瞳孔变细（图6-134A、B）。

　　证治特征：患者未见吸毒、吸烟史，酒精中毒可能性也不大。但他是职业长途货车司机，疲劳，且长期吸入大量油烟及粉尘。导致肺及肝中毒。治宜清湿热，疏肝解毒。方选柴胡桂枝干姜汤加黄芪、陈皮、白术；五苓散加延胡索、威灵仙、当归。

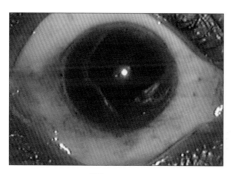　　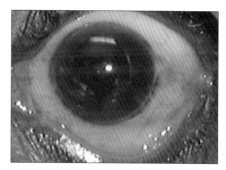

图6-134A　　　　　　　　　　图6-134B

第七章
睑结膜、巩膜的眼像辨证

观察眼睑范围，从解剖学来看，包括对内眦、外眦的上下眼睑（外皮及其皮下组织、内皮的结膜组织以及睑缘和睫毛）这几个部分的微细血管、色素以及结构形态进行观察。临床上只要用手轻轻向上（睑）掀翻或向下（睑）拉动。有些患者（阴虚火盛）睑裂较窄，肌肉神经紧张，不容易立即打开，其时可暂缓片刻再轻轻地掀开。

第一节　脾（胃）与眼科的关系

关于脾胃之一般生理功能及其在脏象中的重要地位和作用，已在前些章节有过较详细的阐述。这里需要特别强调的是，在脏象学说中把脾放在"后天之本"的重要位置上，而"肝开窍于目"，那么脾对眼的关系却又在何种位置？明代傅仁宇的《审视瑶函》一书中引用宋朝脾胃论大医家李杲（东垣，1180—1251）关于脾胃与眼的关系时说："五脏六腑之精气皆禀受于脾土，而上贯于目。"因而"脾虚则五脏之精气皆失所司"，"凡医者不理脾胃及养血安神，治标不治本。不明正理也"。意即，脾虚则百病由生，自然目不能视也。当代医家焦树德则指出，李东垣把脾胃学说运用于眼科，提出了独创性的见解，补充了眼只重于肝肾的不足，在眼科理论上具有重大意义。从现代医学来看，眼睛的视力功能有赖于眼睛整体功能的作用，也离不开人的整体各个器官的协调作用。没有健康的肌体和相应的功能发挥，当然就会导致视力功能障碍。中医讲的脾胃，固然与现代医学讲的概念不完全相一致，但从其藏血、参与造血及新陈代谢、同肝脏关系等一些主要生理功能上来看，脾胃不论对整体生理功能以及眼睛的整体视力都会产生直接或间接影响。只不过中医在关于脾脏同眼睛的功能联系上，不但与西医一样重视血的营养作用，而且更重视气为脾所禀生的本元作用。因此中医在调理脾胃功能失调方面多重用"气"药，例如补气的人参（或党参）、黄芪、白术、山药及理气健脾之陈皮、砂仁、木香、半下之品，在这个基础上再配合营血之属，以达到调理全身之血气。因此，凡从眼像观察到脏腑血之不足或血行之障碍，首先要从脾气之运行状态中寻找原因，才能有良好效果。由此，在望眼辨脾证中，既要立足于脾本脏对眼固本培元的本体功能，同时也要重视脾对其他脏腑的相互制约关系，才能全面掌握脾胃病症状之本质特征。

一、脾的正常生理功能

脾在五轮中为肉轮，五行中属（阴）土，与胃（阳）相表里。脾（胃）的主要生理功能是"主运化"。所谓"运化"，就是将每日进食之水谷加以存放、消化、输送吸收，以营养全身。所有这些消化活动皆离不开胃的密切配合。脾主升，胃主降，脾喜燥恶湿，胃则相反，喜润恶燥。所谓"主升"，就是脾的"气化"功能，必须将加工后的各种营养精微供应至心肺，如果脾气（又称清气）不升，则会导致输送、吸收功能紊乱，中医称之为"脾虚下陷"（中气下陷）。在眼则会眼睑下垂，在腑会食欲不振、肠鸣、腹泻、子宫下垂、肛脱；清气不升则浊气逆上，出现恶心、呕吐、嗳气等症状。胃主降，乃为胃之本能所生。皆因胃必须将所受纳之水谷不断进行吐故纳新，在这个过程中，胃必须保持一定水液（胃液），以维持其良好的运作状态。否则就会出现纳新不吐故，或者吐故不纳新的失调现象。因此，在一般的中医临床上，对脾要健其所运，加强其气化功能；对胃则以和中调养，防止过寒（湿）或过燥（热、火）的现象出现。

　　脾除了"主运化"之外，还有一个重要生理功能就是"统血"。根据中医理论，脾生血，又能统血。前者寓生血于消化吸收过程中，后者则寓运化于统血中，让血能摄行于一定路线供应全身，直接担负起血液的输送护卫员作用。如脾虚引致造血功能不足，则会出现贫血现象，在眼不能得血而视；在心就有心阴不足、神不守舍；如果脾气不能统血，则会出现各种出血现象。诸如（胃）吐血、便血、衄血、崩漏、皮下出血等失其所司的现象。

二、脾虚的眼像形态特征及病例

　　正常的睑结膜薄而半透明，表面平滑，可见垂直走向的小血管及隐约可透见睑扳线。一般情况下，睑结膜表层由于有较丰富的小血管充盈，多呈浅血红色。

　　脾血（阴）虚：脾虚大致可分脾血（阴）虚和脾气（阳）虚。临床鉴别：脾血（阴）虚以女性较多见，下睑结膜淡白，多数情况下其内眦也呈淡白色，其他症状有唇色青白、面色萎黄、肢冷（手腕以外至手指明显）、脚痹、月经失调、子宫功能性出血、早晚视力昏暗。治则以补血养血为原则。方用四物汤或加阿胶、红枣、黄芪等。

　　1. 基本形态　病理情况下，睑结膜表层组织疏松，略见水肿而色素淡白，此属脾虚（图7-1~图7-6）。

　　2. 眼像主症　症见各种贫血，患者面色㿠白无华、体倦乏力、动则气喘心跳、失眠多梦、健忘，经来迟缓或闭经及各种病理性出血。

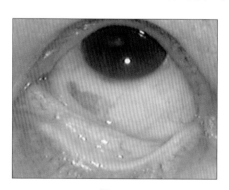

图7-1

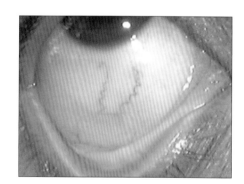

图7-2

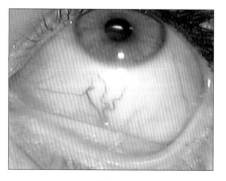

图7-3

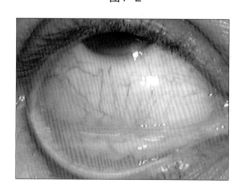

图7-4

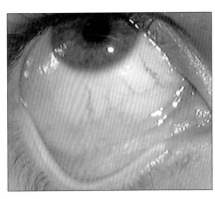

图 7-5

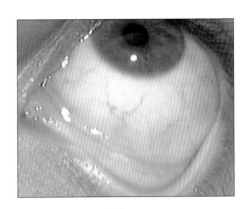

图 7-6

3. 病例

（1）手术后失血过多：女，56 岁，华裔。

主诉： 背部曾在数年前做过（良性）肿瘤切除手术，过程中失血过多，以后常有头晕、健忘、失眠、体倦乏力。

其他体征： 脉沉细，舌嫩苔白。

眼像特征： 内眦及下睑内皮淡白，略见水肿。虹膜 5 点至瞳孔之间出现一黑色凹陷。角膜缘 6—8 点处有浅色充血带（图 7-7）。

证治要领： 证属肝郁脾阴（血）虚。治宜养肝和血，益气补脾。方选小建中汤加茯苓，黄芪建中汤加茯苓、归脾汤加减。

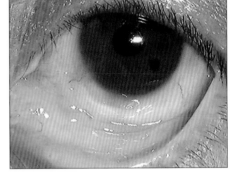

图 7-7

（2）带下，不育：女，38 岁，西语裔。

主诉： 10 年前因人工流产手术致双侧输卵管阻塞。长年白带如注，婚后多年未育。

其他体征： 右脉沉软弱，左部关脉稍弦细数，舌暗红、薄白苔。面色萎黄，略见水肿。

眼像特征： 角膜缘半月环棕色浸润，瞳孔变形。外眦角 C1 区黄色，内眦及下睑内皮淡白，IA4 及 B 区隐约可见血管增生（图 7-8A、B）。

证治要领： 肝木郁，脾土寒湿，气血两亏。治宜理气开郁化湿，温经通阳止带。方选完带汤加升麻防风，桂枝茯苓丸加丹皮、小茴香、泽兰、牡蛎；四物汤加香附、台乌、黄芪、枸杞子；逍遥散加二陈汤，甚效。

脾气（阳）虚：脾气（阳）虚的眼像特征是除了睑结膜色素观察外，还可见外皮下结缔组织疏松而产生水肿，重症者下睑呈半月状下垂（俗称眼袋）。现代医学认为，这可

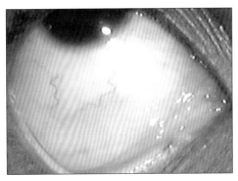

图 7-8A

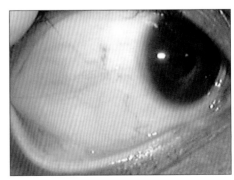

图 7-8B

因（肺源性）心脏病、肾（肾炎及糖尿）病或局部炎症而产生。实际上消化系统中的肝、胃及肠道系统的一些常见病，也有类似症状。临床上，属脾气虚弱者，多见下肢肿胀、腹满闷胀、神疲力乏、多睡少食、声音低沉、面色无华。治则以补气健脾为主。方选四君子汤或参苓白术散、实脾饮加减。兼有慢性肠鸣泄泻者（挟湿），可用资生丸。气弱便秘者可选用香砂六君子汤。下肢肿胀、步履艰难者可用"实脾饮"，凡症见眼睑下垂、胃下垂、子宫下垂和脱肛等脾虚滑脱者，均可选用补中益气汤加减，痰多体胖者可选用清气化痰丸加减。

1. **基本形态** 见图7-9~图7-12。

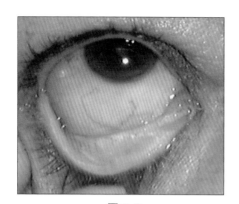

图7-9

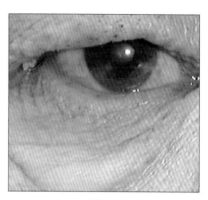

图7-10

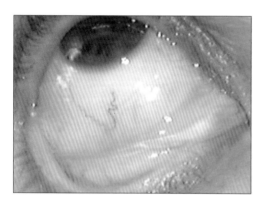

图7-11

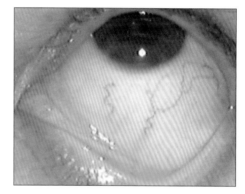

图7-12 慢性肠鸣泄泻者（挟湿），用药后曾排出大量胶黏状物

2. **眼像主症** 腹胀，肠鸣泄泻，眩晕，水肿，疲怠。糖尿病（血糖指数高），大便细软，尿频，咳喘。

3. **病例**

（1）水肿、眩晕（气虚）：男，74岁，华裔。2009年9月19日初诊。

主诉： 眩晕，胃纳差，乏力，眼胀，口干畏冷，口鼻有热感，小便黄，大便难，睡差。

其他体征： 脉浮大，弦虚，舌稍红，中后部苔黄腻。

眼像特征： 双睑下垂，胀，外眦（H1）及其上方（IA4）血管增生，巩膜色黄，外眦尤甚（图7-13A、B）。

证治要领： 心脾俱虚兼有胃火。治宜调养心脾气，健肾祛湿。方选补脾胃泻阴火汤，后续辅以归脾丸、金匮肾气丸、参苓白术散加黑豆，效果甚佳。

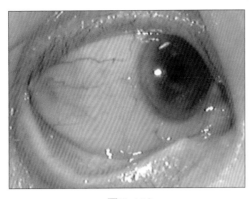 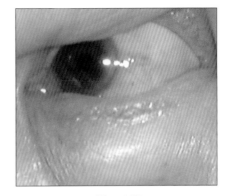

图7-13A   图7-13B

（2）糖尿病（手脚抖动）：女，58岁，非洲裔。

【病例特写】

今天来了一对母女，母亲的样子十分奇怪，腿不停地在抖动，用她的话说，叫不自主的动作。我问她到底是怎么回事，她说，她本身有糖尿病，去年她有一次突然间觉得很渴很累。就去了医院检查，医院给她输了液，但是她在住院期间迅速消瘦了22.5kg。自从这次住院后，她就开始了这腿部的抖动。我给她检查了下眼睛，发现她是有心气虚（图7-14A~D）。想了想，原来是这样的，糖尿病属脾实，脾实就克肾，再加上药物的副作用，可能加重了肾脏的虚弱，所以她突然间感到疲惫不堪。水实则克火，再加上太多的液体注射更加重了心脏的负担，所以她有心气虚。火又不生土，所以脾不能运化，消瘦就由此产生。

基本上这腿抖动属于阳虚或脾肾两虚的范畴，中医的做法是健脾化湿、"益火之源以消阴翳"，所以我就用了桂枝汤加减。开完药后，这母亲问我，可不可以给她女儿（35岁

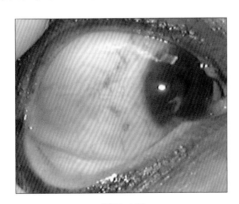 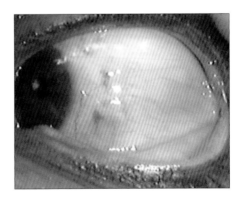

图7-14A   图7-14B

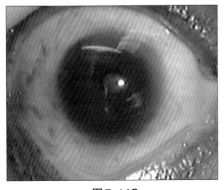 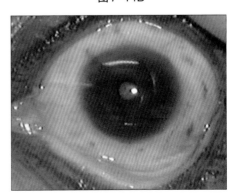

图7-14C   图7-14D

了）也看看，当然可以。然后一招手，她女儿就过来了。这女儿是唐氏症，样子任何人一看都能看出，头很小，脸似乎很幼稚，腰部和臀部是全身最宽大的地方。她妈妈的意思是想让我帮她减肥。她的脉属沉微，舌白，身体自觉疲倦，但是胃口很好。我问她口渴吗，她妈妈就在旁边说她不太喝水，这女儿却纠正说她喝很多水。有人提倡一天要喝8杯水，但问题是如果这人是里寒或积水或有痰湿的话，这人其实是不太想喝水的，或者口渴了也不想喝水。喝太多水反而造成肾脏负担。有些人总是笑话自己喝凉开水也长肥其实就是这个道理。碰到这些忠实奉行喝水观念的人总是要花费我额外的时间去弄清楚他们到底是真渴还是假渴，有时能从她的眼像、脉舌就已经弄清楚了。于是我就不再纠缠，开了一个常用的减肥方。这是上两个星期她们第一次来的情形。

今天她们回来复诊，又多带两个人，做妈妈的情况好了不少，她说她腿抖动的情况减轻了不少，精神也有改善。于是照原方加减再进。她的唐氏症女儿的情况就比较喜人，据两母女的介绍说，这女儿觉得精力好了很多，同时胃口也减少了很多，一加一减，恰如其分。而且这女儿也很乐意喝药。我听了大喜，于是效不更方，再进。

（3）低热、便秘（脾肾阴虚）：男，65岁，亚裔。

主诉： 心烦口干，午后有微热感，动则流汗不止，大便秘结。

其他体征： 舌绛少苔，脉细数，均与眼像相符。

眼像特征： 下睑正常，但上睑下垂，靠鼻侧上睑皮及内眦睑裂处均可见褐色斑块，瞳孔呈灰至青绿色，A区及C区均见有绛色血管充血（图7-15）。

证治要领： 肾脾阴俱虚，热从内生。治拟滋阴清热。方选秦艽鳖甲散、当归六黄汤、大黄消石汤随症加减。

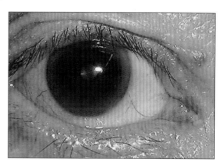

图7-15

第二节 脾胃杂病的眼像辨证

综观近世芸芸众生，尤其在物质生活日趋丰富、精神紧张的都市生活中，由于"心事烦冗，饮食失节，劳役过度"（明·傅仁宇语），以及肥甘厚腻之品充斥市场，加上毒品泛滥，大多数人在不同程度上伤及脾胃，不少人肥胖为病或者富贵人家子女反而形寒骨瘦，以至百病丛生。在许多情况下，不仅要"舍症从脉"或"舍脉从症"，而且往往还要"舍脉从眼"，根据眼的特异表现随症施治方可收效。

一、脾虚生痰

俗语说，瘦人多火，肥人多（湿）痰，实为至理之言。中医认为痰之所生，皆因脾虚湿困也。究其缘由离不开外邪内伤。但以脾胃为病者，当今多与饮食失节，肉食过多，营养不均衡有着直接因果关系。而以人种及文化背景来看，黑种人损伤最严重，白人次之。

1. 基本形态 除了睑结膜之虚损表现外，还在睑裂或上下虹膜缘出现弥散性淡色脂肪状黏滞物质，其面积大小和厚度在临床上都有不同的情况，一般是，其面积越大，厚度愈深，痰湿也就愈严重，反之亦然。从色素来看，偏白者为寒湿，偏于黄色为湿热（图7-16~图7-19），其临床表现，前者多为白痰清稀、咳而有声、气促，喘而音微；后者多为黏稠，甚少黄痰（注意与肺部病理咳痰区别），气促喘粗，二者体型偏于肥胖（俗称虚胖），步履艰难。

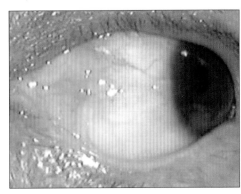

图7-16　痰湿偏白者：寒湿

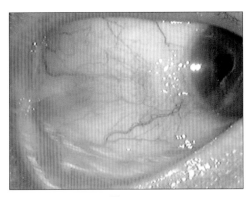

图7-17

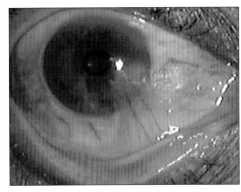

图7-18　痰湿偏黄者：湿热

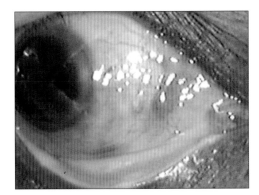

图7-19

2. 眼像主症　腹部胀满，痰多，咳喘，头痛，疲怠，肥胖，脚肿，皮肤疣，不孕等。

3. 病例

（1）痰聚头痛、眼痛：女，53岁，法裔。2009年10月23日初诊。

主诉： 10多年前曾做过青光眼手术，子宫及附件已全部切除。近年来，尽管胃腹时有不适，失眠，但头痛、头胀却更为痛苦不堪，曾穿梭欧美不少大医院，多方诊治不但无效，反而症状越来越严重。

其他体征： 体形消瘦，舌淡，苔腻，脉沉，缓迟。

眼像特征： 图7-20A中IA1区（上睑结膜）一扇形胶状物质增生，直伸向虹膜10—3点区，明显充血。类似西医讲的翼状胬肉，下睑结膜色淡白黄，隐约可见B区暗红色血管增生（图7-20B、C）。

证治要领： 上睑结膜翼状胬肉辨证为痰聚。从其下睑结膜来看，其色淡白微黄，为脾虚所生。治宜健脾化湿，理气化痰。经施以五苓散合二陈汤加减及半夏泻心汤后，如此调理一个月左右，自觉头痛大减，腹部疼痛明显改善，遂续以酸枣仁汤加味改善其睡眠。但一周后，症状有所反复，原因是圣诞节和新年这段时间，她穿梭各种晚宴和庆祝活动，肉食及其他甜点多，再方一周，情况又获改善。

本例是近年所见唯一的（痰聚上方）眼像，对探讨由于脾湿（虚）生痰、由痰

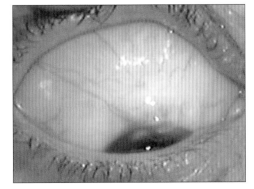

图7-20A

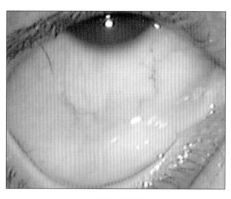

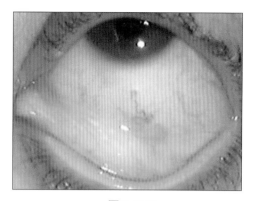

图7-20B	图7-20C

上聚于头部而引致头痛极为有意义。我曾读到孟澎江教授的"痰热壅络"一段，所言极为有理。不过本例属于"痰湿壅络"而为病也。读者可参见中国中医药出版社《中医临床家孟澎江》一书（2001年，第48页）。

（2）湿痰阻肺：女，35岁，巴西裔。

主诉：胸膈至咽部常有痰鸣，胃胀满，每月至少要请中医师以二陈汤加减清痰一次。

其他体征：体态肥胖，面色㿠白，舌厚腻。

眼像特征：下眼睑内皮略见水肿，靠外眦一侧浅表血管色绛可见瘀滞，内皮与巩结膜交界处有较大面积网状脂肪层，B区可见Y状血管，靠鼻侧浅露一带灰斑的血管（图7-21）。

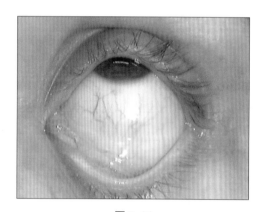

图7-21

证治要领：证属脾胃湿热，痰湿阻肺。治则当以燥湿化痰，理气和中为主。方选二陈汤、导痰汤、香砂六君子汤等随症加减。除此之外，适当运动、调理食物结构才能取得较好的疗效。偏白者，可采取温化湿痰、理气定喘之法，方选明末傅青主之补中益气汤加减化裁。偏于黄者，可采用清热化痰、理气健脾之法。方选清气化痰丸和旋覆代赭汤加黄芩、麦门冬、茯苓。体型肥胖、血脂偏高者，可用五苓散，或者食疗，采用生薏苡仁、芡实、山药、茯苓、莲子肉、山楂、苍术，偏于气虚者加黄芪、白术。

二、脾虚生热

这里所说的脾虚是指脾阴虚，阴虚则热从内生。这种情况，不论成人或少年几乎均可常见，其在眼部之表现，常与一般眼科症状混同。成人多在眼睑内皮和外皮出现类似西医眼科的麦粒肿（睑线炎），一般在睑结膜和睑板之间出现小面积红肿隆起；或在睑缘处呈较鲜明充血，类似西医眼科的睑缘炎病。鉴别点在于，如属眼科症状则发病较急，红、肿、热、痛的指征较明显，一般可对症治疗，较容易消退；如属脾虚生热之症，则可在不知不觉中逐步出现，病程时间较长，短时间不会有什么剧烈反应。虽然这两种情况都可归因为饮食不当，煎炒辛辣食物过多，火气上冲，但属于眼科症状者大多有外部感染（金黄色葡萄球菌），而后者是属于脾虚内生热所致，属全身病在眼表现之症状，重点应属内科调理。

治疗原则可祛风清热，健脾养血之法。可方选清胃散为主加减。本方功在清胃凉血，对胃中积热、上下牙痛有良效。引用本方旨在清胃热养脾阴，随症可斟加山楂、麦芽、神曲；虚甚加太子参、玉竹，血少加黄精。气虚加黄芪，挟风加防风、野菊花、甘草。

1. 基本形态 可见上睑结膜出现类似西医的疱性结膜炎或沙眼的白色乳头状突起，大小、形态不一，小血管扩张，色绛，严重时口腔及下睑也会出现类似特征。这些沙粒状小疱如出现在角膜缘部，则属肺阴不足，而出现在睑结膜则为脾阴不足（图7-22~图7-25）。

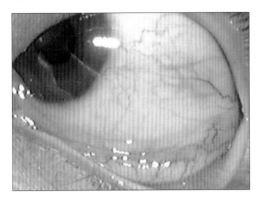

图7-22

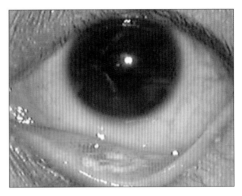

图7-23

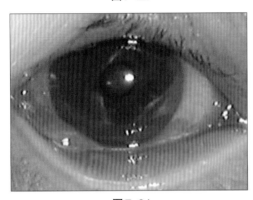

图7-24

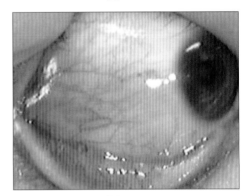

图7-25

2. 眼像主症 脾（阴）虚生热，久病成疳，多见于少年儿童。西医称之为小儿消化不良或慢性腹泻。患者大多体形消瘦，粪便腥臭，或便结，口干不欲饮但喜欢杂食，夜间磨牙，腹部静脉露张。上述症状在当今城市儿童中较少见，更多表现为厌食、骨蒸潮热、盗汗、头发稀松、面青唇白、意气刁蛮，多动。方可以选用资生丸，或中满分消丸。

3. 病例

（1）头痛、牙痛：女，48岁，华裔。

主诉：上午头痛难忍，牙齿松动，小便黄赤，平日喜好酒食辛辣。

其他体征：苔黄厚腻，脉洪实。

眼像特征：上下眼圈暗黄褐色，A区有一小黄斑块，C区一绛色血管连接巩膜的褐色斑块。下睑内皮正中有一珠样粒肿（图7-26）。

证治要领：本证为胃热火郁，阴虚火旺。治宜清胃泻火、凉血养阴。可选清胃散、黄连解毒汤、大黄茵陈蒿汤等随症加减。

对于此类症状，见之于眼但源于脾肺。患者一般对外邪侵袭的免疫功能已大为下降。因此，急性发作者可先治其标。中药可用谷精

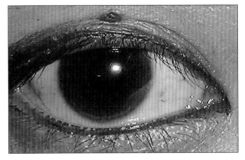

图7-26

草、蒲公英、野菊花、黄连、红枣等祛湿、清热、健脾之品解之。日久成痼者，必须以内科为主进行整体性调养。可方选清骨散加乌梅、山楂、麦芽，以清其阴热。其后可再选用启脾散或健脾丸随症灵活化裁以调其后。

三、劳伤心脾

中医云：但凡心事烦冗、思虑过度、劳伤心脾则会产生心脾内损诸症。在现代紧张的城市生活中，诸如复杂的家庭（感情、经济及伦理）纠纷、工作压力、业务浮沉、职业升迁等无不对人产生直接的精神冲击，尤其是步入中年之职业女性，更是深受困扰，症状也更加复杂，常有精疲力竭之感觉。在现代医学中常称之为疲劳综合征，是谓"亚健康"人群，据西方专家估计，全球约40%以上的成年人患有此症状，尤其是经济发达国家更为严重。现代医学并无特别处理方法，相反，中医倒较为擅长，尤为城市职业人士所首选。临床上，一般采用健脾养心、气血兼补之剂，方药首选归脾汤以益气补血，养心安神。女性月经不调、乳房作胀之肝郁症状者可选用逍遥散加熟地黄，肾虚加女贞子、山萸肉。

1. 基本形态 眼像特征多是复合性表现，也就是说，除了睑结膜的脾虚表现外，内眦也出现类似眼像，表现为淡白，虹膜色淡而局部呈不规则灰黄色，再加上外眦的心血管系统眼像（图7-27~图7-30）。

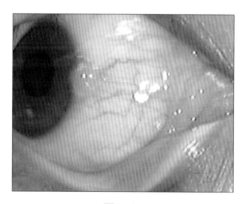

图7-27

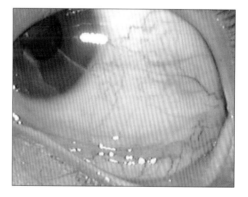

图7-28

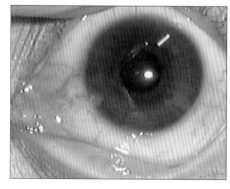

图7-29

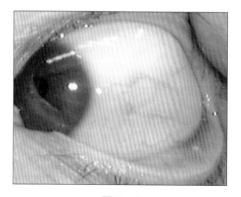

图7-30

2. 眼像主症 临床表现，怔忡健忘、头痛、失眠、心烦热、咽痛、关节痛、四肢乏力、妇女崩中漏下等。

3. 病例

（1）疲劳（气血俱虚）：女，35岁，华裔。

主诉：自觉疲劳，头痛，少寐，肢冷，晨起力乏，月经每多推后半月以上，且延绵不断。

其他体征：脉细数、苔白。

眼像特征：外眦底色淡红，血管异常曲张，下睑淡白，B区一血管向上攀延，角膜缘略呈环状浅红色浸润（图7-31）。

证治要领：辨证为心脾两（气血）虚，冲任不固。治宜养心健脾、补中益气。方拟选温经汤、四物汤等随症加减。

（2）心悸、健忘（心脾两虚）：女，62岁，退休白领，华裔。

主诉：失眠，头痛，便秘，疲劳，喘气，心悸，健忘，血压高。

其他体征：脉细弦、舌红少苔。声音低沉，面略潮红，头发全白。

眼像特征：两眼外眦H1区血管呈条索状增生。色鲜红，波纹状。巩结膜色灰蓝，下睑结膜色淡红至淡白、内眦色略呈粉红。B区可见隐约粉红色充血（图7-32A、B、C）。

证治要领：证属为劳伤心脾、营血不足。治宜补气生津、养血安神。方选桂枝茯苓白术甘草汤合桂枝茯苓丸、归脾汤、八珍汤、温脾汤加减，尽收良效。

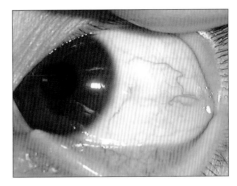

图7-31

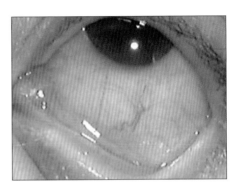

图7-32A

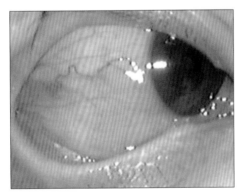

图7-32B

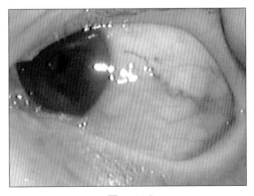

图7-32C

四、肝（胃）脾不和

肝脾不和，与上一章的肝脾（胃）合病症状仅略有不同，但由于临床上甚为常见，也有必要加以鉴别诊断。其主要不同点在于前者并没有十分特殊之"胃征"眼像，但肝脾失和之眼像却甚为显著。在临床上均见有腹胀满、便泄。在眼像上可分脾（土）虚而肝（木）乘和肝（木）实克脾（土）两种不同情况。临床症状则主要在腹部胀满，隐隐作痛时气逆上冲，时好时坏，胃纳尚好。治疗上可疏肝、理气健脾。方选"痛泻要方"为主抑木扶土。症见气虚者加党参，气逆上冲者加厚朴、半夏、枳壳，腹胀胁痛加青皮，肝郁者加郁金、香附。

1. **基本形态**：脾虚肝乘之眼像特征，是睑结膜淡白无华，而在角膜缘带出现少许半月环状色素沉着，"胃征区"则少见异常。肝实克脾之眼像特征，则在角膜缘全环带有显著之棕色色素浸润，"胃征区"不十分特别，胃症状也不明显，但睑结膜淡白。二者的临床鉴别与辨证需结合四诊（图7-33～图7-35）。

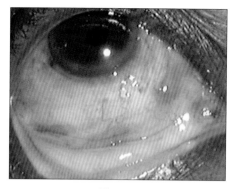

图7-33

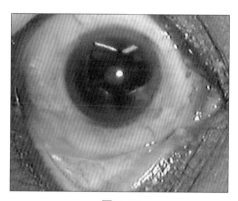

图7-34

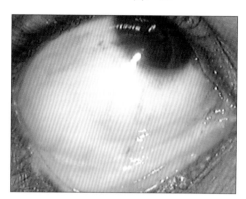

图7-35

2. **眼像主症**：病人临床症状主要是：舌淡白少苔，腹胁胀满，便泄，脉洪无力，四肢乏力，头痛，视物疲劳。治法当疏肝健脾。按轻重缓急，分别以柴胡桂枝干姜汤加茯苓、四逆散合香砂六君子汤随症加减。

3. **病例**

（1）肝郁脾虚：女，26岁，华裔。

主诉：疲倦不堪，时有头晕、疼痛，吞酸，工作繁忙，睡眠不足，月经困难，少荤多素。

其他体征：脉沉细，舌淡红少苔。

眼像特征：下睑内皮淡白，"B区"引申的曲张血管与内眦及角膜相接，角膜缘淡棕色环以8—11点区间较宽。外眦H1区可见小血管舒张（图7-36）。

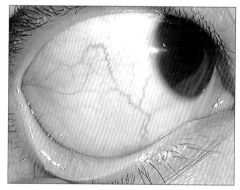

图7-36

证治要领：证属肝郁胃虚寒、肝胃不和。治宜调和肝脾（胃），理气健脾。以桂枝茯苓白术甘草汤合当归芍药散、逍遥散、香砂六君子汤、甘麦大枣汤随症加减。

（2）肝胃不和、吞酸：女，36岁，南美洲人。

主诉：疲劳，口干，反酸，失眠，头痛，月经困难，霉菌阴道炎反复发作两年多。十多年吸服大麻历史，最近体重暴增。

其他体征：口臭，苔黄，厚腻。

眼像特征：虹膜、角膜缘呈半月环状及点状棕褐色色素浸润，下睑（胃区）小支血管，呈点状增生，下睑结膜淡白（图7-37A、B）。

证治要领：眼像显示肝郁热，胃（脾）疏泄过度。治拟在疏肝解毒的同时，施以健脾和胃。方选李东垣之中满分消丸，陈夏六君子汤加左金丸，柴胡桂枝干姜汤，金匮肾气丸加减。

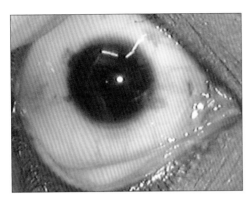

图7-37A

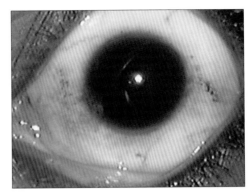

图7-37B

第八章
瞳孔的眼像辨证

　　肾脏及相关系统的眼像辨证主要在瞳孔。由于瞳孔的生理特点与眼组织的其他部分不同，用直观的方法不易作出更复杂细微的审视，因而在客观上对有关肾脏病症的诊断会带来一些困难。不过，根据中医关于"肾为先天之本"理论，认为人一身气血之盛衰、阴阳之生长，无不以肾精之气血、阴阳为根本；反过来，其他脏腑功能失调也会对肾之气血、阴阳产生严重影响。《审视瑶函》就有"风轮有损，瞳神不久留"之说。从藏象论来解释，就是说，如果肝有病，肾功能势必会受到损害。因此，观察瞳孔固然是审视肾脏病症的主要窗口，但相关的脏腑，特别是肝脏的病理性改变对肾脏症状观察也十分重要。除肝脏外，但凡心、肺、脾及相关组织的变化，也无不对肾产生影响，只是程度不同而已。因而本章需以瞳孔为主体、综合观察为基础进行辨证。

第一节　瞳孔在眼睛中的特殊生理地位

　　如果说，眼睛是观察整体健康的窗口，那么瞳孔就是窗口中之窗口了。瞳孔，作为眼整体功能的窗口，不论中、西医或眼科，都十分重视对瞳孔的临床观察。瞳孔大小的异常变化往往作为预后的最重要指征之一。

　　在生理条件下，瞳孔犹如照相机的光圈，能随不同光量的进入而自动调节其开放面积的大小。正常光线下，瞳孔的半径约为瞳孔中央至角膜缘（黑睛）半径的1/3左右，过小或过大都属于病理状态。从正面透过角膜和瞳孔，直接可见瞳孔内犹如相机透镜的晶状体，可以随着光线和视物之远近增厚或变薄，起到对光反射的调节作用。从组织学上来看，晶状体是由体囊和晶状体纤维组成，为圆形双凸面的弹性透明体，前面较平，后面较凸，厚度4～5mm，直径约9mm。其位置在虹膜后面及玻璃体前面，由晶状体悬韧带固定。晶状体内没有血管，仅靠房水供给营养。

　　晶状体囊膜受损伤或房水代谢障碍时就会变得混浊不清。现代眼科学注重晶状体混浊与年龄增长的关系，也就是随着年龄的增长，晶状体核会逐渐失去弹性，对光线进入的调节功能减退，最终会由混浊不清发展为成熟的内障。中医称晶状体为黄睛，是整个视力功能的一个重要组成部分，在整体上受肾脏功能约束和肾水营养，晶状体之清浊状态，反映了肾功能的变化。除了观察瞳孔收缩大小变化外，就是观察晶状体色素清浊的变化状态并借以诊断肾和膀胱的功能变化。至于眼底的观察，尽管中医也有类似现代眼科学的视网膜、视神经和球后面血管的解剖概念，也有多种针拨内障的眼科手术，但由于历史条件的限制，并没有直接的观察手段和指征，只有根据病者自我感觉及表层观察分析判断。即使是这样，传统中医眼科及相关的诊断与治疗上也做出了卓越的贡献。

第二节　瞳孔及其对肾脏病的临床诊断意义

　　对瞳孔的观察，不论对整个泌尿生殖系统、大脑神经中枢以及整体的疑难杂病的诊断都有重要意义。在现代人中，除了肾脏本身病变外，有关颈椎、腰椎、牙齿的各种痛症以及哮喘、神志昏乱、耳聋耳鸣、咽喉肿痛、肢寒足冷、健忘失眠、头晕头痛、男女生育、大小便等都与肾脏有着间接和直接的关系。在中医临床医学上，肾脏在养生和治疗方面坚持辨证施治、因症因人不同，而用药治疗养生亦大为不一。现代医学则在病理机制分析基础上依靠突飞猛进的现代科学技术，进行对症处理，例如，针对慢性肾功能衰竭所采用的肾脏移植技术、人工肾（洗肾）疗法都取得效果。只是对其他相关脏腑功能的制动作用缺少相应的治疗措施，而且耗资惊人，非一般经济收入患者所能采用。困扰当今许多现代人的梅尼埃综合征，在中医角度来看，可能就是肾气亏虚、水气凌心而致，补肾健脾利水，就可能达到治疗目的，但是西医的方法是服用神经镇静药，甚至可能要求手术切断耳蜗神经而达到治疗目的，这只能使病人继续陷入越治越糟的怪圈当中。徒然浪费纳税人的金钱而且中饱医生的私囊。

我们大可以在中医理论指导下，通过整体辨证施治，为大多数患者寻求一种更为经济而又有效的治疗和养生方法。此外，中医对肾脏的辨证施治，其意义还不仅仅在于肾脏本身，实际上，中医是充分利用了肾脏先天所具有的独特生理地位，立足于肾阴、肾阳的本元功能对全身病进行调养和治疗，其效果往往不是单纯的对症处理所能比拟的。例如中医常常使用的滋肾养肝、温肾（阳）补脾、固肾补肺、滋肾安神、滋水（肾）降火等，对五脏六腑各种功能性障碍的调整都非常有效。

第三节　瞳孔变化大小及其主症

一般情况下，可先在自然光下进行直接观察，在获得初步印象后，继续用小手电筒从正面和侧面照射瞳孔。其作用在于：①观察瞳孔对光反应时瞳孔收缩与放大情况（大小及对光反射的敏感状态）；②深入了解晶状体的色素改变状态。在正常光线和生理条件下，瞳孔内的晶状体墨晶透明，对光线的刺激有灵活的反应，而且在强光消失后，瞳孔之大小则回复正常。在病理状态下，瞳孔即使在较强光线消失后回复到正常光线下，瞳孔仍维持过小或过大者均属病态。

一、瞳孔变小主症

瞳孔变小中医眼科称为"瞳神缩小症"。《审视瑶函》描述为"细小如簪脚，甚至缩小如针也。视尚有光"，原因是疲劳过度，精津俱伤，元阳不固，病在肾肝。一般临床所见，并没有所述严重，但其渐进变小的趋势却颇具临床观察意义。单纯性的瞳神缩小，可用清肾抑阳丸（寒水石、黄柏、生地黄、知母、枸杞子、黄连、白茯苓、独活、草决明、当归、白芍）（见《审视瑶函》）为主随症加减。其意在滋阴潜阳，以阴固阳。在临床上，瞳孔缩小症，大多数兼有肝虚劳损眼像。

1. 基本形态　瞳孔明显缩小，或色灰，混浊；虹膜色素分布不均匀，角膜缘带可见不规则色素浸润（图8-1~图8-4）。

2. 眼像主症　阳痿、精衰，性功能低下，腰酸骨痛，畏寒，脚冷，头发脱落，耳鸣，脑鸣，双膝痛（缺钙），不孕流产，肾结石，慢性肾炎，甲状腺功能低下，前列腺病，淋症，记忆力严重衰退等。

3. 病例

（1）精子活力严重低下：男，50岁，德裔，摄影师。

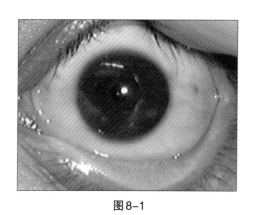

图 8-1

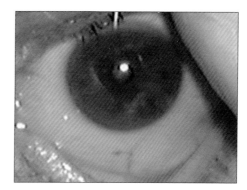

图 8-2

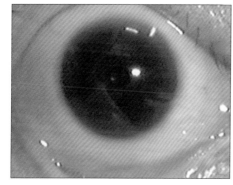

图 8-3

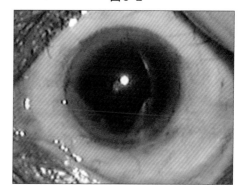

图 8-4

【病例特写】

这是位德国中年男子（图 8-5A、B），是夫妇俩一起来的。女子是捷克人，30 多岁，身材高瘦，满头金发。自述两年多来难以怀孕。总是觉得很累，没精神。8 年前自己曾经是头发浓密光亮，现在却发现干涩易脆。我看了看她的舌苔，一看之下就发现舌苔黄腻，口气颇大。我马上就知道怎么回事。上一个中医肯定听到她的主诉后就一味猛下补药。在虚不受补的情形下，她反而会出现精神萎靡不振、胃口减少的症状。这种情形只能慢慢来，先调理脾胃，脾胃好了后再补肝肾。结果我给她下 3 服大柴胡汤，就是清泻的，她吃了之后自觉有如醍醐灌顶。

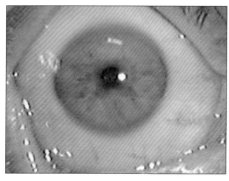

图 8-5A

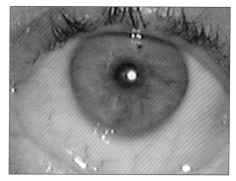

图 8-5B

丈夫呢，50 来岁，身材偏瘦削，皱纹满脸，像个艺术家的样子。此人据说几十年来和前妻一直都没有生育过。最近在德国做了一项检测，发现精子的活力严重低下。医生直接就建议做人工授精。这医生的话你听了就觉得很没有道德，活力严重低下的精子，你把它和卵子直接摆在一起，难道就能突然间精力充沛起来发生关键的化学变化了吗？活力严重低下的"人"不经过治疗，放在哪里都是活力严重低下的"人"一个，什么也不会改变。再退一步说，假如碰巧真的受孕了，由活力严重低下的精子孕育出来的生命你就放心吗？假如生出的是一个同样"活力严重低下"的孩子那怎么办？

那女子问我，中医有什么办法可以提高精子的活力呢？我说，这办法就太多了，也很简单，用增强人体活力的同样办法就行。简单地说就是补精气。活力就是功能，功能就是中医所说的气，提补精补气正是中医的强项。病人经常问我一些西医的术语和症状，问我有什么办法。医者要善于透过这些表面的东西看到问题的实质，否则的话就会一头雾水。有个不孕症的女人问我如何提高DHEA，如果你不知道这DHEA是什么东西，你还真的会被她问倒。后来我查了一下，原来她的DHEA低下其实就等于中医里的肾虚。补肾有哪个中医不会呢？不过这些问题真的是问得很令人感到莫名，几千年来中国人有什么病症不是用中医解决的？难道不懂得DHEA或者精子活力，中国人就不懂得生孩子了？

最近这位德国先生告诉我一件很有趣的事情：他上一次来是去年圣诞节的时候，当时我告诉他，他吃的那几种西药基本上都是没用的，血液稀释药（Plavix和Asprin），提高甲状腺功能的激素，还有胆固醇药（Lipitol），一共4种。这德国人听了若有所思。

上个星期（四月中）他从德国回来了，又和他妻子来到我这里。他告诉我，他离开德国前做了一次全面体检，发现所有的指标都非常正常。而他自从上年圣诞节以来至今都没有再吃过那4种西药。其余的就是我开给他的一个月中药。怪不得眼诊时我发现他的肝肾区进步了不少。接着在此基础上，再给他开了半个月（每天1服）"五子衍生丸"加味，服后更是眉飞色舞。这个德国人身材瘦削，脸上皱纹较多，脸色较红，好像整天都喝过酒一样。事实上，他真的很喜欢喝酒，他女朋友经常暗示我要我劝他不要喝酒。眼诊就发现他的肝中毒比较严重，同时肾比较虚。舌头红，而且舌苔比较秽腻。喝酒的人就是这样，体质比较湿热。

这个德国人本来吃药都是不紧不慢的，吃了药后很久才回来复诊。这次就很不同，还没吃完药就在某天走进来跟我说这药很好，约定星期六回来复诊。星期六回来复诊时，他又带了个朋友过来，奥地利人，给我看病。我问他，这次吃的药有什么特别？他说，吃了觉得头脑很清醒，思维好像快了不少。同时精神体力都觉得有提高。哦，对了，他说，我还觉得这次吃药后觉得我的酒量变大了，没有那么容易醉。竟然有这样的事？我再看了看上次的药方，发现真的可能会让人酒量变大，因为肝的湿热去掉之后，肝对酒精的处理能力会变强，同时肾气强了，肾对肝脏也有支援作用。

这个德国人基本上是属于脑髓空虚的类型，但是脑（心）和肾是相通的。用脑过度会伤肾，肾虚也会影响脑力。这次补肾强精的药吃下去，肾气肾精得到加强，他的脑子自然会觉得好使。现代人有这么多的不孕症，除了环境和食物污染的因素外，用脑过度其实也是一个重要的原因，纵情声色的也就不用多说了。

（2）亚健康（劳伤肝肾）：男，50岁，南美裔。

主诉：每年定期作健康检查，并无任何异常数据，但总觉疲劳乏力，下午偶尔有头痛，胃纳一般。日常管理数家五金、修车厂。

其他体征：舌苔白腻，脉细数，形体羸瘦。

眼像特征：瞳孔不成比例缩小，内眦绛红，上方一条粗血管伸向角膜。上下眼帘可见黑色色素浸润（黑眼圈）（图8-6）。

证治要领：证属劳伤肝肾、肾阳虚损，是现代医学所说的"亚健康"状态的一种表现。可通

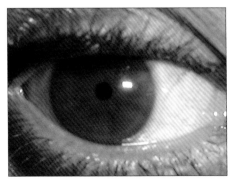

图8-6

过摄生，调整作息，并适当选择中医药保健品调养。

（3）肾结石（肾阳虚）：男，52岁，欧裔。2009年5月18日初诊。

主诉：腰痛，脚肿，小便频，尿赤黄。医检右肾结石0.2～0.3cm大小。

其他体征：苔黄厚腻，脉沉、浮软，口臭。

眼像特征：瞳孔细小，色略见黄点，虹膜有散在性棕褐色瘀斑块（图8-7）。

证治要领：肾阳不足，相火虚衰，脾土不化（湿）。治宜温阳化湿、补心肺。方选：附子理中丸，资生丸、人参养荣丸、金匮肾气丸加减。1个月内体重减了2.7kg，小便通畅，肿消。

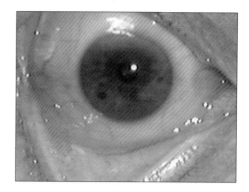

图8-7

（4）内分泌失调（习惯性流产）：女，28岁，西语裔，2009年4月8日初诊。

主诉：3次流产，两周前第四次宫外孕致输卵管破裂，左边输卵管被切除。

其他体征：右脉洪，左脉细小，舌白苔腻滑，面色萎黄。

眼像特征：瞳孔细小，双眼IA4血管向下伸张，C区底部略见淡红色，巩结膜白至灰蓝色。下睑结膜粉红至淡白色（图8-8A、B、C）。

证治要领：本例因肾阳虚致不能成功受孕。多次流产更加损伤肾气，致互为因果，再致内分泌失调、气血两虚、冲任失固。治宜补气血、滋肾健脾。方选参苓白术散（必须用粉剂）、补中益气汤、七宝美髯丹加减。

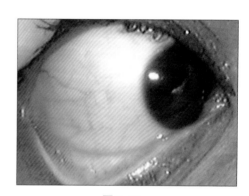

图8-8A

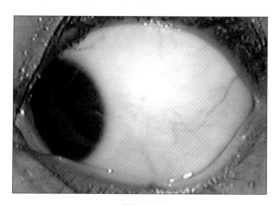

图8-8B

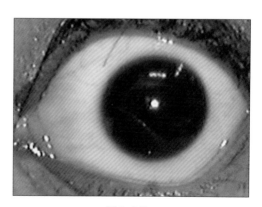

图8-8C

（5）肾结石（肝郁肾亏）：男，1956年生，巴西裔，商人，居纽约。

主诉：腰、胃痛，右肩臂麻痹。经检查右肾结石直径8mm。

其他体征：脉右弦快，左弱，寸尤甚，舌淡，胖大，少苔，中裂有齿印。

眼像特征：可见双目瞳孔呈冬瓜子仁状，面积约为正常瞳孔大小的1/3，灰褐色。虹膜缘全月环色素浸润，双目外眦呈网状充血（图8-9A、B）。

证治要领：肝郁肾亏，积滞结石。治宜：健肾利水，理气排石。拟A方9帖：杜仲15g，山萸肉15g，芡实18g，半夏12g，柏子仁15g，茯苓15g，白芍10g，金钱草15g。

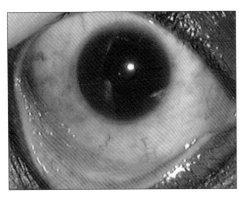

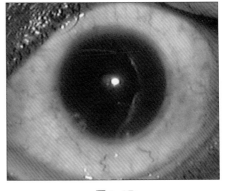

图 8-9A   图 8-9B

B方以四逆散加味，5帖：柴胡12g，白芍12g，枳实10g，炙甘草10g，半夏10g，黄连3g，黄芩10g，党参15g，干姜10g。

1个月后电话随访，患者告之肾结石已在体内溶解，分3次排出体外。

最近接连遇到几个有肾结石的病人，觉得有点儿代表性，值得写一写。

第一个病人是以前已经说过的，是个西语裔妇人。她因为被西医割去一个肾，所以对剩下的那个肾非常珍惜，不想再接受西医的手术处理，所以来看中医。去年夏天她来的时候，她说医生发现她的肾"全都是石头"，她自己则觉得肾的部位很痛。我大概给她开了健肾利水的方剂，效果很好，很快就止痛了，但是因为钱的关系（她后来用手势做比画说手紧），她只是来了大概3次，就没有再来。我也不知道最后她的肾结石变成怎么样了。

上个星期她又突然间冒出来，带来一个好消息和一个坏消息。坏消息是她最近肾又开始痛了，医生检查发现是肾感染。好消息是，做检查的时候，做CT-Scan发现她的肾结石一个都不见了。医生挠破头皮不知道是怎么回事。她自己就心知肚明，却也不说曾经吃过中药。

医生当即就开了抗生素叫她吃，她知道吃抗生素的副作用，于是又想起找我看我有没有办法。办法当然有，于是又开了药给她，一个星期后再复诊。

另外一个是广东台山人，开餐馆的。自述有肾痛，睾丸也酸痛肿胀。为什么有肾痛呢？只因开始的时候有肾结石，结果他就跑回台山去看病，很多新老移民都喜欢跑回国内看病。他跑回老家看病还有一个原因就是他有个老朋友就在一家人民医院做医生，那么这医生朋友就对他说，你忍不忍得痛？他说，应该没问题吧。没问题就用激光把这肾石碎掉吧，他想老朋友应该比较信得过就答应了。结果还没做完他就忍不住了，还剩下5分钟就结束他就什么都顾不上了，紧急叫停。

做完这个碎肾结石手术的后果就是几年来他的肾一直觉得不舒服，后来几年连睾丸也开始痛。我说，碎肾结石当然会很痛，而且损伤也很大。你想一想都知道，硬生生地把肾结石击碎，不管你是用激光还是用铁榔头，肾必然会痛，损伤也必然很大，中国人有句话叫投鼠忌器，现在用激光来投鼠，器官肯定会受损伤的。

另外一个病例是个白人青年，20岁出头，从我的英文网站找到我们，身形肥大，从体型看，如特种兵的样子，自述也是肾痛。我说，为什么肾痛？他说，他的肾有结石，做了激光碎石后，他就觉得腰部肾的区域一直作痛。我问，是怎么样的痛法？他说，就好像有人一直在我后面用手抓紧我的肾的样子。

我按了按他的腹部，发现他大便不好，舌头也有比较厚的舌苔。于是我用大柴胡汤，再针对具体症状做一些加减。3服。隔天1服。1个星期后他就打电话来说好了不少，但还没有完全好。我说，那当然，我这3服药只是试探一下，下次我调整一下开多点儿药就行了。有些人认为把石头去掉就是成功了，不管病人事后感觉如何不舒服。最后还是要靠病人自求多福。

（6）水液代谢失调（肾阳虚）：女，40岁，未婚，亚裔。

主诉：与月经同步周期性水肿，腹胀，甲状腺功能低下，长期靠药物维持稳定。

其他体征：虚肥。

眼像特征：虹膜色欠荣，角膜缘边界模糊不清，瞳孔细小，色泽灰白（图8-10）。

证治要领：肾阳（气）不足，肝木失所煦。治宜肾气丸加减为主，效果甚佳。

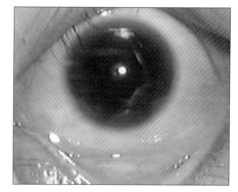

图8-10

（7）前列腺肿瘤

【病例特写】

女人比较烦的是月经方面的事，总是很羡慕男人没这么多麻烦。其实不然，男人也有自己的烦恼，前列腺就是其中的一个。这天就来了个白人男子，60岁左右，说自己有前列腺癌，看中药是否能够帮他的忙（图8-11A~D）。

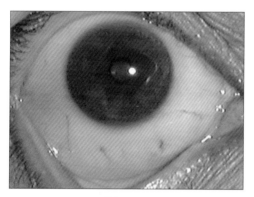

图8-11A

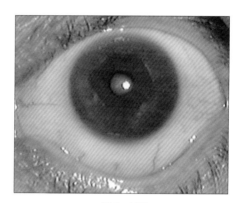

图8-11B

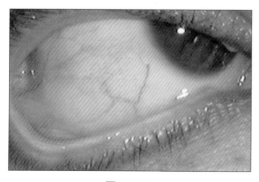

图8-11C

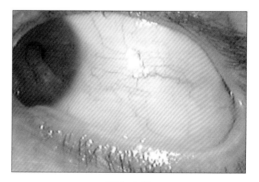

图8-11D

此人身高体瘦，但手掌有肉，他自述他的体重自打青年时代起就没有大的变动，一直都是这么瘦。精神尚可，就是说话有点儿慢条斯理的样子。他说他两年前发现有前列腺癌，2cm大小。但一直没有做手术，也不愿做手术，自己就时常买点儿西方的草药或维生素来自己治疗，他的说法是凡是看见有消炎作用的西方草药（各种草药抽取物）他都会买来试一下。两年来，他的前列腺肿瘤没大也没小，还是那个样子。最近有朋友介绍他来我们这里吃中药，看见这里这么多草药和我们的详细诊断，他感觉精神振奋。

既然是被确诊有前列腺肿瘤，我就打起精神，我问他，你现在有什么症状？他说，也没什么呀，很正常。我心里觉得奇怪，说，小便呢？他说，小便也正常呀。我再问，没有什么不通畅什么的吗？他说，没有，都很正常。于是我再问，你当年是怎么样发现有这肿瘤的？他说，两年前我小便时觉得有点儿余沥（就是尿完后仍有一两滴残余），我就去看医生做检查，结果就发现有这个肿瘤（就这样还要去看医生？是保险太好了吧？）。于是我再问他几个中医常用的判断恶性肿瘤的标志性问题，结果每一个都是正常。于是我松了口气，对他说，你这肿瘤不要紧，没事。我说他没事是有道理的，我问他的几个标志性问题基本上就可以判断病人是否有阴实的证存在。但我不能详细向他解释，一来要解释就需要病人有相当的中医知识，二来解释后有些人就会心里反而产生偏向性，总是不由自主地产生自我心理暗示，有些风吹草动都会觉得"哎呀糟糕，我有这个症状了，怎么办"等。

前列腺癌症是那么普遍，我常会见到病人来求医。但是这么长时间以来，据我的判断，真正有癌症的人我还没有见到一个。尽管这些病人都有PSA指标，活体检查也发现有癌细胞样本，有专科医生的诊断，但没有一个病人是真正具备中医的阴实症状的。很多人其实就是下焦湿热，或大便积聚。这从眼睛里一看就能看出来，整个眼睛都是泛黄的，胃部和生殖区附近尤其是如此。这些所谓的癌症其实一通大便或清一清湿热就能解决问题。

据西医报道，很多的癌症其实并不需要治疗，是属于缓慢发展，病人终其一生都不会有癌症爆发危及生命的危险。而目前的前列腺癌检测标准仍然是莫衷一是，各有各的说法，有的建议使用PSA标准，有的不建议。而对于检查出有癌症细胞的肿瘤，目前西医的难处是无法知道哪些会有生命危险，哪些是发展缓慢不会有生命危险的。根据一篇专题报道，据估计，目前每挽救一个前列腺癌症病人的生命，就有20~50人会被过度治疗，而产生的副作用包括小便失禁（所以成人尿布非常畅销），性功能丧失，甚至死亡。

目前现代医学无法知道哪些肿瘤会有真正的生命危险，哪些肿瘤是属于缓慢发展终老一生都没事的，但用中医阴阳的思路一看就知道。恶性肿瘤就是阴实，阴实的症状很早期就能发现，但目前我所接触过的前列腺癌病人没有一个是这样的。

比如说，现在这个白人男子，他根本就没有阴实的症状。我的辨证就是湿热，结果服用了一个星期祛湿补气的药之后，他就回报说他的朋友看见他明显觉得他的样子不同了，有很大改善。以后基本上就是补气补肾的药来来回回地使用。

前几天有一个中国中老年人走进我的诊所，拿着一张药方要配药，药方看起来是肺脏方面大攻大伐的。其中有几种药我们没有，而且因为它们很峻猛，所以美国的中医大多比较忌讳，不会采用。我说你的肺有问题？他说是，有肺癌。我看他身材匀称，脸上气色还算正常，所以我问他，你怎么知道你有肺癌的？他说在国内有一次咳嗽，结果就去医院，医院一扫描，结果发现肺部有肿瘤，于是马上手术化疗等如此这般。现在来美国探亲对美国的医院不熟悉，所以自己找了个药方来抓药吃。

我于是问他几个问题，吃饭可好？睡眠可好？大便可好？体温正常否？他都是说好好，好，好。既然如此，那还担心什么？人体只要能保持吃喝拉撒睡这几样东西正常，能有什么大不了的病呢？又怎么可能有病呢？即使是被发现有肿瘤，只要能够保持吃喝拉撒睡这几样基本情况正常，肿瘤自然会慢慢消失。中国人有句名言："流水不腐，户枢不蠹。"意思就是流动的水不会腐臭，经常转动的门轴不会被虫蛀。比喻经常运动的东西不易受侵蚀。同样道理，人体只要保持基本的新陈代谢正常，就不可能有大病。中医是宏观的医学，善于抓重点，中医师也应该善于抓重点，不要一听到癌症这两个字就被吓得六神无主，整天就想着如何去杀癌。杀癌是要杀，但是保命更加要紧。如果一味用峻猛的药物去杀癌，恐怕癌还没有杀死，自己的小命就已经没有了。这个老人的中药方其实就相当于中药的放疗，很要不得。他目前其实只需要在饮食上加强补养就已经足够了。

其实这老人当初被发现的肿瘤是否是真的恶性肿瘤还是一件很值得怀疑的事情。肿瘤的东西，人人都会有，跟你打个赌，随便走到街上拉一个人去医院做个详细的扫描，可能十有八九都会发现身体某个部位有肿瘤。前几年加拿大政府召集各位内阁部长做了一次全面体检，结果发现很大一部分人身体上有癌细胞存在。内阁部长这些有良好医疗保健的人都出现这样的结果，更何况普通人？但不是有肿瘤有癌细胞就必定会死，至少到目前我还没听说有哪个前任或现任部长因癌症死掉的。如果一发现有肿瘤有癌细胞就不管三七二十一地去做手术做化疗的话，很多悲剧就由此而产生。归根结底，中医的阴阳概念对于帮我们判断到底什么才是有生命危险的肿瘤起了指标性作用。

（8）脑鸣：女，62岁，华裔。

主诉：脑鸣，头眩痛已有7～8年，夜间尤甚，余见大便松散，每日3～4次，脚膝软痛，脚跟肿，腹胀，腰酸，肢冷，易感冒。

其他体征：脉细、沉迟，舌淡红，面黄。

眼像特征：瞳孔细小略呈椭圆形，色灰黄。虹膜10—2点及5—7点为黄白膜覆盖。虹膜缺少光泽，内眦淡白（图8-12A、B）。

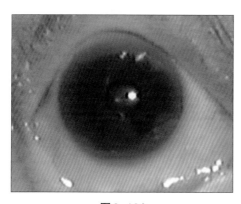 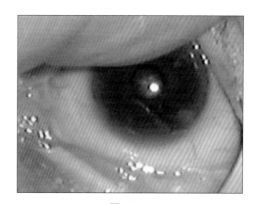

图8-12A　　　　　　　　　　　　　　　图8-12B

证治要领：肾阳虚阴寒，脑水不足，虚邪久恋。治宜益火之源。补肾益脑。方选真武汤、肾气丸、右归丸、七宝美髯丹等方，分别重用肉桂、桂枝、巴戟天、干姜、生姜、黄芪调治，症状明显改善。

（9）不可控制的血压（BP 210/130mmHg，肾上腺素肿瘤）：女，82岁，东欧裔。

主诉："un-controlable blood pressure"（不可控制的血压）。血压常在170/80mmHg、70/50mmHg、60/47mmHg之间波动，来访之前一晚急升至247/80mmHg。经常感到有热从两胁部向上升至头面部，全头痛，脑鸣如高音蝉声，手脚冷，脚重，肿胀，大便难，夜眠易醒（曾做白内障摘除手术）。

眼像特征：双侧内眦上方血管增生，强度痉挛（A/B，显示脑血管严重痉挛），睑结膜缘淡白（图8-13A、B）。

其他体征：脉缓实，舌淡紫、泡沫、镜面舌，血压150/70mmHg，行动缓慢，声音细小，面色苍白。

证治要领：肾精衰弱，髓海空虚，虚阳上浮。法宜：养阴潜阳，填精益肾。方拟肾

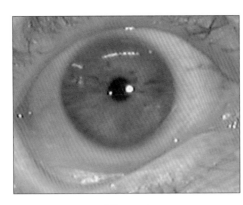

图8-13A

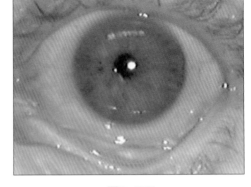

图8-13B

气丸加味。

【病例特写】

这是一位80多岁的老太太，血压高得吓死人，高压200mmHg。西医诊断为不可控制的高血压症。病人自己说总觉得肋骨两侧或腰际各有一股热流飙上来，平时又经常会有严重的心悸，她自称是Panic Attack（惊恐）。当时开了15g附子和50g的磁石，同时考虑到80多岁的年纪，有句名言："外交无小事。"对"外宾"更加要谨慎，所以又小心地只开了3服药要她隔天1服。结果血压转为恢复正常，心悸也同时消失。这老太太以前是个会计，喜欢记录东西，把每天的血压值都记得清清楚楚，都在130/80mmHg。吃了一段时间中药后，她跟我说觉得自己强壮多了，以前都不敢自己出门，总是心慌慌的，现在自己一个人出门觉得很有信心。唯一一样东西是她的两只脚肿，我说这是你吃西药伤肝肾和心的副作用，但是她不敢停西药，也由得她了。经过约半年调治，血压一直在140/80mmHg左右。病人行动自如，睡眠、大小便、胃纳均正常。人也变得风趣、乐观。

二、瞳孔变大主症

现代眼科学中的青光眼（急性期最明显）即可见。瞳孔异常"散大"，虹膜周边则变小，晶状体呈青灰状混浊，伴有剧烈头痛，眼压升高。不过，在中医内科临床上所见的瞳孔"散大"，并不是眼科学中的"散大"，只是相对较大而已。在望眼辨证中，单纯的瞳孔变大反映肾的阴精不足，阴热上冲所然也。所谓"水不足不能制火、火盛阴亏"，形成阴寒阳虚的相对不平衡状态。前者瞳孔变小，虽同属肾精耗散，但重点是阴不足以扶阳，阴不足阳不固，治宜滋阴平阳以益火之原；瞳孔变大则为真阴不足，治宜滋水养阴，"壮水之主以制阳火"，要使用滋阴壮阳之剂方可奏效。一般症状可选用六味地黄丸、知柏地黄丸，症重者可用"滋阴地黄丸"（《审视瑶函》）（当归、黄芩、黄连、生地黄、熟地黄、天冬、五味子、柴胡、地骨皮、枳壳、人参）为主随症加减。如若饮食辛辣味厚之品过度，则用泻肾汤（黄柏、知母、麦门冬、生地黄、茯苓、五味子、当归、山萸肉、独活）；如兼有头痛者，可用清痰饮（陈皮、半夏、天花粉、栀子、石膏、黄芩、胆南星、青黛、枳壳、茯苓）（二方均见《审视瑶函》）。

1. 基本形态　见图8-14~图8-19。

2. 眼像主症　糖尿病（下消），腰背疼，脚酸软，耳鸣，飞蚊症，肾性高血压，甲状腺功能失调，失眠多梦，头弦头痛，口腔炎等。

3. 病例

（1）飞蚊症（玻璃体混浊）：男，37岁，亚裔，已婚。

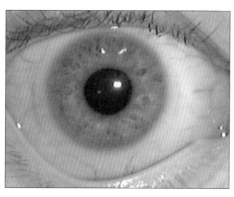

图8-14

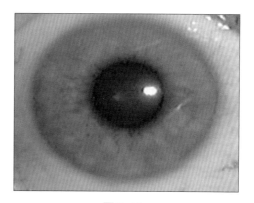

图8-15

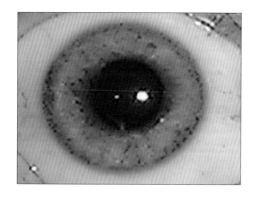

图8-16

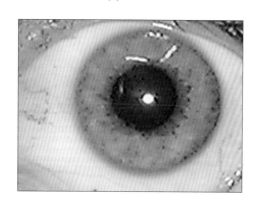

图8-17

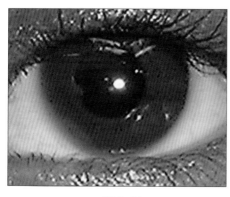

图8-18

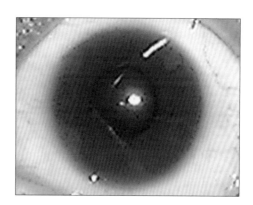

图8-19

主诉：血糖高，左胸觉痛，膝冷。

其他体征：苔微黄，脉弦细。面色略潮红。

眼像特征：瞳孔变大，略呈方形，角膜缘可见雾状棕色色素浸润，虹膜变形（图8-20）。

证治要领：肝肾阴俱亏，虚阳上乘，下元不足。治宜补益肝肾。方选金匮肾气丸加减。21天药后而愈。

（2）腰背痛：男，28岁，华裔。

主诉：腰背疼已多年，工作紧张，时感后脑部麻胀，心慌气短，高血压。

其他体征：舌红苔薄，脉浮弦，体态肥胖。

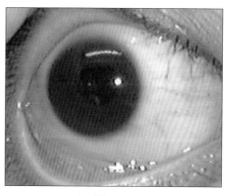

图8-20

眼像特征：瞳孔略见变大，呈淡灰青色，内眦及外眦均见条纹状或网状血管充血（图8-21）。

证治要领：辨证属相火上炎，肾精亏损，可疑为腰椎部病变。治宜壮腰健肾。方选五苓散合独活寄生汤、桂枝茯苓白术甘草汤合七宝美髯丹加减。

（3）急性膝关节炎（鹤膝风）：女，1957年生，南美洲。

主诉：3年前发现右侧乳癌，手术切除后（连带卵巢也被切除）断断续续化疗至今，3年前开始停经。最近几次感冒、咳嗽都见到痰中带血。夜汗，几周前，左膝关节突然肿大，疼痛。

其他体征：体胖，有痰音，舌嫩，淡白，脉大，重按乏力。

眼像特征：双眼瞳孔大小不一，右小左大，外眦H1区可见血管增生（图8-22A、B、C）。

证治要领：肾阴（左）、肾阳（右）俱虚，心气不足、外邪入络，水、痰、湿流注关节。治宜益肾强心利水、清气化痰、祛风湿。方选清气化痰丸、桂枝茯苓白术甘草汤、独活寄生汤加减。

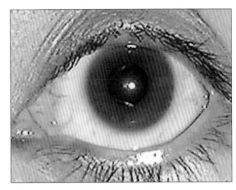

图8-21

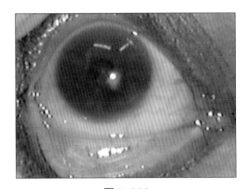

图8-22A

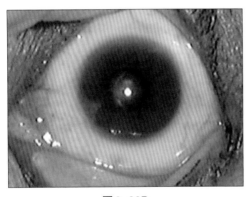

图8-22B

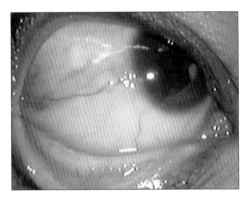

图8-22C

（4）月经失调，腰痛：女，39岁，已婚，一子，亚裔。

主诉：月经失调，腰痛，关节痛，头痛，头热脚冷。口苦、口干、胃纳差，大便难。

其他体征：舌淡齿印，淡白，两部沉微，结代。

眼像特征：瞳孔（双）散大，外眦角H1及泌尿生殖区（C3）可见线状血管增生（图8-23）。

证治要领：肾阴虚损，心血不足，上热下寒，阴不生，阳不长。治拟益气养阴，健肾

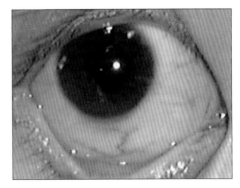

图8-23

壮腰。方选温经汤，十全大补，补中益气汤加减。

三、瞳孔缺损、变形、移位的眼像图谱与病例

　　1. **基本形态**　见图8-24~图8-27。

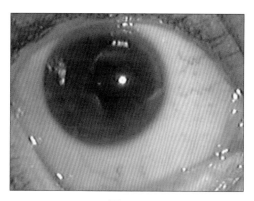 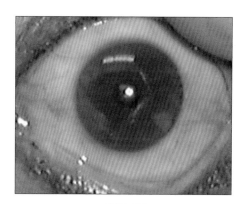

　　　　　　图8-24　　　　　　　　　　　　　图8-25

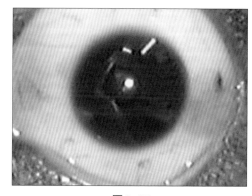 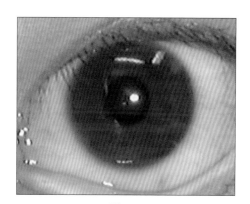

　　　　　　图8-26　　　　　　　　　　　　　图8-27

　　2. **眼像主症**　颈项，腰椎劳损，外伤，腰椎间盘突出，腰椎骨质增生（骨刺），坐骨神经痛，肾上腺肿瘤。

　　3. **病例**（图8-28~图8-35）

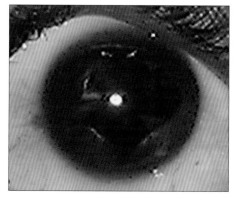 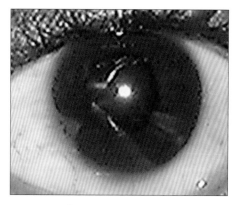

图8-28　瞳孔变大后周边不圆滑，显示肾阴虚生内热。临证可见关节，尤其腰腿功能障碍

图8-29　瞳孔变大后至周边欠圆滑，色素密度低显示肾功能退化、钙流失及骨质疏松，一些关节严重变异、疼痛

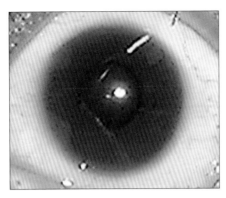

图8-30 瞳孔变形，部分缺损，角膜缘浅黄色环状浸润。临证多见于中医说的小便不利，或多见于西医指的泌尿系统疾病

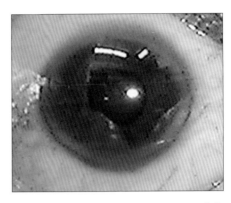

图8-31 瞳孔变形，部分缺损，虹膜内缘呈不规则白色雾状浸润。角膜缘褐黄色环状浸润，2点、6点处左右呈黄色。多见于胆固醇过高、皮肤瘙痒、血压高、腰痛（腰椎间盘突出）

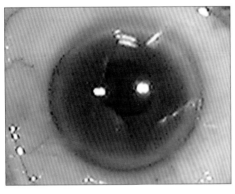

图8-32 瞳孔缺损、移位，虹膜周边呈弥漫性白色浸润，11—3点密度高。多见于机能老化、腰背痛、高血压、脑动脉硬化

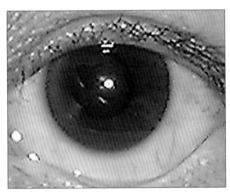

图8-33 瞳孔缺损、移位，多见于机能老化、腰背痛、高血压

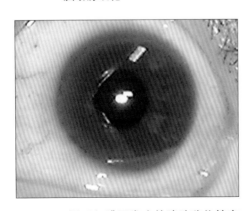

图8-34 源于虹膜而发生的瞳孔移位性变异，虹膜周边呈淡黄色浸润状，临证上多见于中医辨证的肝湿郁，西医称之B型肝炎或其他迁延性肝炎、泌尿系统功能障碍

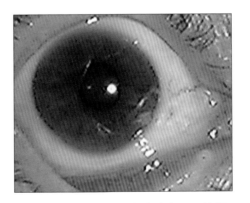

图8-35 虹膜变异导致瞳孔变异，缺损。临症多见于内分泌失调、妇科肿瘤、腰膝酸痛

第四节　瞳孔病色变化的主症

瞳孔除了大小、缺损、移位变化外，还有颜色变化。正常之瞳孔呈透明墨晶色而有神。一旦肾出现代谢功能性障碍，或器质性病变，其色素也会随之改变。主要见诸于淡蓝色、淡白色和淡黄色。

在现代医学，不论内科或眼科，对这类称之进行性代谢性现象并没有临床意义。可是中医却认为这是肾脏气血阴阳盛衰的重要外在指征，对于肾脏及整体相关的症状有着重要的临床意义。

瞳孔病色的基本形态与图谱：瞳孔病色，并不一定纯色，多数情形为混合色中出现颜色，偏向青，或白，或黄等。

1. **淡青至蓝色**　见图8-36~图8-39。

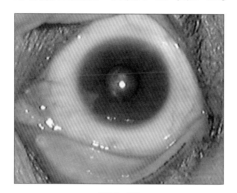

图8-36

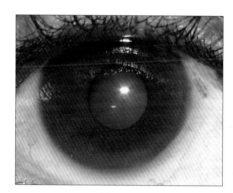

图8-37

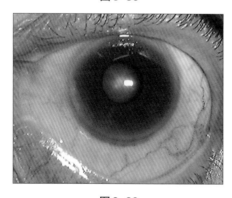

图8-38

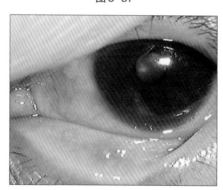

图8-39

2. **淡白色至灰白色**　见图8-40~图8-43。

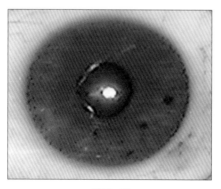

图8-40

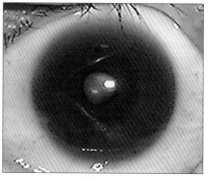

图8-41

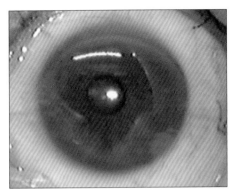

图8-42

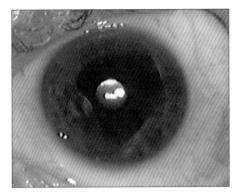

图8-43 白内障术后复发

3. 淡黄色至黄色 见图8-44~图8-47。

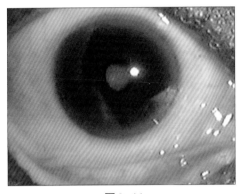

图8-44

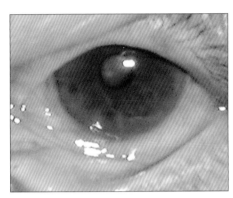

图8-45

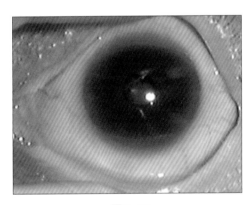

图8-46

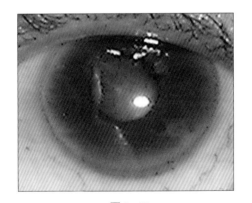

图8-47

一、淡（青）蓝色瞳孔主症

1. 基本形态 肝属木色青，瞳孔变淡（青）蓝色者，为肝病及于肾，肝（胆）肾两虚之症。此症以女性多见，为阴血不足，思虑过度，劳伤肝肾所致。临床（男、女）表现有面色青白、手足麻痹、气胀腹满、阳痿早泄、糖尿病、视物昏花，间有弥散性头痛。本症有偏青偏蓝之分，一般来说，青色者症较轻，蓝色者较重。临床上以头痛之程度可区分。此外，尚可从内眦痰区作区分。凡头痛剧烈兼有痰像者，多属重症，宜急治。症状较轻之淡绿色者，可用归脾汤、六味地黄丸、逍遥散及柴胡疏肝散随症加减。青色至蓝色者，则在上述汤剂基础上，加强清热、除痰、解郁之剂。

2. 病例 男，40岁，（印巴）亚裔。

主诉：冷饮即腹痛、肠鸣泄泻，头痛。

其他体征：体型偏瘦。

眼像特征：A区与B区之间波浪状血管相连，底色淡黄，内眦下方淡棕色，B区正中血管上冲角膜，并与外眦上方绛色大弯度血管相接，巩结膜呈淡蓝色。角膜缘白膜内移，瞳孔内（晶状体）呈蓝色及黄色，下睑内皮淡白（图8-48）。

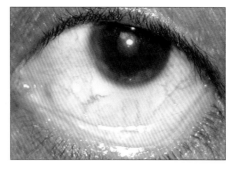

图8-48

证治要领：辨证属肝肾亏损，脾（气）虚泄泻。治拟补益肝肾，健脾利湿。本例也属于所谓亚健康状态的一种表现。在现代医学检查无异常，而自身感觉健康状态又不佳的情况下，应从中医辨证入手及时做好自身保健。方剂可选用五苓散或理中丸加茯苓。

二、灰白色瞳孔主症

1. **基本形态**　瞳孔呈淡白色，犹如烟雾飘浮着，为血气两衰，肾精耗损所致。本症多发生于45岁以上中老年人患者，男女皆然。临床上，除觉视物昏蒙外，全身症状多伴有腰背酸软、四肢乏力，间见下肢肿胀、耳鸣、头痛、肢冷、难眠多梦等症状。治当以调补血气、滋肾养肝为主。由于本症随着年龄增长会逐渐由淡白发展至全白，视力昏蒙，如全身症状不严重情况下，可以做内障剔除手术。但是，手术本身不能代替脏腑的调治。即使是单纯的代谢功能衰退，其过程也可由全身之调养而推迟其发展过程。临床上有的不过50岁即出现全白内障，而有的老者近百岁高龄也仍安然无恙。现代医学在这方面多用维生素防止晶状体老化，并改善全身的代谢功能，而传统中医则对症滋补其全身，重点是益肾强阴，常用石斛夜光丸（天门冬、麦门冬、熟地黄、生地黄、人参、牛膝、杏仁、枸杞子、草决明、川芎、犀角、白蒺藜、羚羊角、枳壳、石斛、五味子、青葙子、防风、肉苁蓉、黄连、菊花、山药、菟丝子）和益阴地黄丸（六味地黄丸加当归、柴胡、五味子、生地黄）随症加减。

2. **病例**

（1）强直性脊椎关节炎（腰椎间盘突出）：意大利裔妇人，82岁，独居。10年前已做白内障手术。

主诉：从小腰就有病，大致15年前被诊断为强直性脊椎关节炎，一年前腰椎间盘突出，并手术治疗，效果不彰，腰肌痉挛，至今每坐只能20分钟左右，就要趴在床上（就诊期间，同样），同时有高血压，高血糖，高胆固醇，痔疮、便秘、大肠憩室炎。

其他体征：虽然高龄且患病时间长，但精神尚可，可能担心交流不便，还自己写下：I am here for Pain in lower back, Spinal Stenosis, Scoliosis（我来请求治疗腰背痛，椎管狭窄、弯曲的问题）。血压在药物控制下：150/70mmHg。中气足，脉弦实，舌紫红无苔，尚可在监护下独自行走。

眼像特征：双侧瞳孔变长椭圆形，虹膜色灰，有散在性瘀块。外眦可见老年性灰蓝黄色巩结膜，下睑淡白，B区棕、紫色血管向上延伸（图8-49A~D）。

证治要领：本例因白内障手术，不能观察瞳孔颜色。但属老年肾衰，久病耗气伤津。治宜滋肾补气，润燥通便。方选温经汤合桂枝茯苓丸，小承气汤加花旗参、郁李仁、当归、肉苁蓉以通便润燥。以金匮肾气丸去桂枝加玉竹滋肾滋阳；独活寄生汤加川乌、川断，人参改党参以壮骨健肾、解肌肉筋骨痉挛痛。

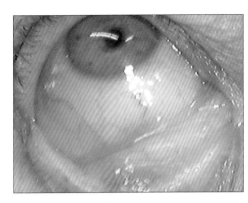

图 8-49A

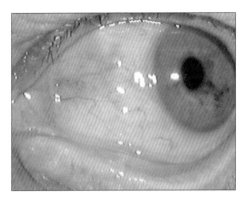

图 8-49B

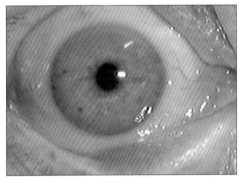

图 8-49C

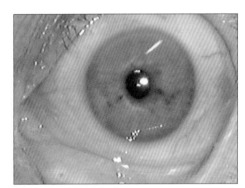

图 8-49D

（2）老人忧郁症：女，55岁，东欧裔，干洗业者。

主诉（代）：5年前一直在洗衣店工作，3年前开始出现身体时向右倾，时向前倾。2006年一次受惊后出现情绪低落，时良久不语，对人对事均反应迟钝，记忆力严重下降。2009年初曾送精神病院并7次施以电击治疗，但效果不彰，反觉得全身软弱无力，四肢寒冷，生活不能自理，有人搀扶下才能勉强移动步履。大便3～4天一行，尿频、口渴、腰痛。

其他体征：神情呆滞、颈项及身体向右侧倾倒。舌淡白、齿印，脉浮数，沉。

眼像特征：一侧虹膜一点处棕色斑块浸润，双虹膜"上下环"均呈深黄色浸润，瞳孔细小而灰白色，代谢环紫棕色，双侧巩膜色黄，双外眦H1黄色底下可见红色浸润充血及血管增生，并与其上方（IA4）之血管交叉（图8-50A～D）。

证治要领：本例是心脾两虚，肝郁、湿困、肾精衰竭、脑水空虚。治宜养血、温经、通络、祛湿、通便、镇心安眠。方选黄芪五物汤（去甘草）加附子、细辛、鸡血藤、实脾饮加减，右归丸加人参、鹿角霜。如此组合调理1个月后，效果显著，能自主走

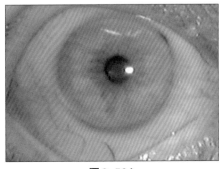

图 8-50A

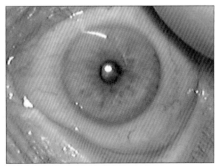

图 8-50B

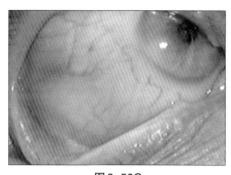

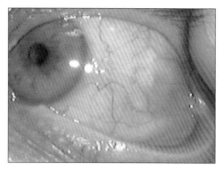

图8-50C   图8-50D

动，二便正常，四肢觉暖，部分生活可自理。

三、淡黄色瞳孔主症

1. **基本特征** 中医一般以黄色主湿、主热，如发生在肾脏则属于肾虚着湿。在临床上以肥胖者较为多见，症见腰椎肥大，腰背酸痛，步伐艰难，下肢时见有水肿，面部灰暗，糖尿，咳嗽痰多，气喘，能远视不能近视，耳鸣等症状。针对上述症状随症施治，痰多湿重者可用二陈汤加五苓散；肾阴虚者以六味地黄丸为主加减；风寒湿重、下肢不利者用独活寄生汤加减和肾气丸（六味地黄丸加附子、桂枝）。当然，过于肥胖者，则可在减肥与糖尿病治疗同时进行。

2. **病例**

（1）高血脂、腰背痛：男，51岁，华裔。

主诉： 背部及腰部疼痛已年余。喜好肥甘厚味酒食，能远视不能近视，高血脂。

其他体征： 脉洪实、滑，舌绛苔厚腻，体态肥胖。

眼像特征： 角膜缘带4—8点处呈半月状深棕色浸润，瞳孔色青、蓝至黄色混合，余见下睑内皮脂肪层较厚，A区淡棕色（图8-51）。

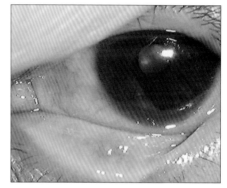

图8-51

证治要领： 辨证为湿热伤肝，肾湿。可疑为脂肪肝变，腰椎骨质增生。临床治疗表明，本症单纯采用中式按摩疗法并未收到如期效果，同时配合中医内科调治则效果佳。方可选桂枝茯苓丸加牛膝大黄。

（2）双腿肿痛：女，67岁，华裔。

主诉： 双腿肿痛已两年多，经长期接受中医按摩治疗后，见好转，但肿痛仍未见根本改善。

其他体征： 腿部检查：左腿上下肿胀，右腿略见萎缩，浅表层可见大网状积瘀，跛行状。

眼像特征： 角膜外周白膜沉睛，瞳孔色浅灰黄白，间有点状黄色相混（图8-52）。

证治要领： 辨证属肝肾劳损、气血两亏。治宜大补肝肾、营血气，强筋壮骨。方选独活寄生汤、七宝美髯丹、桂枝茯苓丸等随症加减，并配合经络疗法和艾灸手术通经活络、祛瘀，疗效显著。

（3）健忘，失眠：男，中年，亚裔。

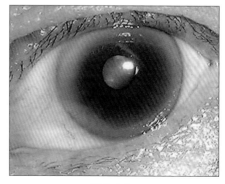

图8-52

　　主诉：感觉胸闷呼吸不顺，长期健忘，失眠。

　　其他体征：舌淡、齿印，体胖。

　　眼像特征：本图与上例比较，其瞳孔内的灰白至淡黄色为局部状态（中间白点为对光反射），角膜未见白膜沉睛，但虹膜本体已呈局部淡白，外眦及C区巩结膜呈锈色（图8-53）。

　　证治要领：该患者为肝肾两虚，虚劳。肾气亏损则引致呼吸活动和大脑功能衰退（肾不纳气、脑髓不足）；气虚血失所主，神舍失宁。治拟

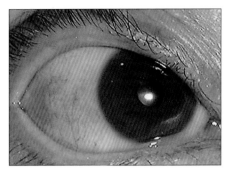

图8-53

健肾补脑、养心安眠。方选桂枝茯苓白术甘草汤、归脾丸、酸枣仁汤、龟鹿补肾丸加减。

　　俗语说，眼为心灵之窗。观察人眼睛的健康神态，晶状体是一个重点。黑珠莹润耿耿发光者，反映人之健康良好；相反，晶状体浊如烟雾、神昏干涩者多有潜伏之重疾在身。只是在观察过程中，往往容易忽略，或难以准确判断。例如，一些慢性肾功能衰竭之病人，如观其瞳孔只是神昏浊沌而已，但其他部分也多有异常表现，特别是那些肾阴衰败气滞血瘀者，巩膜及内眦、外眦都可见蓝至黑色的大面积不规则浸润，眼周边黑暗扩至整个面部。在这种情况下，病史及其他方面的资料对辨证有重要意义。

　　以上3种颜色，是从中医角度观察晶状体病理变化的基本病色调，其病多属于阴虚也。阳不生则阴不长，所以肾阴虚的同时，也多有肾阳不足。肾阴、肾阳是观察颜色的基本辨证纲领。在治法上，多以滋肾养阴、补肝益气为基本原则。临床上除广泛使用传统中药复方汤剂外，当今还较广泛使用整脊疗法、针灸疗法等对那些由于肾功能衰退而引致的腰脊骨质疏松、骨质增生等症状也颇为有效。只是对于此类退行性病变，必须在临床上认真加以鉴别，在使用有关手术（推拿按摩）整复时，配合中药复方固本培元才能取得较稳定的效果，同时在饮食、运动、摄生等方面也要十分注意调养。这里特别向读者建议：对于防治并重，甚至防重于治的中医学来说，养生之功尤应重在肾。明朝龚廷贤《寿世保元》中著名的"长春不老丹"可算是一个功德名方。原方药物配有仙茅、山萸肉、首乌、川萆薢、生地黄、熟地黄、黄精、枸杞子、麦门冬、天冬、茯苓、五味子、小茴香、补骨脂、人参、覆盆子、鹿角、杜仲、怀牛膝、青盐、柏子仁、当归、巴戟天、远志、锁阳、山药、肉苁蓉、川椒、菟丝子、巨胜子等以上30种地道中药精制成丸，每服15g，空心（或加好酒）送下，其功在滋肾水、养心血、添精髓、壮筋骨、乌黑发、固齿牢牙、润肌肤，有病治病，无病养生固本。这对于不论肾阴、肾阳虚损，腰背、腰腿痛之中老年人以及骨质疏松、腰椎或颈椎肥大的各种退行性病患者来说，本方不失为一个固本培元之良方。如由于条件限制，亦可从简选其中之七种药，即首乌、枸杞子、当归、白茯苓、怀牛膝、菟丝子、补骨脂等常服。这七味中药成方又名"七宝美髯丹"，其基本功能在于滋肾强精，兼可益脾、补肝、养心，特别适合于中、老年人精血衰少、腰膝无力、遗精阳痿、未老先衰、须发早白者服用。

第五节　肾与其他脏腑合病的眼像辨证

　　现代医学对肾脏病的认识以及相关的临床医学技术日新月异。就以慢性肾功能衰竭来说，除了可以进行肾脏移植之外，还有人工肾（洗肾）治疗，其疗效逐年提高，在对症治疗上，现代医学无疑取得了令人瞩目的成就，但在整体辨证治疗上，中医也有其独特之处。其最大特点是两个方面：一是非损伤性治疗，二是整体迂回或联合辨证调理，

也就是通过身体其他脏腑之诊治和调理，以加强改善肾功能，中医说的"同病异治"，也可能就是这个道理，在这里，更是"异脏同治"。反过来又在此基础上促进整体的健康发展。对于这种整体良性循环治疗，其之所以往往取得效果，究其机制，很可能是中医在辨证论治过程中，自觉地充分发挥各个脏腑之间的代偿功能的积极作用，由此修复其正常的生理功能。因此，中医在临床上对一些器质性疾患，除非万不得已，多主张选择保守疗法，不轻易提倡动用手术处理。认为一旦手术过后，则元气大伤，不但再难以修复原有器官组织的正常生理功能，而且后遗症也难以预料。例如对于常见的颈椎病，有人根据肾主骨的理论，采用补肾益精方法内服中药，加上适当的按摩，便可以慢慢痊愈；相反，也有人在7个颈椎中有5个做了手术，结果是局部症状缓解了，但手术给全身带来的损伤后遗症，即使华佗再生也难以恢复。这可能是因为手术后组织器官的本身代谢功能完全消失，根本无法再修复之故。一位中年妇女几年前因为子宫内膜粘连而一下子将子宫切除，由此抱恨终生。据临床上观察，一旦肾脏本身的功能出现障碍，大多数其他脏腑也有不同程度的病症存在，用心的临床医者会按轻重缓急，分清主要矛盾和次要矛盾及掌握其发展传变的特点，既可以对肾治疗，也可以采取围魏救赵的方法，从远至近，既可以直接达到治疗目标，又可以借此改善全身功能。这是中医慢病慢治、分步推进之要义也。当今不少人不完全了解中医之奥妙，往往急于求成，以为一刀就可一了百了，此实属非也。

一、肾、肝病的眼像辨证

这里说的所谓肾病，并不是现代医学所指的器质性病变，而是作为整体功能一部分的肾功能虚弱或其退行性病变，均指肾阴、肾阳之盛衰及其对其他脏腑功能之关系。

肾病及肝之眼症状临床颇为常见，但主要有肝肾两虚、肝郁肾亏这两大类，可在此基础上随症观察。肝肾在脏为子母，属阴，在眼为近邻相接，肾阴不足也易累及肝阴不足。其眼部症状多有虹膜色淡，色素分布缺损至多种不规则状态，在瞳孔则在大小、颜色均有肾阴不足之表现。

在临床上所见之肝肾阴虚，多有阴虚生热，严重者阴虚火旺。症状所见为面色无光、两颧微红、头晕眼花、腰膝酸软、咽干舌燥、四肢无力、耳鸣、男子遗精、女子经期紊乱、夜多小便、记忆力衰退、神情呆滞等一系列症状。属于阴虚火旺者，治法上应大补肝肾两阴，同时加入重镇潜阳之品，以达到滋阴潜阳、阴平阳秘、恢复阴阳平衡。汤剂可选用大补阴丸（黄柏、知母、熟地黄、龟板）加二冬（天门冬、麦门冬）、鳖甲等调治。

肝郁肾虚，在眼像上，其特点是虹膜涩滞失荣，纹理不清或颜色分布不均，色较灰暗。角膜缘带多有点状棕色浸润，瞳孔呈绿至清色混浊。治法上应滋肾养肝、养阴清热为主。除六味地黄丸、杞菊地黄丸外，还可选用传统方剂一贯煎（麦门冬、当归、生地黄、枸杞子、川楝子、酒炒黄连）和左归饮（熟地黄、山药、枸杞子、茯苓、山萸肉、炙甘草）随症加减。

病例：

（1）更年期综合征：女，50岁，华裔。

主诉：严重失眠已月余，情绪烦躁不安，夜间出汗，影响工作。

其他体征：脉细数，舌绛苔白，体倦乏

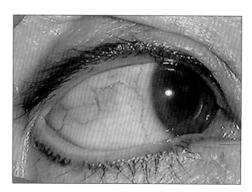

图8-54

力，神情焦躁。

眼像特征：瞳孔（晶状体）出现绿至黄色，虹膜外周淡白至黄色（图8-54）。

证治要领：患者已处于更年期，是谓肝、肾不足，阴虚热躁。治拟以滋（肾）水降火，和（肝）血安神。方选桂枝茯苓丸合酸枣仁汤、甘麦大枣汤和六味地黄丸加夜交藤、牡蛎、龙骨及归脾汤等加减，经一月左右调理，诸症缓解及恢复工作。

（2）高血糖：男，50岁，中美洲，西语裔。

主诉：高胆固醇，高血糖。

其他体征：结代脉，咽干，口苦。

眼像特征：虹膜色淡，老人环内置，角膜缘下有大面积褐色斑块浸润，瞳孔大，边缘缺损，色浅灰，外眦有线状充血（图8-55A、B、C）。

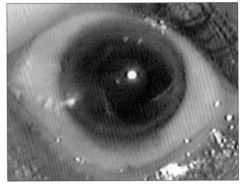

图8-55A

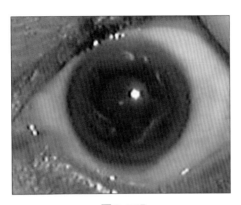

图8-55B

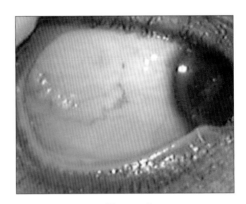

图8-55C

证治要领：辨证属肾虚肝郁，心悸。治拟滋肾涵木，益气养心。初以肾气丸加生脉散5剂，作A方；B方以小柴胡汤加减5剂。每2天各服半剂，20天后检查血压降至137/90mmHg。复诊再方为炙甘草汤加强益气养心。

二、肾、心病的眼像辨证

肾属水，心属火，水火相济始能相安。倘见肾虚水不能上济于心火，便有所谓心肾不交的种种现象。在现代城市生活中皆因日间劳心劳力、社会人际关系紧张而又复杂，夜间社交生活繁忙，每有失眠多梦、遗精早泄、咽干舌燥、头痛头晕、焦虑不安等症状产生。其眼像特征，除了瞳孔之变化外，还多见于外内眦异常充血，色鲜红至绛色，微细血管不规则伸向角膜。治则可随症选用黄连阿胶汤合酸枣仁汤加远志、桂圆肉、麦门冬或甘麦大枣汤随症加减。梦遗加芡实、莲子，腰酸加杜仲、牛膝、金狗脊。

病例：

（1）心肾失调：中年男，已婚，亚裔。

主诉：双职，日夜班交替不定。巅顶头痛、麻胀，腰背痛，夫妻房事欠理想，精子质量差。

其他体征：疲劳、头发稀少，早搏，舌红少苔。

眼像特征：外眦紫色大面积充血，显示心气滞血郁；瞳孔缩小，色略淡白（图

8-56A、B）

　　证治要领：眼像显示肾精气疲弱，心肾（火水不能相济）不调。治拟健肾壮阳，宣通心气。

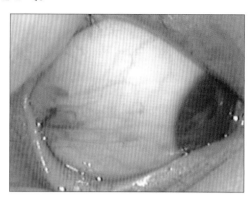 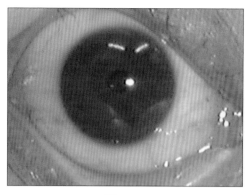

图8-56A　　　　　　　　　　　　　　图8-56B

　　这是个在某大型赌场工作的男子，是和太太一起来接受治疗的。他40多岁，症状是头发细很易断也很易掉。眼诊发现有明显心脏病，自己经常觉得胸闷。房事时觉得硬度不够，有早泄倾向。头发为血之余，肾之华，医生说他精子数量不足是一点儿都不奇怪。首先心脏不好就很难有健康的性生活，当年某药厂研发伟哥的时候原意就是治疗心脏病的，结果歪打正着，病人发现这心脏病药竟然能够让阳痿患者重振雄风。我治疗有心脏疾病的病人里也有向我反映性生活质量大幅提高的例子，所以我首先就治他的心脏病。结果马上龙精虎猛了一阵子。后来又有反复。细问之下，我才发觉他的生活作息很有问题。赌场的工作都是夜夜笙歌的，他做赌场公关也不得不下班很晚，总是晚上10点多才下班，一两点才睡。这样的话他长期以来只能熬夜，熬夜的人年轻时候还可以撑一下子，人到中年就很难自我恢复了。所以这种情形就相当于一方面我在给他补充能量，另一方面他又在持续地消耗。

　　（2）女性更年期综合征、忧郁症：中年女，49岁，华裔。

　　主诉：阵发性潮热，夜汗，睡眠困倦，情绪不稳定。

　　其他体征：脉弦细，舌红少苔。

　　眼像特征：瞳孔扩张，外眦线状充血，色鲜红（图8-57A~D）。

　　证治要领：属阴虚内热，更年期激素失调。治宜养心安神、滋阴清热。方选桂枝茯苓五味子甘草汤、天王补心丹、丹栀逍遥散加减。

　　（3）失眠、胬肉：男，46岁，华裔。

　　主诉：已失眠两个多月，还有左头部麻痹，肩背及颈椎关节疼痛。并且中腹胀满，

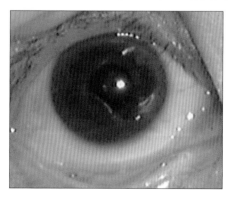 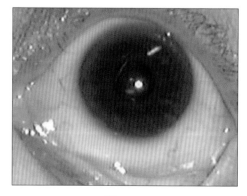

图8-57A　　　　　　　　　　　　　　图8-57B

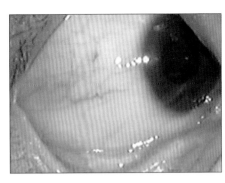

图8-57C

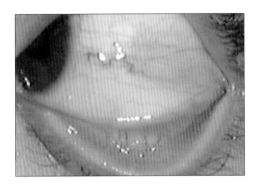

图8-57D

大便秘结，心烦目眩，神情疲怠。不能工作。

其他体征： 舌淡红，中裂，苔微黄，两侧略见紫红。

眼像特征： 内眦胬肉攀睛已深入角膜，肉质呈鲜红，A区有新生血管充血。本例属眼症候（翼状胬肉）与全身病症相叠的典型。按眼科症候，患者已做过切除手术，但近两个多月由于失眠而又重新复发（图8-58）。

证治要领： 显然其标（胬肉）在眼，本源在于脏腑。其传变始于肝郁，久郁火化乃至（肾）水不涵（肝）木，相火（肝火）上炎。治

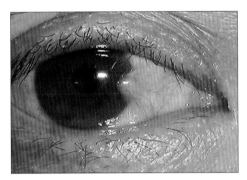

图8-58

拟疏肝解郁，滋水降火，镇心安神。同时加强心理辅导。方选柴胡疏肝散加枣仁、柏子仁、远志以及当归六黄汤、知柏地黄丸等随症加减，半月后诸症逐步消失；胬肉的血管消退及肉质本身变薄，并逐步退出角膜。

（4）糖尿病：中年男子，主诉有严重糖尿病，兼有疲乏，胸闷，腰痛，脾气火爆，发怒则头晕。把脉发现脉细微，重按无力。舌头胖大，齿痕，少舌苔。眼诊发现右眼有明显心血管堵塞，胃部有炎症，瞳孔小而且模糊显黄绿色，显示有血糖。眼白呈现黄色，表明有湿气（图8-59A~F），大便每天三四次，不成形。断为心肾脾皆虚，且有水气。处方柴胡桂枝干姜汤加茯苓。

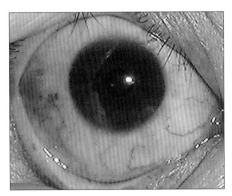

图8-59A

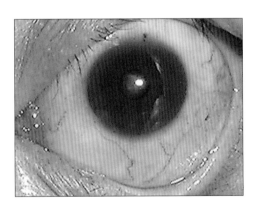

图8-59B

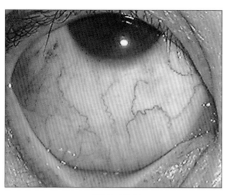

图 8-59C

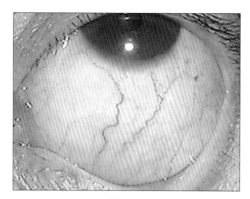

图 8-59D

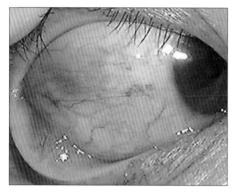

图 8-59E

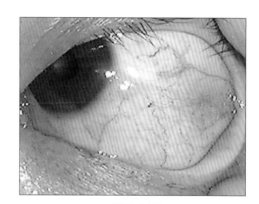

图 8-59F

三、肾、肺病的眼像辨证

肾肺合病，多属于重症阴虚。阴虚，在现代生活中，轻则有所谓花粉过敏之咳嗽、气喘；重则有肺气肿、支气管扩张咯血、肺结核、慢性肾炎、男性不育等严重症状。其病因病机，不论中西医都有较详尽的解说。中医则认为"肺为气之主，肾为气之根"，二者伤其一都会造成呼吸运动障碍，如"久咳伤肾"则出现"肾不纳气"的现象，临床所见之喘咳、气粗、气急者则可归因于肾之纳气功能失调。

按照急则治其标的原则，当肺出现咳嗽、痰多、气急气喘、怕冷发热时，一般都以化饮解表、祛痰止咳（喘）之剂为主，辛温之剂以小青龙汤加减，或辛凉之剂麻杏石甘汤加减，多有较理想之效果。急性期过后，即可以麦门冬汤加五味子或百合固金汤随症加减以固本。由于上述多属慢性消耗性病症，每有反复发作，久病（咳）必伤肾。故应检查肾的虚损情况，即使肾功能并没有多大损伤，一般也要进行"固肾纳气"以养生，一般可用肾气丸或都气丸加减。

肾病及肺的眼像特征：瞳孔混浊不清、目光无神；巩膜出现弥漫性的深棕、灰紫混合色素浸润。

病例：

（1）油烟（炊）中毒：男，44岁，阿根廷裔。

主诉： 咳嗽，疲倦，腰膝酸软，阳痿。

其他体征： 肢体略见水肿。

眼像特征： 瞳孔细小、变形，呈浅灰色。虹膜下缘4—8点处半月环状色素浸润，色深厚密（图8-60A、B）。

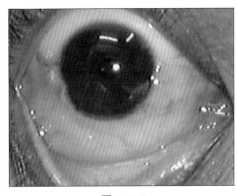

图8-60A

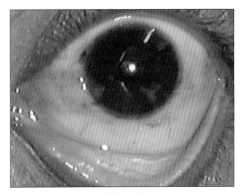

图8-60B

证治要领： 本例眼像酷似大麻或其他毒品中毒，眼像显示肾气虚损，上不及滋润肝木，下焦气化不及肾。显示肝木郁火。经查问：患者在街边经营炒花生、坚果小生意长达20年，长期吸入大量人工香草精香料及油烟，长期间站立及吸收大量油烟，以至肺及气管受到严重有毒物质侵浊。治宜解火毒，疏肝解热，泻肺（火）解毒，健肾利湿。药方宜选用柴胡桂枝干姜汤加五味子茯苓。

（2）肾衰竭：女，60岁，华裔。

主诉： 慢性肾功能衰竭，10年前已开始做人工肾（洗肾），最近腰痛、气喘反复发作。

其他体征： 双脚肿胀。面部黧黑，舌紫，苔白。

眼像特征： 瞳孔扩大，白膜沉睛，虹膜无光，纹理不清，下睑结膜灰白（脾肾阳虚）；巩结膜及角膜缘带已出现弥散性灰棕色浸润（肺肾气虚），上下睑及周边均见暗黑色素沉着（图8-61）。

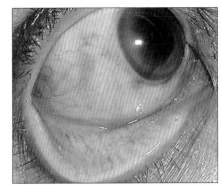

图8-61

证治要领： 肾气衰竭，肾不纳气，气滞血瘀，拟分阶段，综合治理。金匮肾气丸加减有良效。按美国医学临床统计，凡做洗肾治疗的患者，寿命最长者只有15年。

四、肾、脾病的眼像辨证

肾气（阳）虚：

1. 基本形态 肾脾皆属阴脏。脾喜燥恶湿，脾阳不足则湿从内生；肾阳（气）不足（虚）上则水犯脾阳，引起水饮积聚；下则气化失司，大便溏泄，小便频且清长，失禁，不思饮食或喜热怕凉，腰膝乏力等脾肾气（阳）虚症状。在美国所有的药房超市里有专门出售成年人之专用尿布，足见此地肾脾（气）阳虚证的普遍。应予以补肾益脾、益气强精之法。方选桑螵蛸散、四君子汤加缩泉丸和肾气丸随症加减。

2. 眼像特征 瞳孔浅灰或青绿色，睑结膜呈淡白色。

3. 病例

小便失禁：男，65岁，华裔。

主诉： 大便时秘结，时溏泄，小便失禁，腰膝无力，痰多，下午偶见头晕目眩。

其他体征： 舌白少苔，脉沉迟。

眼像特征： 瞳孔内呈灰色，虹膜外周纹理不清，局部灰色，上下睑缘淡白，下睑正中有一棕色斑块，内眦及上部少许血管曲张（图8-62）。

证治要领：本症属肝肾（气）亏虚，脾湿生热。治宜补益肝肾，健脾化湿。方选肾气丸、缩泉丸、五苓散随症加减。

肾（阴）虚及脾的眼像辨证：

1. 基本形态 肾阴不足，脾阴亦虚。临床上常见于女性生理性失血或流产失血过多，乃至脾阴不足。肾脾两阴亏损则产生一系列阴虚内热的现象。除眼部表现外，面部多有黑色色素沉着。一般有腰酸背痛、心悸少眠、经期错乱、午后头晕头痛、便秘等一系列症状。

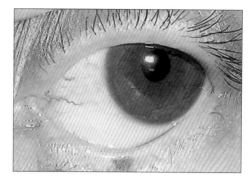

图8-62

在临床上较为常见的一种称之为肾虚胃热（火）的症状，主要有俗称之为虚火牙痛即牙根松动的牙周炎、口舌糜烂的口腔炎、牙龈及由此引起的头痛等病症。其眼部特征是除了瞳孔之肾阴不足症状外，睑部充血色绛，胃及大肠区还有较显著的充血。治则为清胃养阴，著名方剂为玉女煎（石膏、熟地黄、麦门冬、知母、牛膝）随症加减多有良效。本方专门适应于上实下虚之各种症状。如胃热盛者，可选用清胃散随症加减。据临床资料，本方也可以随症加减用于中消（糖尿病之一症）及鼻出血。治法应以滋阴补血、养心安神为主。阴血不足者可选用归脾汤，骨蒸潮热、午后颊赤或面部色素沉着者可选用秦艽鳖甲散加生地黄、熟地黄、麦门冬。

2. 眼像特征 瞳孔蓝至青色；睑内膜淡白透红，睑外膜周边及两颧灰暗及弥散性黑色色素沉着。

3. 病例

（1）月经不调：女，39岁，华裔。

主诉： 头晕、头痛，心悸难眠，月经赶前错后，胸胁、背酸痛，膝软无力。

其他体征： 脉沉细，脸色青白。

眼像特征： 虹膜色暗无华及色素斑。瞳孔散大、色（晶状体）灰至绿色，角膜缘出现淡红环状浸润，内眦及睑缘色淡，外眦及下睑灰黑色色素沉着（图8-63）。

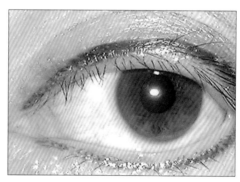

图8-63

证治要领： 肝肾不足，脾阴虚，虚热内生。可疑为贫血（慢性功能性子宫出血）、内分泌失调。治拟金匮肾气丸、胶艾四物汤、八珍汤、苓桂术甘汤合当归芍药散等随症加减。

（2）头痛、牙痛：男，45岁，华裔。

主诉： 口干，牙痛，头痛，大便秘结。

其他体征： 舌红少苔，脉弦数。

眼像特征： 内眦绛红，上方两血管曲张，角膜缘有不规则的棕色色素浸润，上下睑外皮黧黑（图8-64）。

证治要领： 证为肾水不足，虚火上盛。建议请口腔（牙科）专科诊治的同时，可配合中药方剂调治。方拟黄连解毒汤、清胃散及知柏地黄丸等随症加减。

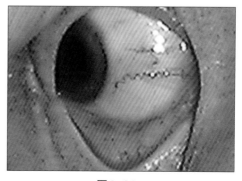

图8-64

（3）胃癌化疗后遗症：男，81岁，亚裔。

【病例特写】

今天来了一个病人，是一个身材瘦削的老人，眼袋颇重，面色褐黑，但幸好腿部没有水肿。精神还可以。朋友介绍，这位老先生去年7月被发现有胃部肿瘤，手术切除后发现有少量癌细胞，其实就是一个良性瘤。手术切除后，因为这个"少量"的癌细胞，医生就建议他做了7天的化疗。化疗做了之后，脸上发黑，双腿发软，体重骤降（眼像见图8-65A、B、C）。

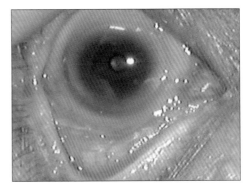

图8-65A

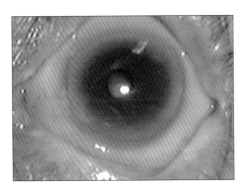

图8-65B

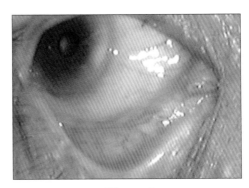

图8-65C

这位老先生一向很少接触中医，硬撑了一段时间后，他的邻居（带他过来的朋友）发现他气色差得很。大家就嘘寒问暖几句。结果，聊到我诊所里。他的脉是虚脉，舌头红润带黄腻苔。目前的症状是吃东西吃很少就觉得胃胀不舒服，大便不通，屁很多，很臭。食欲倒是还很好。气短。病情很清楚简单，就是中焦受损，上下不通。上面有食欲，但是吃很少就觉得胃胀。然后下面大便不通。这些肠胃病我见得最多，很快就开药，10天。其实他这种情况开一个月也不嫌多，不过鉴于他很少吃中药，年纪也很大（81岁），所以从长计议。

有意思的是，我在问诊时随口说了一句话：其实医生自己也是不做化疗的。结果他们两夫妇都点头称是。他们说，他们去治疗的那个医院里有个肠胃科医生也是恰好患了胃癌，但他自己却只是做手术，而没有做化疗，自己吃中药和其他补充剂调理。这让我联想到当年烟草业被公众诉讼的时候，烟草公司的人被揭露说过这样的话，香烟这东西不是给自己抽的，而是给那些有色人种、穷人、妇女、儿童们抽的。这句话被揭露后，整个烟草业被弄得灰头土脸。我看现在可能医药界内部也有类似的话在流传：化疗这东西，不是给医生自己用的，而是给别人用的。

台湾地区有个叫许光达的脑外科手术医生，30多年累计做过1万多例开颅手术，某一天突然发现自己有肠癌，震惊不已。幸好他是医生，结果他做了深入广泛的调查研究后，决定不做化疗和放疗。这个决定被他的同行们批评为"做了一个很恶劣的示范"。对医学界是很恶劣的示范，对自己却是一个最明智的决定。结果他现在好好的，还接受了电视的专访。

第九章
陈旧性内伤的眼像辨证
——痛证（旧患）的识别与治疗

第一节　一般概念

　　将陈旧性内伤的眼像辨证放在本书的后部分，绝不表示其重要性是在其他篇章之后；相反，由于本章涉及整体各个脏腑、血气功能的损害，必须先对其他脏腑病症及其在眼部的表现做出充分阐述基础上，才能进一步了解及掌握其致病的特征及在眼部的鉴别诊断规律。再者，由于"望眼辨伤"法，直到目前为止，可能仍然还是一个需要医学界共同"继续研究"的课题。尽管体内损伤与"血瘀"有着直接病理关系，但前者只是在治疗方面具有相当丰富的传统治疗经验，但诊断方面还使人感到相当茫然。而后者在蒋森先生的《血瘀论》一书发表后（中国医药科技出版社，2001），对"血瘀"的概念、血瘀之病因、病机及其诊断和治疗方面都做出较系统的分析，而相关的治疗方法，已在中国大陆（例如广东省中医院的治未病治疗中心，按《内经》"刺腰痛篇第四十一"的方法治疗，收良效）、中国台湾、德国及美国等地也陆续有一些专题报道，这无疑对本书所作的概括分析提供了一个更为有利的时机。

　　首先，本人十分赞赏蒋先生关于"血瘀"与"瘀血"这两个有严格区别又有因果相关的概念解释。蒋先生说："血瘀是指血液运行迟缓涩滞、死血壅塞血脉、血脉闭阻不通、血液离经停积等四种病理状态，属于病机的范畴。瘀血，是指凝结不行之血，是血瘀的病理产物。"指出血瘀是产生瘀血的原因，而瘀血形成之后又必然对血液的正常运行产生不良影响。根据蒋先生这种分析，似可将血瘀看作是源，瘀血则是流，前为因，后为果，但实际上是互为因果。本章之切入点：①各种陈旧性外伤以及所谓积累性劳损所产生的瘀血及其在全身导致何等程度的功能障碍；②研究这些外部和内部损伤，包括其所产生的瘀血在眼部的反映及其鉴别诊断方法；③像前述各章一样，针对其临床表现所做的治疗原则和方法。

　　其次，正如原广东中医学院主编的《中医诊断学》（上海科学技术出版社，1964年2月第1版，1982年第7次印刷本）所说的，望眼辨伤为民间流传的一种诊断方法，是根据眼中白珠络脉的改变，以及瘀点的所在来诊断受伤的部位和性质。原福建中医学院曾选1000例患者作为实验观察研究（根据受伤史、疼痛及症状三者的关系作为诊断标准），其眼征与受伤症状符合者有541例，认为此法有赖于今后继续研究发扬。由于当时本人所处的特殊环境，各种致伤病人甚为常见，在该书第1版（1964年）发行的前后，在研究望眼辨证的同时，也开始注意望眼辨伤的方法，历经30余载，也积累了一些心得，在此一起讨论。尽管还由于种种原因，可能未达到100%的症状符合率，但至少可以大大提高中医在诊治此类病人方面的临床效果。图9-1A、B，图9-2A、B为腿伤后眼睛出现的巩膜和虹膜的变化情况。

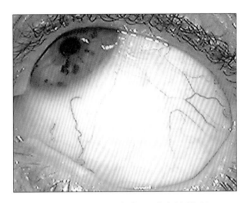

图9-1A　显示患者虹膜瘀块堆积

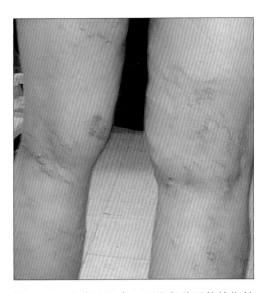

图9-1B　患者双腿表层可见各种形状的蜘蛛网状血管

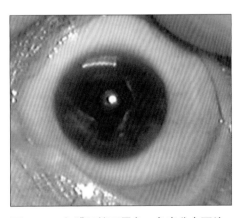

图9-2A　虹膜深棕至黑色，色素分布不均

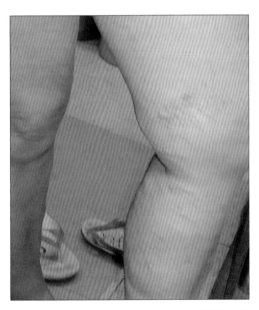

图9-2B　双腿表层可见大面积的蜘蛛网状血管

第二节　陈旧性内伤的"血"与"痛"

　　这里所述的陈旧性内伤，包括两个方面的内涵。一方面是指在经受急性暴伤打击后治疗不当或长期恢复不全，或经反复挫伤而历经陈年，俗称旧患；另一方面是指所谓积累性劳损，特点是并无急性暴伤病史，但由于其所从事的职业，例如农作、各种行业的搬运、装卸工人、工（衣）厂工人、餐馆工人、干湿洗店工人、职业司机、装修工人及各种需要长时间站立或固定座位、弯腰、负重的工作者，由于长时间紧张、超时进行这种耗费体力之作业，在进入中年以后，逐步令其整体脏腑，特别是运动系统功能受到损害而形成所谓积累性疲劳或损伤。前一种情况是有形伤害，最为常见的有普通的体育锻炼（如呼啦圈运动用力过猛伤腰、冬天滑雪损伤、高空跳伞、球类运动、体操等）和职

业运动员的运动伤害、各种车祸、建筑工人从高处堕坠、失足跌仆内挫、器械击伤、人为的碰撞殴打、地震、山泥或楼房倒塌压伤以及各种重大医疗手术等都属于有形的伤害。对于这种伤害，尽管都可以由专业医疗机构进行定性、定量和治疗，但很难预后所形成的陈旧性内伤情况。相反，后者却是一种隐形的内伤，至少到目前为止，无论从现代医学角度或法律上都无法界定其标准，绝大多数由患者本身承担其健康损伤后果。即使是医疗保险制度较为健全的西方发达国家，也只是"头痛医头、脚痛医脚"而已。就整体来说，患者的隐形伤害是很难获得医学界定和补偿的，我们这里只是从临床医学角度来讨论而已。从上述可知，不论是属于有形的暴力伤害，或隐形的积累性劳损所引致的内伤，首先是血伤。虽属如此，血伤也有区别，前者所形成的血伤可称之为"坠血"，后者可称之为"郁血"。《内经》称，人"有所堕坠，恶血留内"，受伤部位表面青紫色，如未能及时破散，并从体外排出，就会残存于体内。这种"恶血"，实际上一切暴力损伤皆而有之。其性质类似在尸体内发生的所谓"坠积性瘀血现象"。其特点是由于心脏功能处于绝对静止状态以及呼吸停止而缺氧，因此这种坠血：①本身处于潴留静止状态；②色素紫暗；③瘀血浓度高；④体外血凝作用消失。活体在受到挫伤血管破裂后，运行中的血液将离开管道向四周组织弥散性渗出，造成局部组织瘀塞。如能在手术时及时排出，当然不会产生日后所形成的瘀积以及免除局部功能障碍所带来之痛苦，但实际上往往不是由于技术上的原因，就是由于人为的疏忽，常常形成潴留，成为一种后遗症。

　　与"坠血"不同，瘀血是一种慢性"潴留"，它是由于慢性劳损而逐步形成气滞血凝的产物，如果同时存在坠血的话，则会混合一起，造成深部血管回流障碍，并逐渐由深部组织向浅表层扩张，可用肉眼直接在腰背部和腿部表层可见（参见图9-1B和图9-2B）。尽管这种表层组织的血潴留现象已为某些现代医学专家，例如中国台湾的国泰医院整形外科主任吕旭彦所注意，但也只是从外科角度做出一些解释，认为从外科角度来看意义不大，可以不予以理会（认为必要时可用硬化剂或激光治疗）；当然对于内科来说更是不屑一谈了。其实，这正是无数复杂的潜在性内科病症与运动系统疾患的一个极为重要的外部表现。这种隐性劳损所形成的瘀血，并由此反映五脏六腑潜在的功能障碍的情况，除了腿部以外，在眼睛也有相关的表现（见图9-1A和图9-2A）。"坠血"或"瘀血"一旦形成，都离不开中医的基本观点，那就是"不通则痛"。一旦从腿部发现这些表层潴留现象，及其在眼部表现时，在整体的多个部位必定会出现莫名其妙的"痛证"。"坠血"潴留引起的"痛"，其特点是痛有定处，疼痛时有锐痛难忍之痛苦，由于本能的作用，日久便会造成局部组织的畸形以及关节损伤。由于此种痛症在不同程度上与天气变化隐约预兆，许多情况下被误认为风湿病。瘀血所产生的"痛"，其特点是疼痛虽有大致的范围，但大多并未形成固定之压痛点；其次，其疼痛会呈某种游走性（常误诊为风湿），即痛无定处，但往往兼有一种闷痛、憋气的感觉，痛时全身乏力，或局部功能障碍（如行动艰难），经针灸或推拿治疗后，瘀血体位移动大多有短时间缓解效果，但经过一段时间后仍然反复发作如故。尔后经年延绵日久，不少人由于经济、社会原因或选择治疗不当，也就失去治疗信心，最终无法恢复正常家庭生活和工作。

　　病例：
　　（1）跌伤：中年女性，15岁时骑马跌伤，英国人。
　　眼像特征：右眼虹膜可见明显血瘀斑块。左侧瞳孔偏移（图9-3A、B）。
　　（2）车祸：患者的眼像为双瞳孔大小、色泽不一，位置偏离中心，虹膜有弥散性充血（图9-4A、B）。

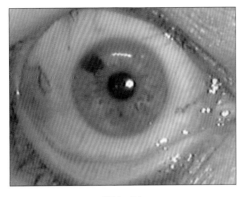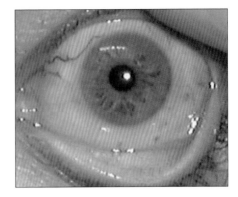

图9-3A　　　　　　　　　　　　　图9-3B

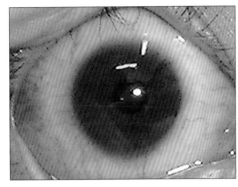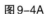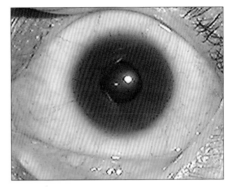

图9-4A　　　　　　　　　　　　　图9-4B

　　由于车祸患者的内伤大都在若干时间后才突发，已成了一种严重宿疾。在治疗上则以活血祛瘀、舒筋活络为主。大致方法可有两个方面，一是利用女性的生理周期排瘀，二是非周期时间则可以用上下连接排血的方法，只要瘀血能排出，其隐痛则已去大半。一般分A、B方。每日上午服A方，下午则可服B方，在A方药力上午发生作用后，即以B方下午承接其瘀血，并从体内通过大便排出。

　　上午内服A方：葛根18g，玄参12g，桑寄生18g，丹参9g，田七3g，当归6g，生地15g，白芍15g，秦艽15g，川芎6g，桔梗6g。

　　下午内服B方：柴胡9g，白芍12g，赤芍6g，黄芩9g，天门冬9g，麦冬12g，苍术6g，黄柏9g，浙贝母6g，玄参9g，桑叶9g。

　　多数全身疼痛患者，在第二天即可排出瘀血。此两方剂平和，效果奇佳。

第三节　陈旧性内伤的"气"与"痛"

　　如果说，陈旧性内伤，包括堕坠或外部打击致伤在内，所产生的坠血或瘀血都是一种有形之症状的话，那么另一种伤害就是无形的"气伤"。由于"气"是人体内既无所在又无所不在的动态物质，其之受伤无论中、西医在临床检查上都很难做出判断，只能靠病史及问诊分析。从外表上来看，患者整体包括皮肤在内都完好无损，与常人无异。但实际上一旦伤了"气"，则会比伤血表现还要严重得多。"气伤"在临床上也有三种不同类型，第一种是急性受伤；第二种是慢性损伤；第三种是伤气的同时也伤了血，即谓气血两伤。第一种类型之气伤，主要是突然负重过度，或建筑物倒塌、重物掩埋，或短时间的急剧劳作、竞技运动、空袭走避等。其临床表现为四肢乏力、气喘、胸闷、心跳，严重时全身动弹不得，骤然失去工作能力。第二种类型的气伤，是一种慢性、渐进性的积累性损伤。其主要原因是长期紧张地从事比较单一的体力劳动；精神与工作压力过大，郁气上而不下，积于胁下则伤于肝，气下而不上，积于胸则伤于肺，由此形成肝肺俱伤。肺金不旺则肾水涸涩，肝失水涵而郁火闪烁。临床上多见有干咳无痰、痰中偶见血丝、胸翳胸痛，四肢乏力，目无神光，精耗阳痿，健忘心烦，时感胸背四肢酸痛。此种气伤，由于并无显著的外伤病史，一般极难于做出诊断，在临床上由于各项检查数据一般并无异常，大多被当作神经官能症或被误作其他诊断。病人多有哑子吃黄连，痛苦无人知之感觉，长期陷于求医无门的苦闷状态。第三种是气血俱伤型。中医认为气为血帅，气行则血行，气帅受伤血母也难安；反之，血伤气也伤，只是各有侧重而已。这种气血俱伤症状，以急性暴伤最为严重；隐形的慢性、积累性劳损则延绵时间较长，可有数年，甚至数十年之久。其累及之脏腑功能障碍以消化系统及泌尿系统最为严重。其表现为肝胃不和、小便不利、性欲不振，多有结代涩脉象。

第四节　血伤的眼像辨证

血伤，由急性损伤而转变成陈旧性症状者，在眼部之表现最为明显；而慢性积累性劳损所产生血瘀者，除了眼部表现外，其腿部浅层组织更为明显。一般来说，急性挫伤者，在一两天之内即可从眼部相关位置反映出来；而演化成陈旧性血伤者则可在半年或更长的时间内才能有较明显的指征。其色素及形态特征分别有棕色、紫至黑色点状（一般称为报伤点）、微细血管状和块状充血。其位置与眼像定位图相一致。例如肝区、胁间血伤则在虹膜内或角膜缘带出现各种异常。由血管连带棕色、紫至黑色点状为陈旧性内伤点，色素较鲜红者为暴伤或病史不长的血伤；肺、胸背血伤则在角巩膜的9点与3点之间出现相关症状。此是最常见的表现区域，其余照此类推。

病例：

（1）车祸后遗症：男，45岁，华裔。

主诉：患者在一高速公路上避车而前冲，车毁人未亡。事发两天后来诊，自觉症状胸胁憋闷，并有刺痛及头痛，疲怠，余未见异常。

其他体征：脉涩，滑。

眼像特征：虹膜在2点至10点之间大面积充血，色鲜红，余见内眦上方呈浅棕色、外眦上方及A区（肠区）均可见波纹状血管外延，内眦至角膜之间巩膜呈烤烟色素浸润（图9-5）。

证治要领：患者在肝、肺脏有严重血瘀，急拟以大柴胡汤、桃仁承气汤加黄芪、生地黄、红花、当归、赤芍清理内潴瘀血。

（2）胸背撞击伤：中年亚裔男性。

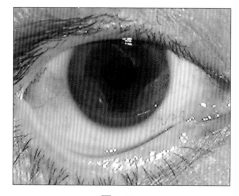

图9-5

本图例患者之血伤有三大特点：①属局部受伤（背胸）；②为20多年前的陈旧性伤害；③为被枪柄从背后袭击的锐伤，而前例为全身性撞击伤。

眼像特征：A区中线区（呼吸道及附近）有大面积深棕色块状斑痕（图9-6）。是瘀血已深入全身脉络；其次是由于严重伤害已引起其他脏腑病变。以患者为例，除了痰多、胸胁痛外，还有糖尿病（瞳孔灰蓝色）及多种痛症，因而必须随症标本兼治。

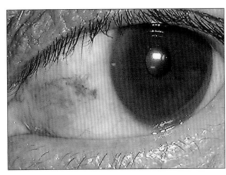

图9-6

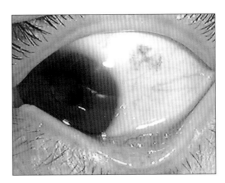

图9-7

（3）高空坠跌伤：眼部棕色斑块沉积于IA区（外眦与角膜之间）上方巩结膜（图9-7）。患者在15年前从一大轮船高层坠下，当即气绝昏死，后经抢救而慢慢康复，但至今仍感胸胁不适。

（4）工伤：本图眼像最主要的特征是内眦出现一紫红色斑块，底色鲜红（图9-8）。显示患者血腑受伤并形成陈旧性血瘀。患者为工厂雇员，腰部曾经受伤，至今已引发多种病症。

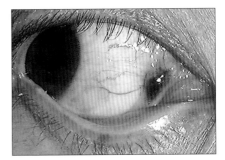

图9-8

第五节　气伤的眼像辨证

气伤，在眼部的表现最容易被发现，只是伤及程度及范围，可由其颜色之深浅及指征面积大小而定。但凡气伤者，多在双内外眦至角膜（黑睛）之间的巩膜（白睛）部分出现。

形态特征：多呈浅棕色或深黄色块状浸润，日久年长者浸润状较固定，色深至咖啡色。重症气伤者全白睛（巩结膜）均出现上述眼症状。与急性或急性转慢性的黄疸肝炎之巩膜区别在于：黄疸肝炎多为鲜黄至浅黄色，很少棕色（烤烟色）表现。

临床症状：自述多有不由言状之游走性疼痛，自觉胸臆、四肢乏力、腹脘有闷胀、腰肢酸软、阳痿等。气伤之一般眼像形态：巩结膜呈浅棕、微黄色（图9-9，图9-10）。

病例：

（1）吸毒受伤：女，20岁，大学生。

主诉：自觉上火，胸闷、胸痛而求诊。

眼像特征：外眦至角膜之间巩膜大面积褐色浸润。C区多条血管成网状充血伸向巩膜。

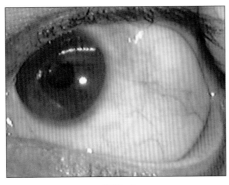

图9-9

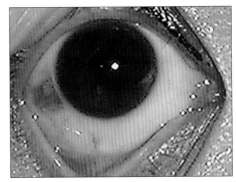

图9-10

其他体征：见面部暗疮暴起，面部灰黑（图9–11）。

证治要领：肺气损伤，三焦火燥。经问诊，患者自述近日与友人一起误食"摇头丸"，兴奋过度连续6天跳舞而病发。拟用小柴胡汤合黄连解毒汤、泻白散、八正散等随症加减，两周后诸症消除。

（2）习武受伤：与上例比较，本图属陈旧性气伤。眼部特征是角膜缘外侧呈棕色斑块浸润（图9–12）。患者已步入中年，主诉于青年时期被误击胸部，至今仍隐隐作痛。

（3）陈旧性气伤：男，58岁，华裔。

主诉：早年在家乡务农，肩挑100kg重物可行走如飞，上山如履平地，直到旅美10年后仍不觉什么疲劳，但最近5年来不知何故，即使没有什么重活，也日益疲劳不堪，说不清全身何处疼痛，最明显肩背、颈痛，无时无刻都处在昏昏欲睡状态，但食量大，大便次数多。经多家医院反复检查无任何结果；仅测知胆固醇略高，也未作任何处理。

其他体征：血压：135～140/85～90mmHg。

眼像特征：巩结膜大面积不规则烟红色至褐色素浸润，外眦大面积浸润状充血。下睑结膜有显著胃病征充血（图9–13）。

证治要领：早年体力过度消耗，机体提前衰退，属陈旧性气伤。治拟改善其消化系统功能，除湿健脾、理气活血止痛，同时改善心脏的气血功能。方选补中益气汤合平胃散加减为主。

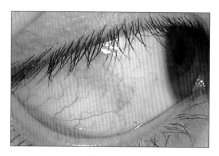

图9–11

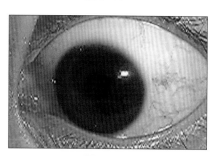

图9–12

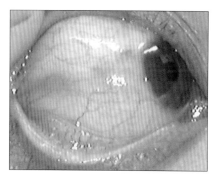

图9–13

第六节　血气俱伤的眼像辨证

血气俱伤者，属伤科重症。即使没有脊椎、神经或其他骨骼之断裂，也决不能掉以轻心。血气俱伤者，多有近期或较长时间的急性暴伤史。所发生之个案多为车祸、剧烈运动跌仆、高处（树、楼房或登高取物不慎）跌下、器械打击等，一般伤及面积比较大（相对于枪伤），有的当场吐血或衄血、昏迷，或局部地方青紫红肿，疼痛难忍。经紧急治疗后，除非脊椎神经断裂，症状大多可逐步稳定下来，但是还有相当一部分患者仍然还有各种后遗症：①骨骼、肢端神经或其他组织功能障碍；②手术或在其他方法治疗过程中对瘀血清除不干净；③即使当时已手术完满，但由于功能之损害，气机不利，也会造成日后气滞血凝的现象。凡此种种，均可成为陈旧性内伤之各种旧患。除了血伤外，重症挫伤多同时会有气伤，特别是中焦腹部至上焦之肺部损伤更容易使气机受伤。中医在临床上治疗此类急性损伤时，在活血祛瘀、止痛、手术复原（正骨）的同时，很注重理气、补气。但现代临床医学方法，基于传统的技术概念，现今虽已注重手术排瘀（水蛭或新近美国改良型的仿生器械水蛭）的问题，但对于气伤的情况，并没有相应措施，几乎在急性损伤时，选择使用现代医疗方法处理的病患者，都在不同程度上留下气伤之后遗症。

病例：

（1）劳伤：男，20岁，新移民，华裔。

主诉：疑因负重过度，以致肩胛、脊椎疼痛、双手麻痹，阳痿，气喘。

其他体征：舌紫苔黄。

眼像特征：虹膜2—5点之间灰白色并混合鲜红色。此为（劳伤肝）伤血；外眦巩结膜有大面积黄至棕色浸润，次为伤气，巩膜呈浅灰蓝色，为气伤后呼吸功能下降（图9-14）。

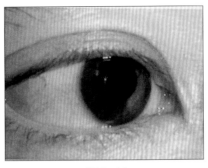

图9-14

证治要领：本例因从事重体力劳动，长期工作紧张。治宜健脾理气，行气活血。方选桂枝汤加桂枝茯苓丸，四君子汤，补中益气汤，黄芪桂枝五物汤加减。

（2）中气损伤：与上一例比较，该病例眼部特征为外眦巩膜有大面积浅黄色雾状浸润及两处深棕色斑块（图9-15）。本例亦为陈旧性气血俱伤，但其重点在中气损伤，同时肝血虚。

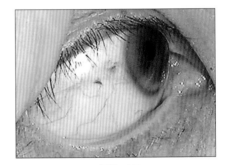

图9-15

（3）全身游走刺痛

眼像特征：角膜缘外侧7—8点之间可见鲜红色斑块，外眦血管曲张，其不同点在于本图例之血管及斑块充满瘀血点（图9-16），重点在伤血，疼痛较重，且游走不定。治拟活血祛瘀，通血脉。方选血府逐瘀汤随症加减。

（4）严重脑震荡、外伤血瘀：女，45岁，建筑工程师，东南亚裔。

眼像特征：IA1区顶部及巩结膜有显著充血，色素黄褐，虹膜内出血（图9-17A~D）。

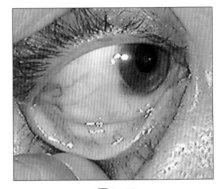

图9-16

【病例特写】

这天有个老太太来买我出版的几本医书，谈话之间，说起了她的女儿，已经病了好几年，人也变得很悲观沮丧。问我们可不可以帮帮她？当然可以，中医有什么不可以的。什么病？她说，她女儿原来是个工程师，几年前因为一场意外，突然被一块重2.1kg

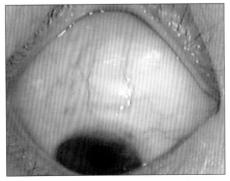

图 9-17A　2009年11月5日初诊

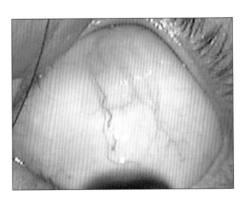

图9-17B

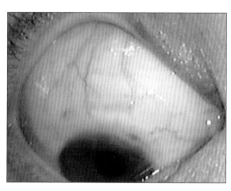

图9-17C　2009年11月25日复诊

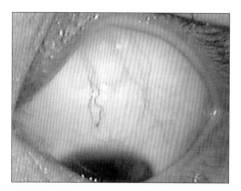

图9-17D

铁板从12m高处坠下击中头部，砸伤了头部，脑震荡，一直都有后遗症，脾气很差，暴躁，记忆力下降，还有颈椎部肿痛、月经前剧痛至腰底部，眼睛视物呈紫色光，无法上班工作。两年来不断治疗无效。这几年来一直在修养治疗，还在读什么识智班（Congitive）重新启蒙脑力。老太太叹息说，唉，我这女儿从小读书就很聪明的，现在无端端发生了这样的事，真是可惜啊，她还没有结婚的呢……

我说，好，尽管叫她过来吧。于是很快她女儿就过来了，脸上水肿，脸色很差，脉象很弱，舌头很白稍带紫。其实她这情况没有等她来到，我都知道大致上应该用什么药方。但凡外伤，人体必定有瘀血和气逆，瘀血不言自明，气逆就是气机逆乱，比如说，受伤后有人会不断地打嗝，这就是气逆的表现。这些人外表上看起来什么事也没有，去医院检查也样样正常，但病人却样样都感到不舒服，全身都不自在。

读者会问，哎，你说受伤后有瘀血，医院检查不出气逆这不奇怪，为什么这实实在在的瘀血医院都看不见呢？这有什么奇怪的？血液只要脱离了血管自然就会成为瘀血，它们可能很小很小，不但肉眼看不见，而且现在貌似高精尖的仪器设备都是看不见的。但从中医来说，只要有外伤的历史，嘴唇舌头有紫色，痛有定处，瘀血就确证无疑。所以，不是仪器看不见的东西就是不存在的。

一个星期后来复诊时，这女子觉得舒服了很多，脾气也温顺了不少，以前可是尊卑不分，乱发脾气，气得她妈妈常常独自流泪。她的话就是，吃了药之后，觉得心里很平静。

奇怪的是，之后过了很长时间，这女子都没有再来过。最后几个星期后，这女子终于来了，看起来神色又差了一点儿。我问她怎么回事，原来她最近去抽脊髓液了，弄得元气大伤。我觉得真是奇怪，无端端为什么要去做什么抽脊髓液呢？拿着一个大针筒往自己的脊椎扎，单是在脑子里想都是一件让人打冷战的事情，她干吗呢？

原来这女子还有一个脑外伤病人常见的问题，就是脑颅积水。简单来说，她经常性地觉得自己耳边会有"嘘嘘"的快速短暂的声音，这还是小事，更严重的是她的颈项总是很痛，头部也是如此。当然了，脑颅有积水，这些都是很直观容易理解的症状。现代医学的"科学"处理方法就是抽脊髓液，然后还给她吃药，据她说是一种给患了高山症（空气稀薄）的病人吃的药，那个医生真是超级耐心加好心，每吃一次药，就观察她一两个小时，所以她每次看医生基本上是花了医生一整天的工夫。

我问她，那么现在你的颈项部位不痛了吗？她说，不是，还是痛，因为很快就因为某某症状出现，医生又给她开了个某某药物，这个药物又完全抵消了以前抽脊髓的作用，现在还是头痛和耳朵"嘘嘘"作响（就是脑积水又回来了）。据医生说，这样的话，以后还要专门在她的脊椎那里装一个引流管，那样可以方便她随时把多余的脊髓液导流出来。

怪不得美国的医疗成本总是居高不下，每次治疗的账单都好像天文数字那么高，原来这些钱都花在这些高精尖的药物、手术和器械上面。

我坐在那里静静地看着那女子在绘声绘色地诉说自己的治疗经过，我想她肯定是在惊叹西医的科技发达同时又在惊叹自己竟然能够承受如此严苛的伤害，我却是一边听，一边心里在慨叹中医的神奇和简单应用。

中医对这种脑颅积水的情况是怎么样处理的呢？说起来真是太容易太简单了，方法很多，但是最简单的一个就是茯苓。一味茯苓就能把这积水引流下来排掉。如果茯苓不够力，就用五苓散，具体到这个病例：按急则治其标、标本兼治原则，先以张仲景的柴胡龙骨牡蛎汤加减，3剂，以镇静、开郁、散瘀、清痰。3剂后呕出大量痰涎，每天从3次大便中排出大量黑色粪便，第四天适逢月经来潮，又从中排出大量黑色瘀块，至此，整体健康状况出现了转机，头颈、胸痛止，记忆及表达清晰，自觉无须去失智班学习训练，但仍觉疲劳，左手无名指半麻木。乃属清瘀及月经后的新情况，遂以四物汤加减，及四君子汤加减固本培元，活血祛瘀、通经活络，疗效奇佳。

一个耗费专科医生一整天功夫，再加上药物、手术和装置的西医治疗（我估计怎么样也要花费过万美元吧），中医竟然只要用几块钱的草药轻易搞定，读者诸君难道不觉得我们祖先发明的中医伟大吗?!

类似这种严重伤血（瘀）病例，作者在5年前治疗过另一位患者，也颇有启发。其详细情况已在作者《望眼辨证女性疾病》一书中的32～33页中有过图文并述（图9-18A～D）。

当时这位中年女患者来诊前，3年内已先后3次开颅手术，1年前又2次车祸，髋骨已坏死，全身无处不痛，也是2年无法正常工作，走路靠特殊支架。医生多次建议截肢。当时通过眼像检查，也是发现其颈椎区、双眦心血管区有大量瘀血栓塞，决定利用其女性

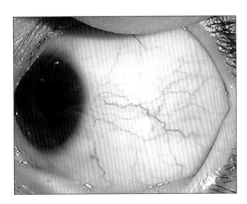

图9-18A

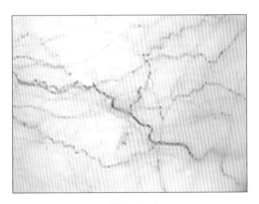

图9-18A1

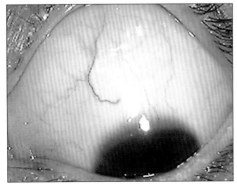

图9-18B

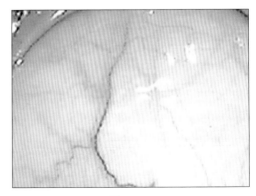

图9-18B1

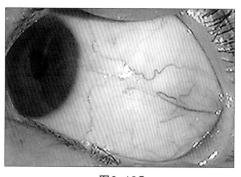

图9-18C

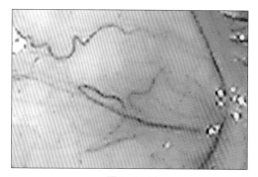

图9-18C1

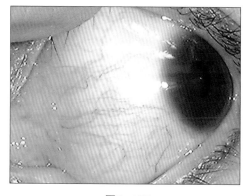

图9-18D

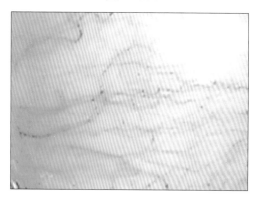

图9-18D1

生理期排瘀，补气、活血，先后共6剂后，走路已无须用拐杖了。

（5）外伤积瘀：男，华裔，1975生。2010年4月7日初诊。

主诉：右胸部抽动，大脑及腰椎受过伤，疲倦，寝不安，胃痛、反酸，小便黄，右侧耳有堵塞感，时好时坏。

其他体征：脉洪，浮，舌绛无苔。

眼像特征：右眼IA4区（脑神经区）可见异常血管增生，色鲜红，管道堵塞（图9-19A、B）。

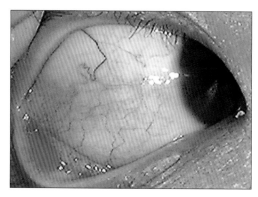

图9-19A　（初诊）

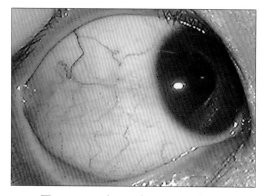

图9-19B　（2010年5月26日复诊）

证治要领：陈旧性外伤积瘀，治拟利气活血，通窍。方选桂枝茯苓丸、黄芪桂枝五物汤等方分别重加黄芪、石菖蒲、川芎、酒大黄、全瓜蒌。

经1个月内服上述方剂后，于5月9日，突然咳嗽不止，然后大口吐出4~5口似痰非痰的黑红色污物，然后，上述症状消失。患者5月26日复诊，眼像如上：异常增生的血管褪色。

217

第七节　望眼辨伤论治

在辨证论治上，陈旧性内伤与传统中医的骨伤科既有联系，又有很大的不同。当然，如果脱位、错位未修正者，自然继续需要骨伤科手术复位。除此之外，大多需要中医内科处理。大体上陈旧性内伤的辨证论治，是介于传统中医骨伤科与中医内科之间，但偏重于内科的一个很独特的领域。鉴于此种特殊情况，不论患者或医者都常常产生入错门、对错号、医疗效果欠佳的情况。

除此之外，还有一种属于退行性病变产生的各种痛症，也类似骨伤、内科之陈旧性内伤症状。这种情况大多产生于颈椎和腰椎之增生、椎体脱出引起上肢（前者）及腿部剧痛。最初患者、医者都不明病因，只能手痛医手，脚痛医脚，不论什么方法都无济于事。实际上手臂痛、麻痹极大可能是颈椎部病变部分为心脏血流障碍，脚痛（有时认为是坐骨神经痛）极大可能是腰椎间盘病变而产生。对于这种情况，则需要经X线检查（临床经验丰富之中医或可免）找出其致病根源。但究其最终之原因乃属于肝肾虚亏，复加外有风寒湿邪、内为血气劳损所致。治疗方法当以腰或颈部骨椎病变治疗的同时（用中医整脊手术较为稳妥，万不得已时才选择西医手术），配合滋补肝肾及驱风祛瘀之方药方可奏效。病情比较轻者，仅用中药调补肝肾为主，配合一般的推拿手术即可达到病祛痛止。例如电脑疲劳病患者或案头工作者，只要适当的中药，配合适度的颈、腰部运动和注意休息（减少深夜工作时间）及饮食调理即可，根本无须什么手术，或单纯依靠手术治疗。最近兴起的痛症诊疗中心基本是用激素类药物外加些不痛不痒的物理治疗，不但无效，而且还成为医疗诈骗的温床。美国每年的医保诈骗金额达到900亿美元之巨，每年联邦政府和保险公司都有审核医生护士及专业医疗人士，及其上报的医疗账单，但是尽管如此，医疗账单金额仍是居高不下。

病例介绍： 女，54岁，南美裔。2010年1月8日初诊。

眼像特征： 虹膜黑褐色，双侧4—5点及9—8点处色素淡白。瞳孔色灰浊（图9-20A、B、C）。腿部外侧大面积蜘蛛状浅层血管。诉坐骨神经痛经年，致现在是坐卧不安。经使用独特的放血疗法3次完全痛止。

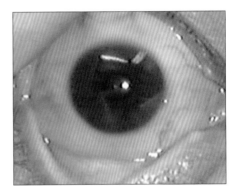

图9-20A

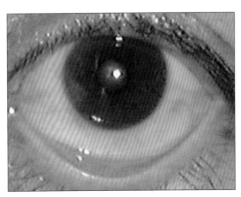

图9-20B

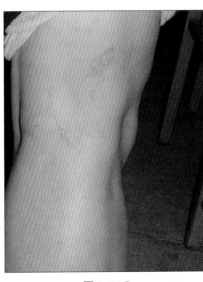

图9-20C

第八节　陈旧性内伤的治疗原则与方法

根据中医"通则不痛"的原则，按前述的辨证分类，陈旧性内伤，当分别以治血、治气、血气兼治的同时，分轻、重、缓、急，逐步进行。

一、血伤的临床治疗原则与方法

治血伤，急则以破血祛瘀为主，缓则以活血祛瘀为主。破血祛瘀之主要药物为大黄、红花、桃仁、生地黄、川芎、麻黄、侧柏叶、牛膝、血竭、五灵脂、黄芪、田七等，成药可选用中国云南白药、七厘散；痛加苏木、乳香、没药、三棱、莪术、姜黄、羌活，外用则可（慎）用马钱子粉调酒外涂。除了从局部清理瘀血外，主要从大小便中清除。由于所伤各部位不同，应在选方中，随症加减。如腰背部可选用川断、狗脊、牛膝、杜仲、沉香；手臂、头部应加用川芎、桂枝、藁本之类。

一般之陈旧性内伤，由于经年日久，心脏、血管和血液均已发生变化，瘀血积聚、血流凝滞，成了慢性病变，在药物治疗上应以补气活血祛瘀为主，主要是使用田七（三七）、红花、当归、川芎、黄芪、白术、丹参、党参之品。除药物外，还可以用推拿方法，使下沉之积瘀扩散、疏通，将缓解痛症。最后还有一种专门针对此种陈旧性内伤引致各种疼痛之特效方法，就是本人早年在临床实践中，发现内伤瘀血向腿部沉降之现象，使用一种简便的手术方法，可立得神效，且不再复发，使无数患者恢复正常生活和工作。这种方法就是本章开始时说的《黄帝内经》"刺腰痛篇第四十一"的手术方法，建议有此需要的患者到广东省中医院请求诊治。

二、气伤的临床治疗原则与方法

中医治疗急性损伤，大多有理气、补气药配伍。慢性、渐进性或陈旧性气伤，更以理气、补气为主。临床上多用四君子汤、补中益气汤，配伍若干理血之丹参、红花、川芎之属，并随症加减。传统上治疗"气伤"之药物，多以自然采集之野生草药最为有效，诸如五指毛桃（五爪龙）、牛耳风、山豆角、木棉花树根、山桔根、金边香根、过山曼等单方或复方内服。咳嗽痰多加七叶一枝花头、石黄皮，头痛甚加岗稔根（胸痛甚加英雄根）、台乌；血滞加鸡血藤。

三、血气俱伤的临床治疗原则与方法

血气俱伤者，可分别选用治血伤、气伤之药物及方法，但由于大多病程延绵日久，体质及各组织功能都已有所损伤。中医认为久病伤肾、久咳伤阴，气滞血凝，久病必虚，症状虚实并存；因而在治法上必须辨证论治，一般要采用补泻并重、活血理气为原则。除在一般传统中药中选取方剂外，更可选用自然采集之草药，经本人临床使用筛选，可选用猫屎根、金樱根、牛耳风、岗稔根、血风根、英雄根、金边香、山橘根（以上各种单方不超过200g，复方每样不超过24g并加瘦猪肉同熬）；气弱加五指毛桃根50g；咳加东风橘根；体弱者加服八珍汤；疼痛加岗稔根、台乌。除此外，如果陈旧性积瘀严重者，也可以在随症内服中药的同时，使用《黄帝内经》的"素问·刺腰痛篇第四十一"针刺放血方法，顷刻收效。

说明：本书所列举之方药，一般以传统君臣药为主，上述列举之药名及方药均为奇效之品，只是以中国南方流行之俗称为命名，未有正式学名开列。同时一般以干品较为温和，除紧急情况，最好不要选用鲜品。读者如有需要，可在专业中草药图谱中查找。

第十章
实用临床眼像精选

　　我们这家已有13年历史的中医诊所，人不多，面积不大，所在地段也颇为僻静，但拜赐纽约这个大都会的福，我们的患者真是来自五湖四海，除白种人外，还有黑种、黄种、棕色及其他（混）血统人士，所见到的各种临床眼像千奇百怪，难怪在一些特殊领域（眼睛）已成为一种信息密码，原因正如专家们说的，不仅每个人DNA不一样，而且眼睛是最忠实、客观地全面反映人体的健康信息的器官。这对于我们的眼像实验研究非常有利。这十多年来，在纽约所收集到的眼像是名副其实的"人类眼像"，而不是某一族裔的眼像。我们的中医望眼辨证，也是名副其实的"人类眼睛"，尽管我们也借用了一幅公牛眼图，但只是一种生理解剖之需要，就像西医借用小白兔，或狗做生理解剖实验一样。

　　本章所列出的眼像，除了若干幅旧版用过之外，绝大多数都是最新的临床医学眼像。考虑到当今社会现实中，西医仍占据主导地位的影响，多数读者都自觉或不自觉地接受了西医的各种疾病命名，我们的"眼像"说明中，也尽量顺应这个潮流。但在辨证治疗上，那是两回事。绝不能将中药与西医病名对号入座。大家都知道，传统中医在临床上并没有严格的分科系的，但同样上述原因，我们也参照了现代医学的系统分类，尽管从中医整体理论及辨证论治来看，显然是相左的，但我们还是将这些眼像大致作了分类。阅读时，请读者注意，在很多情况下，同一个眼像，往往存在多种病症，我们只是讲其中一种罢了。事实上很多杂病也很难分类。读者也可以从中练习作一些探索，看看除了开列的病症外，是否还存在一些其他病症？

一、心脑血管系统（图10-1~图10-25）

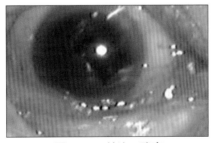

图10-1　甘油三酯高

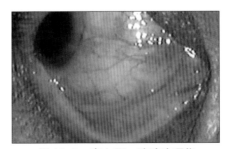

图10-2　高血压，脑动脉硬化

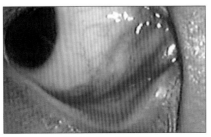

图10-3　高血脂

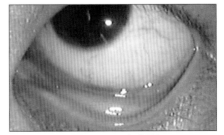

图10-4　高血脂

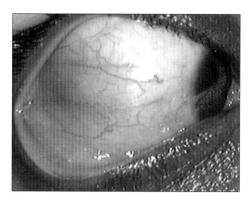

图10-5A　心气虚，心阴虚

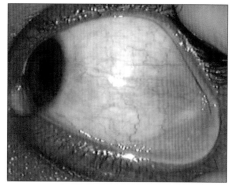

图10-5B　心气虚，心阴虚

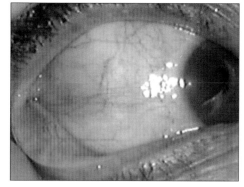

图10-6A　心包积水（水气凌心）外眦角黄
色浸润

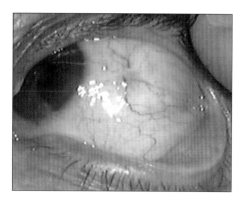

图10-6B　心包积水（水气凌心）

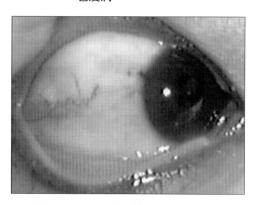

图10-7A　心脑血管病（心律不齐）

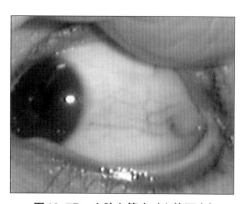

图10-7B　心脑血管病（心律不齐）

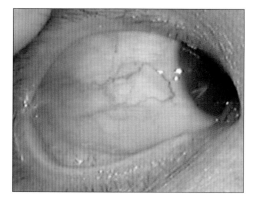

图10-8A

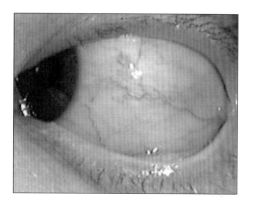

图10-8B

心脑血管病（脑缺氧，外眦上方可见紫红色）

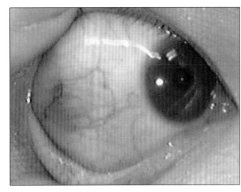

图10-9A　帕金森病（心血瘀）

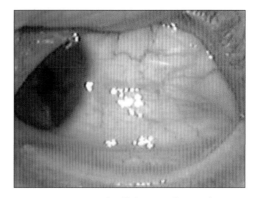

图10-9B　（早期）冠心病，不育

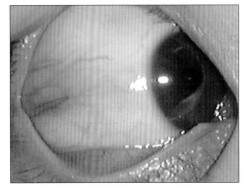

图10-10A　心脑血管神经功能症

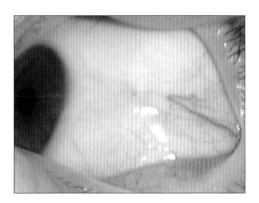

图10-10B　心血管神经功能症

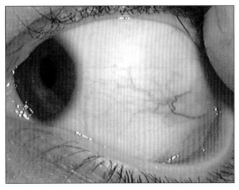

图10-11　心阴虚，心悸，头眩

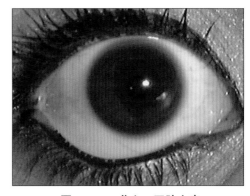

图10-12　贫血，四肢麻痹

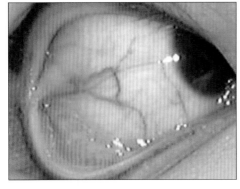

图10-13A　贫血，眩晕

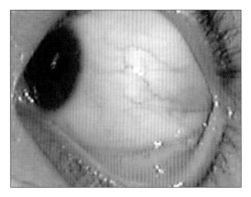

图10-13B　贫血，眩晕

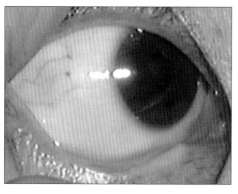

图10-14　贫血

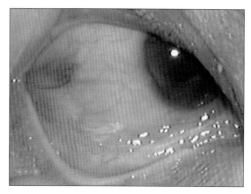

图10-15A　高血压，焦虑紧张

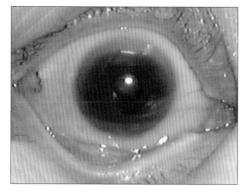

图10-15B　高血压，眩晕，健忘

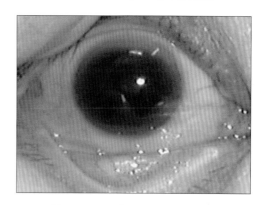

图10-15C　高血压，眩晕，健忘

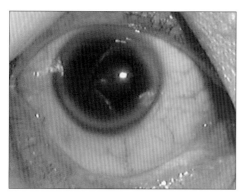

图10-16　高血压，脑动脉硬化

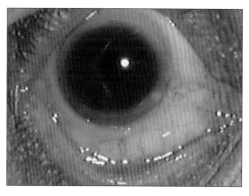

图10-17　高血压，脑动脉硬化

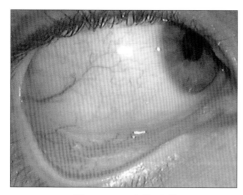

图10-18　心律不整

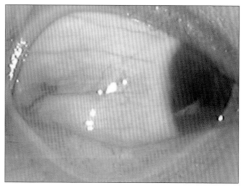

图10-19　心悸，怔忡

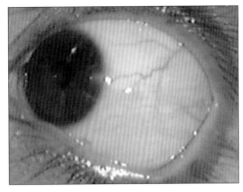

图10-20　严重忧郁症

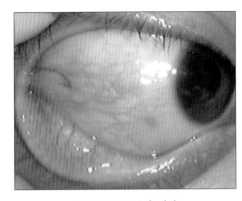

图10-21　思虑过度

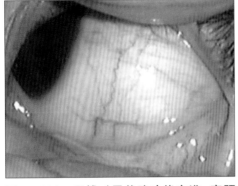

图10-22A　早搏（甲状腺功能亢进+宫颈炎症）

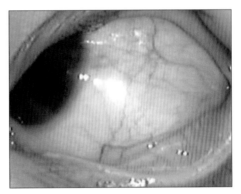

图10-22B　治疗后

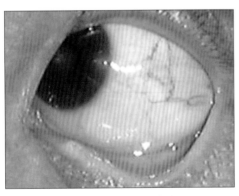

图10-23A　帕金森病

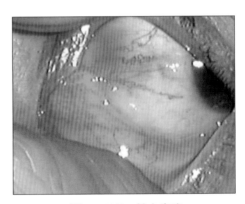

图10-23B　帕金森病

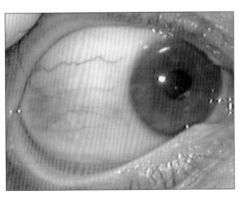

图10-24A　帕金森病

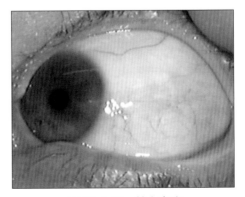

图10-24B　帕金森病

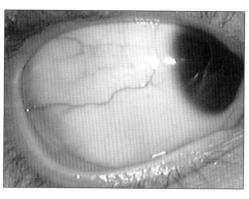

图 10-25A　帕金森病

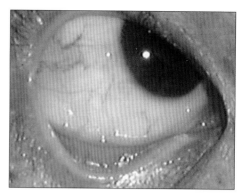

图 10-25B　帕金森病

二、肺及呼吸系统（图 10-26~图 10-38）

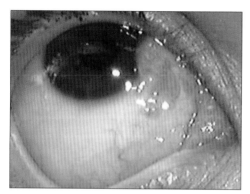

图 10-26　3次手术清除胬肉（实证）

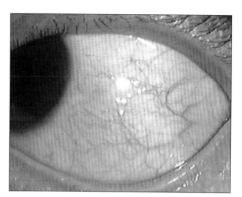

图 10-27　久咳伤肺

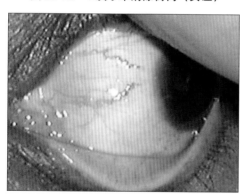

图 10-28　支气管病

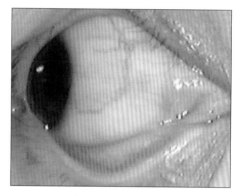

图 10-29　痰，头痛

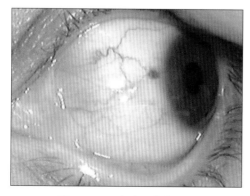

图 10-30　痰咳，内伤出血

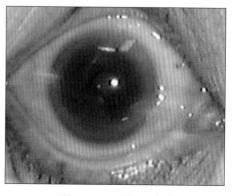

图 10-31　痰湿、脚肿

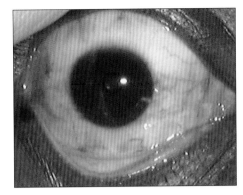

图10-32 痰喘，中毒

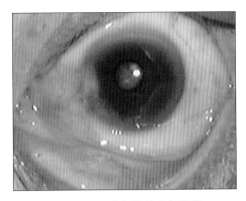

图10-33 老年慢性支气管炎

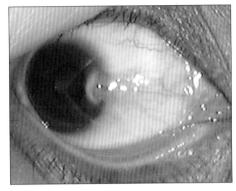

图10-34 痰喘，胬肉攀睛

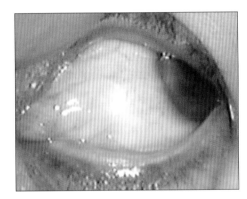

图10-35 痰湿

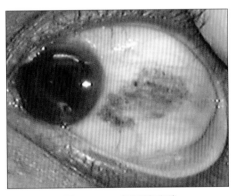

图10-36 顽固性哮喘

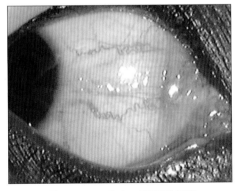

图10-37 痰咳，顽固性便秘

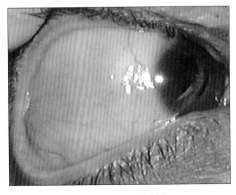

图10-38A 风湿

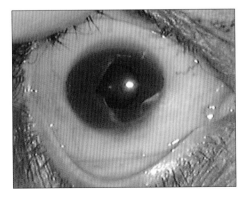

图10-38B 风湿

三、消化系统（图10-39~图10-55）

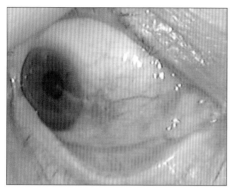

图10-39　大肠应激综合征

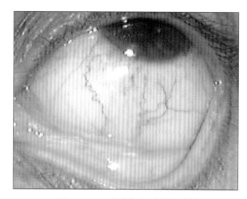

图10-40　胃痉挛（神经性）

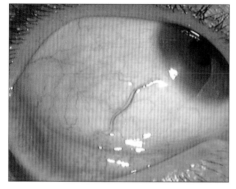

图10-41A　小肠炎

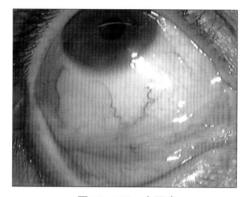

图10-41B　小肠炎

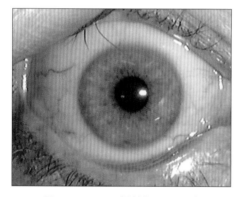

图10-42A　习惯性便秘、肠毒

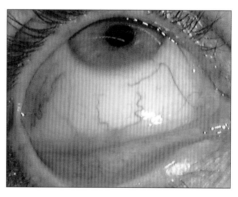

图10-42B　习惯性便秘、肠毒

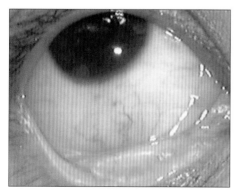

图10-43　神经性肠胃炎

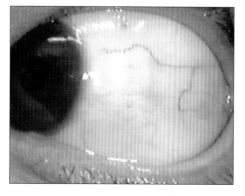

图10-44　神经性肠胃炎

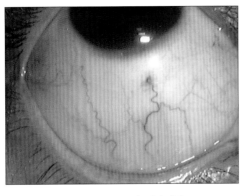

图10-45　胃痛（寒虚）

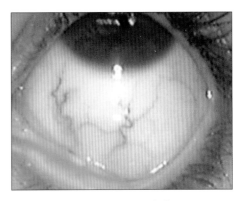

图10-46　胃溃疡

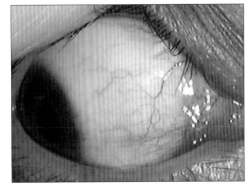

图10-47A　胃火（中消）

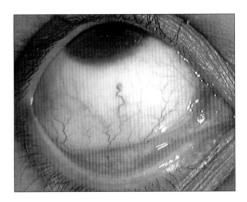

图10-47B　胃火（中消）

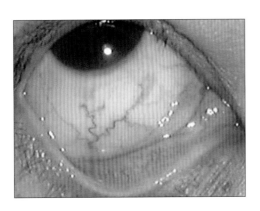

图10-48　胃炎

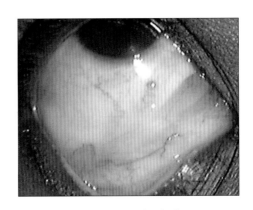

图10-49　脾胃损伤

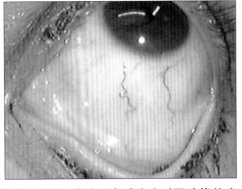

图10-50A　腹腔手术后遗症（下睑缘处瘀
　　　　　斑——血瘀）

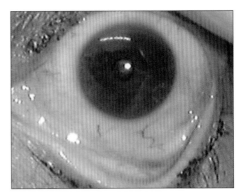

图10-50B　（正面）

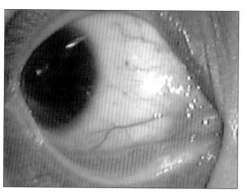

图10-51 便秘，头痛

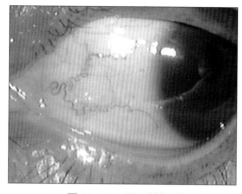

图10-52 顽固性便秘

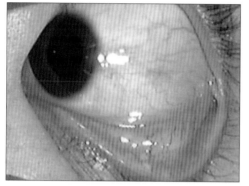

图10-53A 脾胃湿热，肾阴虚

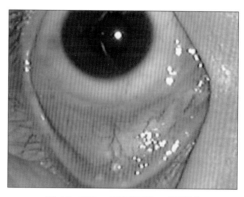

图10-53B 脾胃湿热，肾阴虚

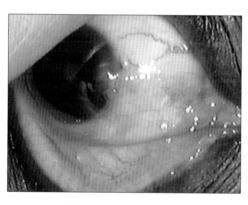

图10-54A 脾虚生痰

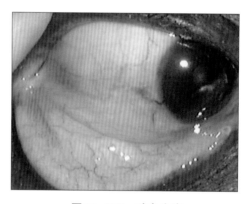

图10-54B 脾虚生痰

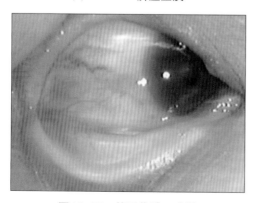

图10-55 忧思伤脾，痰湿

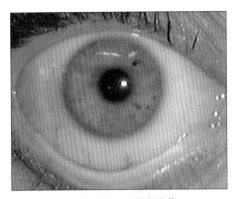

图10-56A 乳腺结节

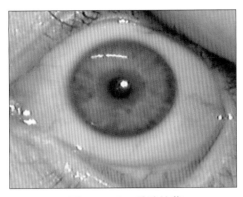

图10-56B 乳腺结节

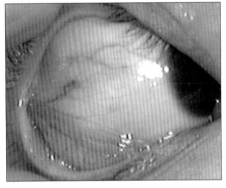

图10-57 子宫肿瘤

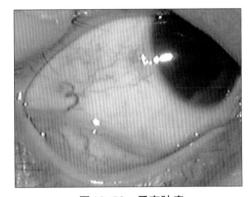

图10-58 子宫肿瘤

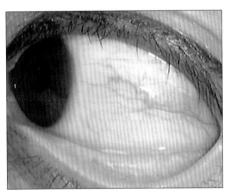

图10-59 心血虚，不孕

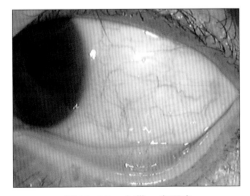

图10-60 白带，宫颈炎

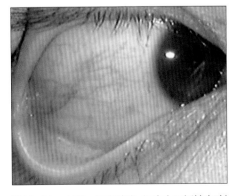

图10-61 白带，子宫肿瘤（3次人工授精失败）

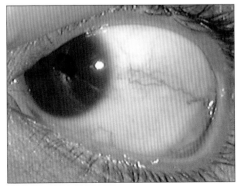

图10-62 盆腔炎

中医望眼辨证图解

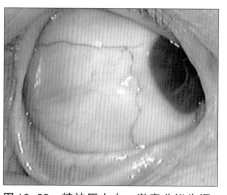

图 10-63 精神压力大，激素分泌失调，乳腺瘤

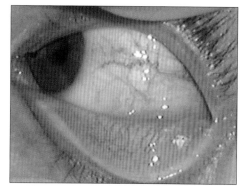

图 10-64 颅部手术后

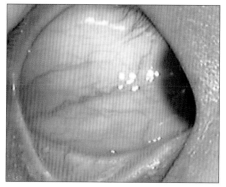

图 10-65A 输卵管炎症

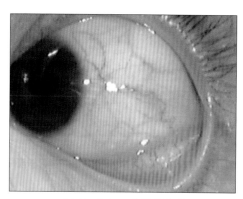

图 10-65B 输卵管炎症

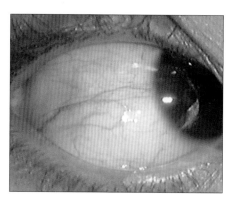

图 10-66A 输卵管炎症，堵塞

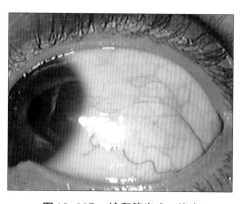

图 10-66B 输卵管炎症，堵塞

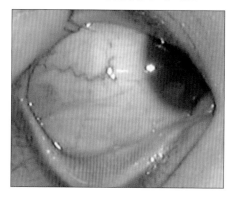

图 10-67A 过劳，崩漏

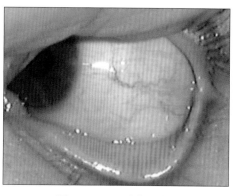

图 10-67B 过劳，崩漏

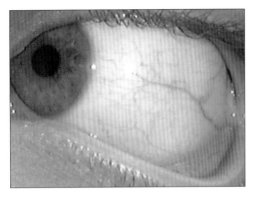

图10-68　阴道炎

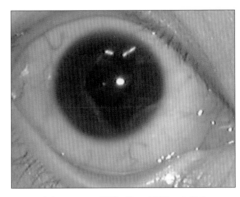

图10-69　肾气虚，精损，不孕

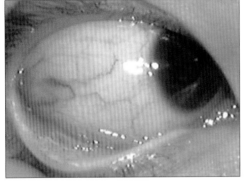

图10-70　不孕，肾气虚，精损，尿道炎

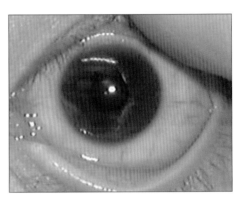

图10-71　不孕，肾气虚，精损，尿道炎

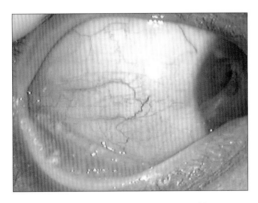

图10-72A　膀胱肿瘤，血尿，糖尿

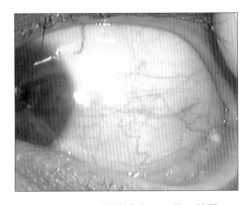

图10-72B　膀胱肿瘤，血尿，糖尿

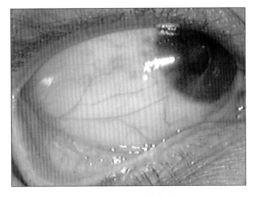

图10-73　膀胱炎

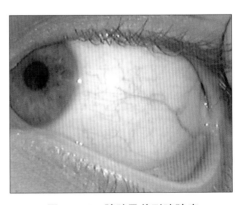

图10-74　膀胱及前列腺肿瘤

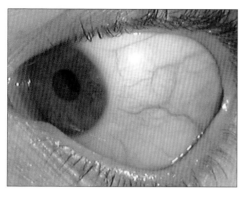

图 10-75　肾阴亏，膀胱炎　　　　　图 10-76　肾阴亏，膀胱炎

五、肝肾系统（图 10-77~图 10-105）

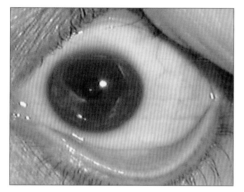

图 10-77　下肢肿痛，膝痛

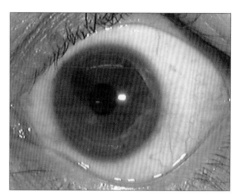

图 10-78　外伤，虹膜血瘀

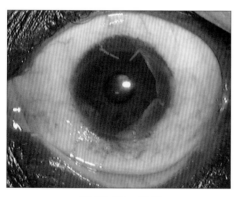

图 10-79　吸毒

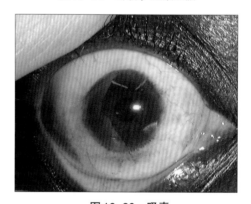

图 10-80　吸毒

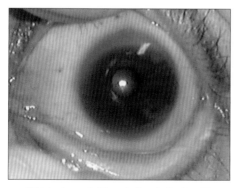

图 10-81　头晕，头痛，记忆力下降

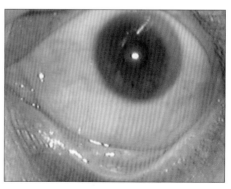

图 10-82A　手脚痛痹

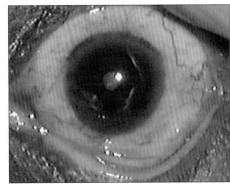

图10-82B 心肾阳虚，脚肿

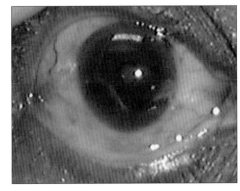

图10-83 心肾阳虚，脚肿

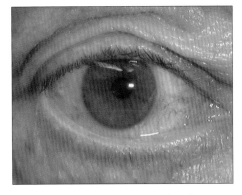

图10-84A 痿证，肝脾两虚

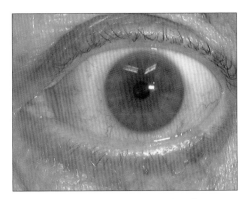

图10-84B 痿证，肝脾两虚

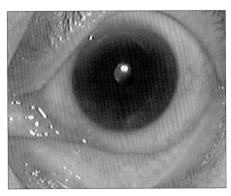

图10-85 糖尿病

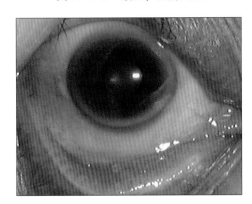

图10-86 老人环，脑动脉硬化

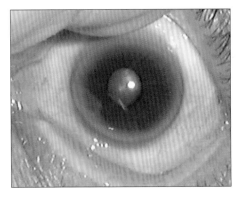

图10-87 肝肾两亏

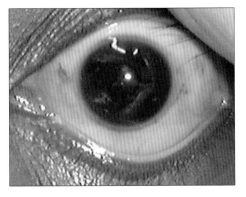

图10-88 肝肾两亏

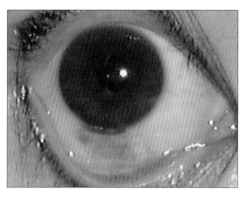

图10-89 肝胃不和（腹胀，反酸）

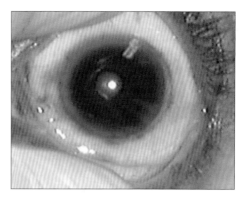

图10-90 脂肪肝（肝硬化）

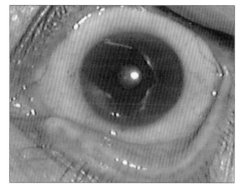

图10-91 肝肾两虚（脚软）

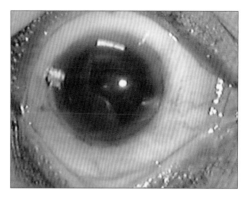

图10-92 肝郁，激素分泌失调

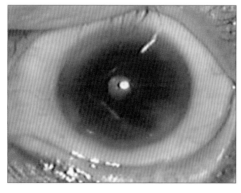

图10-93 肾结石

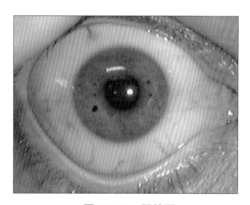

图10-94 胆结石

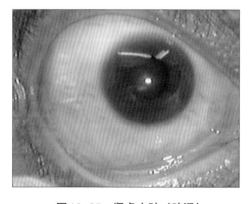

图10-95 肾虚水肿（脾湿）

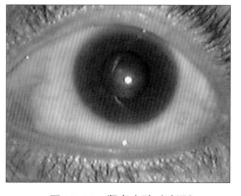

图10-96 肾虚水肿（脾湿）

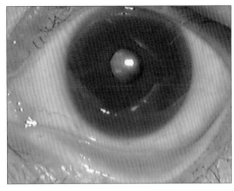

图 10-97　肾阳虚（肾精耗散）

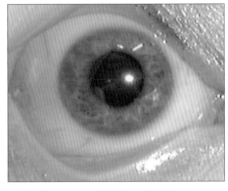

图 10-98　肾阴虚（骨质疏松）

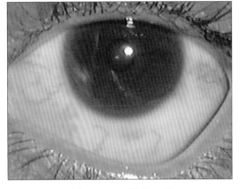

图 10-99　脚痹，痛

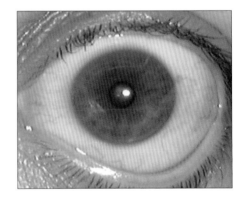

图 10-100　脚软，膝痛

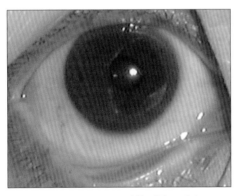

图 10-101A　腰酸软（脚无力）

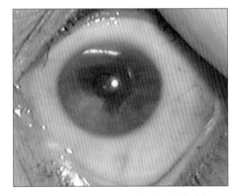

图 10-101B　肝血虚（手脚麻痹）

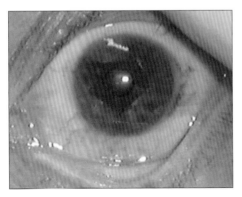

图 10-102　过劳（肝肿大）

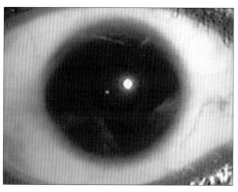

图10-103A　15岁，女童（严重皮肤病）

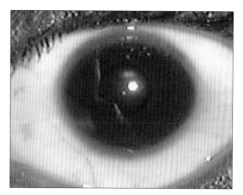

图10-103B　15岁，女童（严重皮肤病）

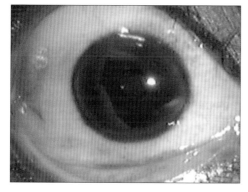

图10-104A　高血压（肾阳虚，水肿）

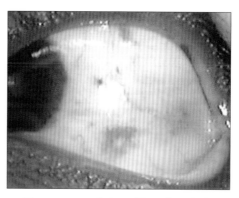

图10-104B　高血压（肾阳虚，水肿）

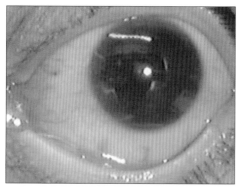

图10-105A　肺及脑肿瘤（恶性）

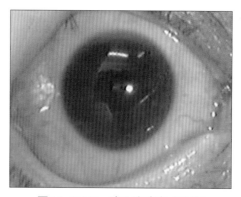

图10-105B　肺及脑肿瘤（恶性）

六、运动系统、外伤（图10-106~图10-116）

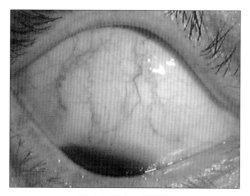

图10-106　肩背痛

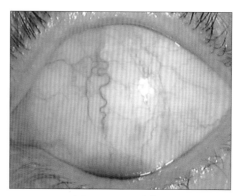

图10-107　肩背痛

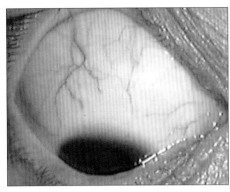

图 10-108　肩脊颈劳损

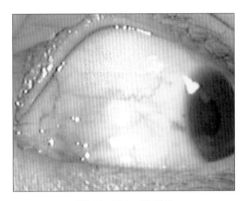

图 10-109　脑外伤

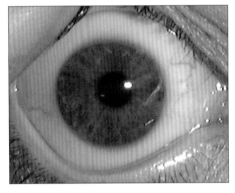

图 10-110A　脊椎弯曲

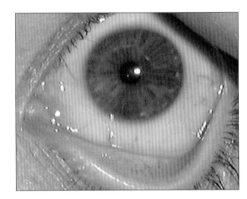

图 10-110B　脊椎弯曲

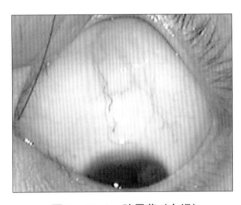

图 10-111A　脑震荡（车祸）

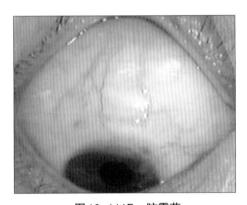

图 10-111B　脑震荡

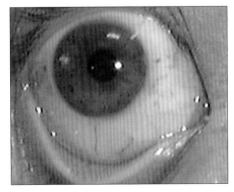

图 10-112A　摄影记者，长期负重致脊椎
盘骨受伤

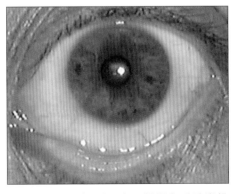

图 10-112B　摄影记者，长期负重致脊椎
盘骨受伤

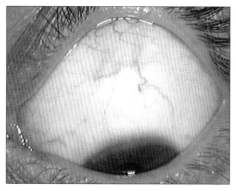

图10-113　颈椎受伤

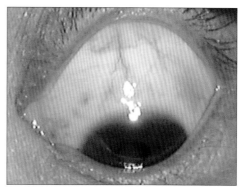

图10-114　颈椎病（老年性）

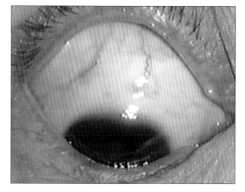

图10-115　双肩背风湿痛（劳损）

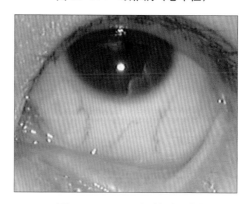

图10-116A　肝湿热（阴黄）

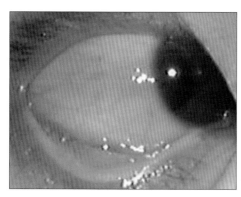

图10-116B　肝湿热（阴黄）

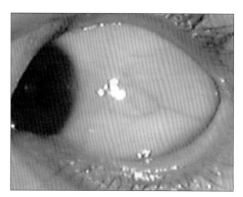

图10-116C　肝湿热（阴黄）

附录
新增若干临床病例

在本书撰写结束之前，在此说几句题外话：笔者有机会在内科医生诊所临证几天，难得将自己辨证所得和西医的推理诊断来个比较，结果既是意料之中，也是意料之外。

总共28例，各种症状明显的病包括心脏病，而未能查出任何阳性体征的病的比例相当大，包括因有各种不适去求医而被要求去做检查，检查结果皆正常，而各种不适确实存在的情况。

（1）男，60岁，长期建筑行业工作。症状头晕，容易感冒，常听见腹部水鸣声，呼噜严重，并常有呼吸暂停，时有胸闷，夜里常做噩梦或半夜醒了就睡不着，做各种心脏专科检查，无所获。腰酸腰痛20多年，夜尿，曾便秘多年，胃酸过多。自言因为容易感冒，长年吃感冒药，但是效果甚微，变得不喜欢看病，这次是被家人督促来找医生的。该病人明显是由于瘀血和水湿重造成的心脏症状，眼部血丝曲折弯曲，眼睑颜色深红，眼白泛黄，显示瘀血症状（附图1A~F）。头晕、胃酸、腹部水声，显示水湿证。

（2）女，38岁。症状：头晕，头痛，失眠，难入睡，易醒，心悸，易被惊吓，常规心电图正常。有口臭，脾气大，手颤抖，月经后推7天，时间长（7天以上），白带多，容易

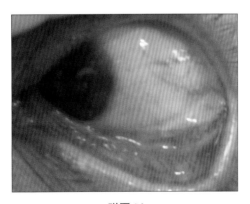

附图1A

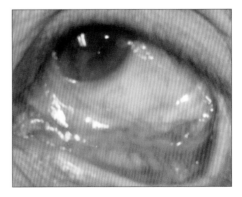

附图1B

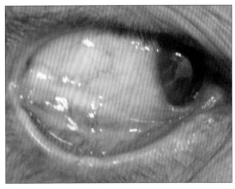

附图1C

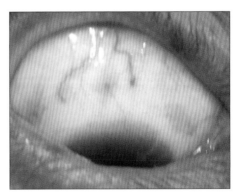

附图1D

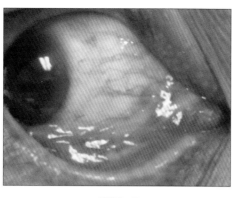
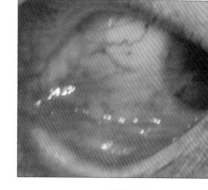

附图1E

附图1F

流泪，睡觉流口水，胃痛（肚子痛，病人不确定是否胃痛）。这是明显的瘀血证，眼部血丝粗大弯曲（附图2A、B），舌苔发暗（附图2C）。可用桃核承气汤，或者桂枝茯苓丸加大黄。

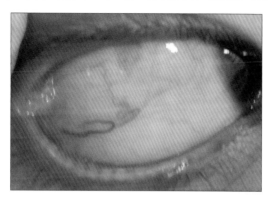
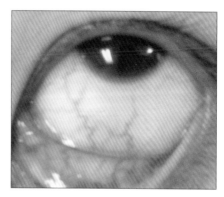

附图2A

附图2B

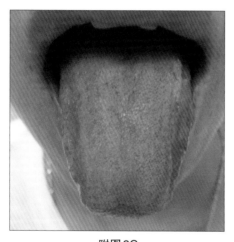

附图2C

（3）男，58岁。症状：疲劳，头晕，常年做噩梦或者睡不着（原话：做噩梦可以睡觉，不做噩梦，干脆不能睡，所以有噩梦是好事）。因胸闷、胸痛来求诊，做过多次心电图，5个月前做过心B超，无所获。该病人也是瘀血证，眼像见附图3A~C。可以考虑桂枝茯苓丸。

（4）男，68岁，退休前是教师，后10多年为建筑材料店店员。症状：头晕，睡醒后头晕。眼像示湿重，痰咳，典型的瘀血造成颈椎症状（附图4A~E）。可以使用桃核承气汤加茯苓、泽泻。

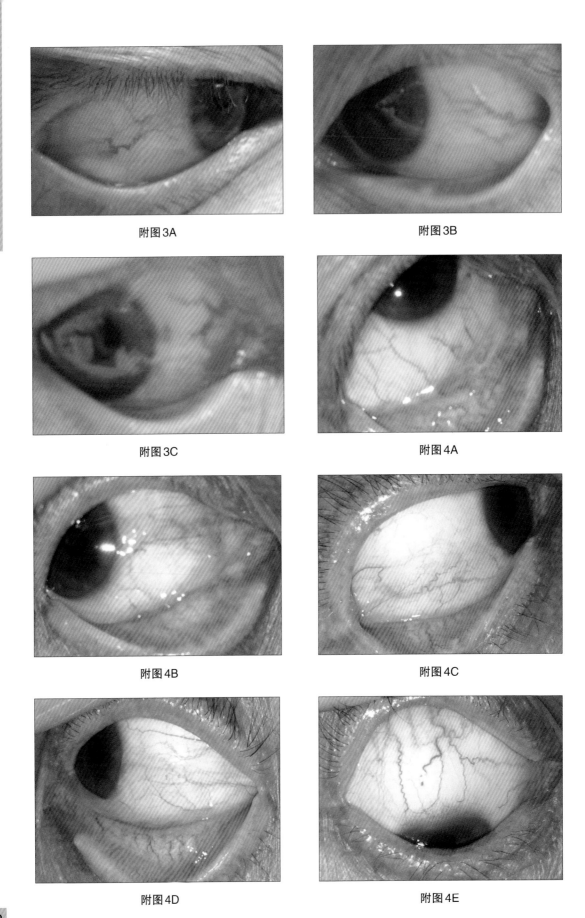

附图 3A

附图 3B

附图 3C

附图 4A

附图 4B

附图 4C

附图 4D

附图 4E

（5）女，68岁，务农。症状：头晕，情绪不安，胆怯，胸闷，胸痛，查常规心电图正常。眼像示严重瘀血（附图5A~G）。桃核承气汤证。

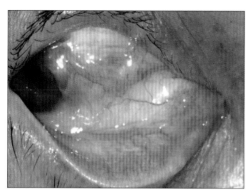

附图5A

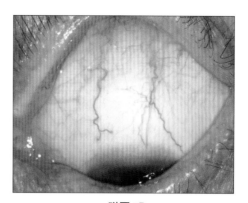

附图5B

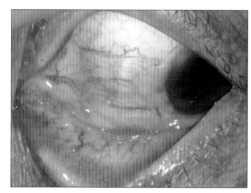

附图5C

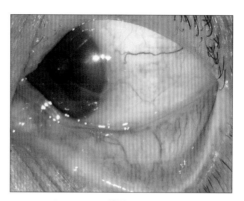

附图5D

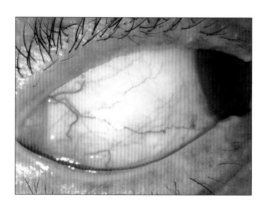

附图5E

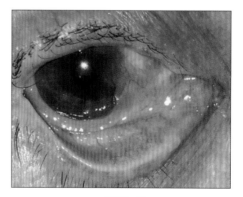

附图5F

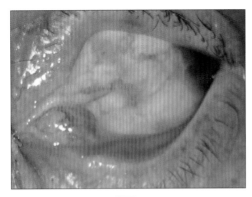

（6）男，28岁。高中时期就有心悸，被疑忧郁症（嗜睡），但未作任何处理。自述锻炼后，心悸好转。对高频低频声音敏感（如铁轨摩擦声，虫子在泥土里蠕动的声音，雨水渗入泥土的声音），日常工作是股票交易。眼像示瘀血兼水湿证（附图6A~D）。桂枝茯苓丸，或者酌情加大黄。

附图5G

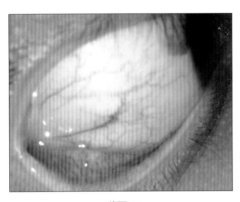

附图6A

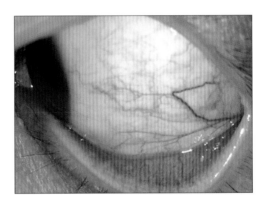

附图6B

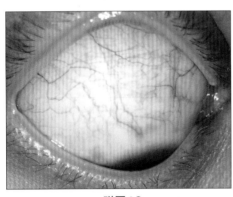

附图6C

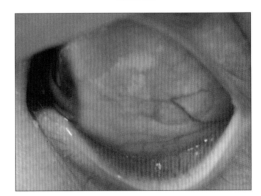

附图6D

（7）男，70岁，退休前造船厂厂长。症状：失眠，高血压，血脂高，明显脚肿，腰痛，语言迟缓，鼻翼布满血丝充血曲张，因头晕求诊。用降压药，降胆固醇药逾10年。眼像示严重瘀血（附图7A~C）。桃核承气汤证。

（8）男，60岁。症状：失眠，易醒，头重，头晕，诸检查皆正常。眼像示瘀血加水湿证（附图8A~F）。桂枝茯苓丸加五苓散。

（9）女，35岁。症状：头晕，恶心，偶尔心悸，上楼梯要停下休息（气促），总是做梦，易醒。内科诸检查无异常。眼像示轻度瘀血，以水湿为主（附图9A~D）。茯苓桂枝白术甘草汤加桃仁。

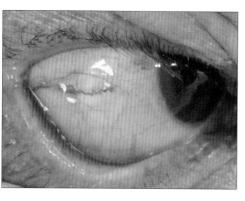

附图7A

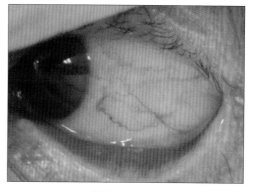

附图7B

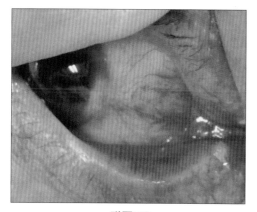

附图7C

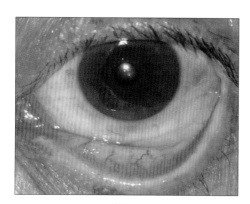

附图8A

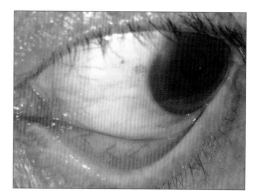

附图8B

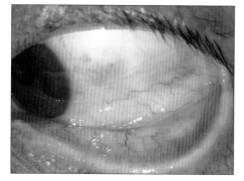

附图8C

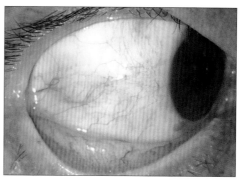

附图8D

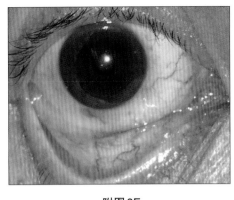

附图8E

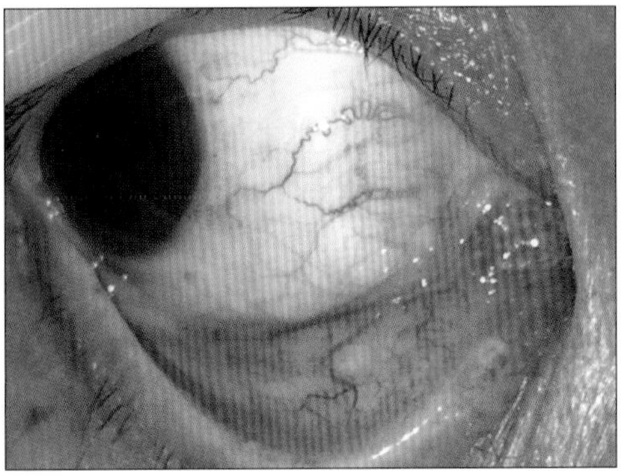

附图8F

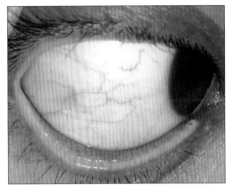

附图9A

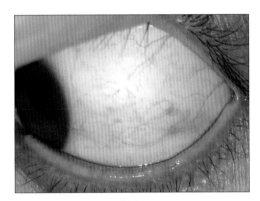

附图9B

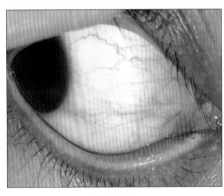

附图9C

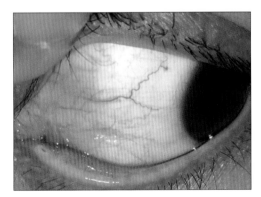

附图9D

（10）女，52岁。症状：头晕，头重，胸闷，偶尔痛，失眠，3年前因肌瘤切除子宫。用降压药、降胆固醇药多年。眼像示水湿为主（附图10A~F）。可以考虑茯苓桂枝白术甘草汤加桃仁、制附子。

（11）男，62岁。症状：胸痛、胸闷3~4年，但是一直没有查出任何问题。当天心脏超声波检查见中度心瓣膜（4个）都有关闭不全。之前做过胃镜检查，结果胃糜烂。眼像示瘀血，气郁（附图11A- E）。可以考虑橘枳姜汤，或者桂枝茯苓丸。

（12）女，48岁。症状：头痛、头晕，3年前因子宫内膜异位症切除子宫。眼像示内分泌紊乱造成子宫内膜异位症（附图12A~D）。可以考虑用桃核承气汤加五苓散。

（13）女，23岁，银行职员。症状：头晕，白带多。眼像示血虚，肝血虚，可能有结石或者囊肿（附图13A~D），寒湿，水湿重。可以用苓桂术甘汤，或者当归芍药散。

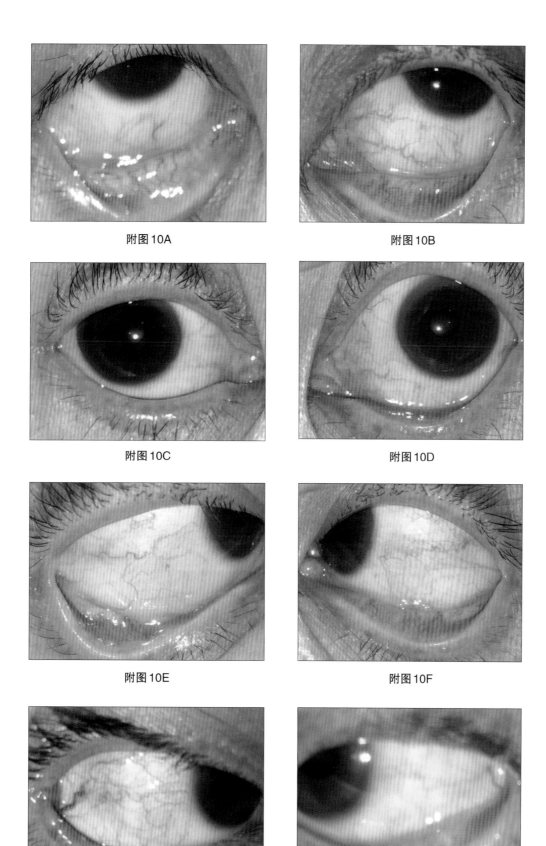

附图10A

附图10B

附图10C

附图10D

附图10E

附图10F

附图11A

附图11B

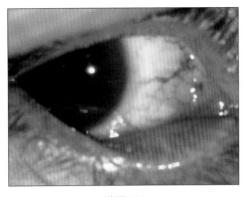

附图 11C

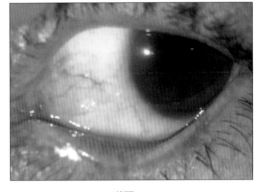

附图 11D

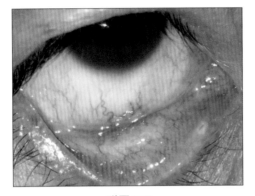

附图 11E

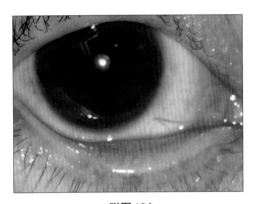

附图 12A

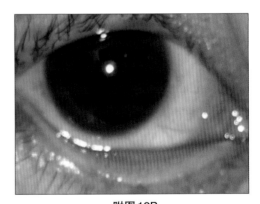

附图 12B

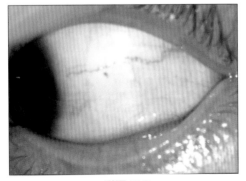

附图 12C

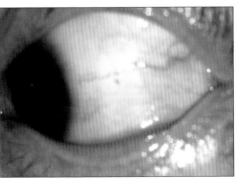

附图 12D

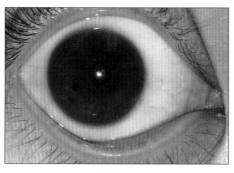

附图13A

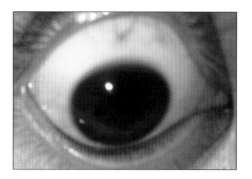

附图13B

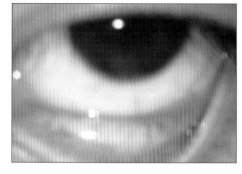

附图13C

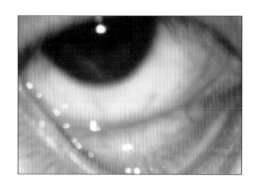

附图13D

（14）女，50岁。症状：头晕，胸闷，失眠，胃溃疡（胃胀，反酸）。眼像示水湿重（附图14A~D）。可以考虑苓术甘汤，茯苓桂枝汤。

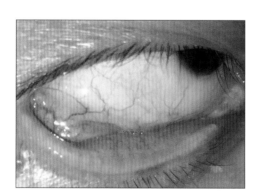

附图14A

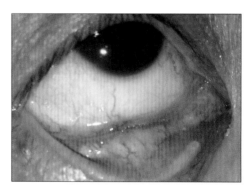

附图14B

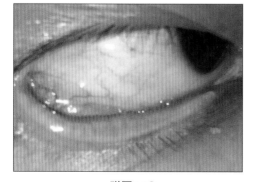

附图14C

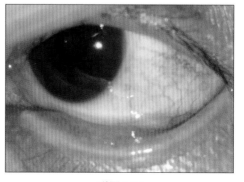

附图14D

（15）女，68岁。症状：嗜睡，梦多，面部肌肉抽搐4~5年，一直做封闭治疗。时有胸闷，易疲劳，易感冒，痰多。求诊查头晕。眼像示湿重，心阴虚（附图15A~D），所以会嗜睡，多梦，头晕。水湿和痰并重，可以考虑五苓散加二陈汤。

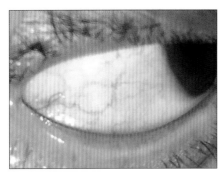

附图15A　　　　　　　　　　　附图15B

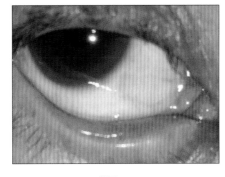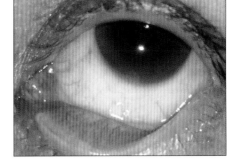

附图15C　　　　　　　　　　　附图15D

（16）女，55岁。症状：难入睡，夜尿频（几乎每小时一次），常做噩梦（从高空坠下），腰疼，头肩背痛，睡觉时手脚发麻（按摩会缓解），自述如果不发麻，就做噩梦。做过各种检查，皆正常。眼像示明显的瘀血（附图16A~I）。桃核承气汤证。

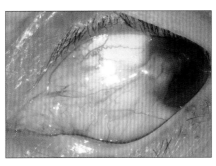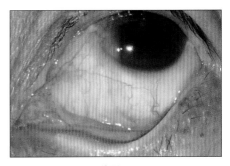

附图16A　　　　　　　　　　　附图16B

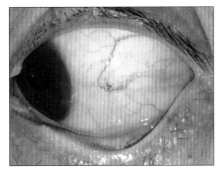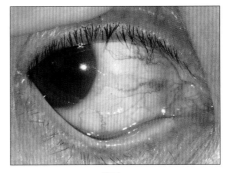

附图16C　　　　　　　　　　　附图16D

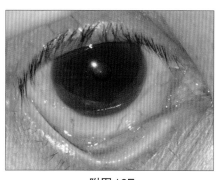

附图 16E

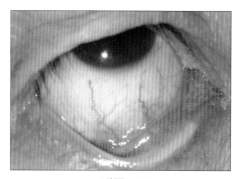

附图 16F

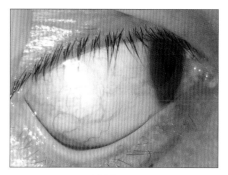

附图 16G

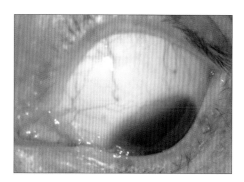

附图 16H

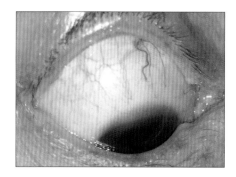

附图 16I

（17）女，41岁，美甲店雇员。症状：肩背痛，胃胀，胃痛，胸闷，心跳，易受惊吓，头晕，失眠，所有内科检查均正常。眼像见附图 17A~G。可以用桂枝茯苓丸加当归芍药散。

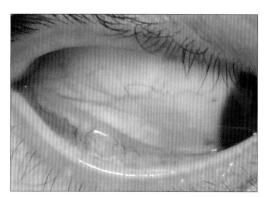

附图 17A

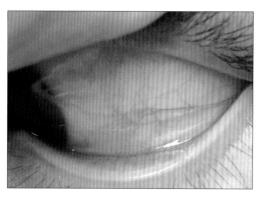

附图 17B

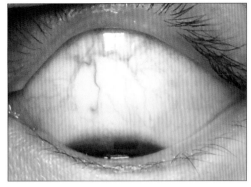

附图17C

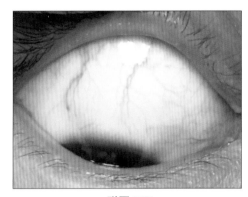

附图17D

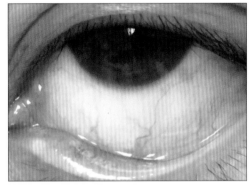

附图17E

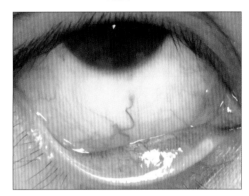

附图17F

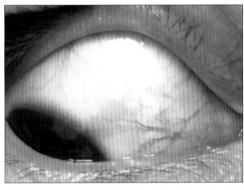

附图17G

（18）男，41岁，建筑工人。症状：易感冒，痰多，胃胀，睡眠浅，易醒。求诊因时时觉得头脑一阵儿一阵儿放空的感觉。眼像见附图18A~J。可以使用桂枝茯苓丸加二陈汤。

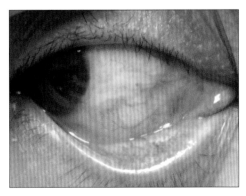

附图18A

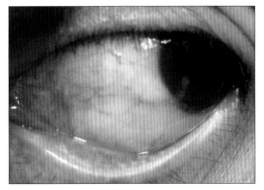

附图18B

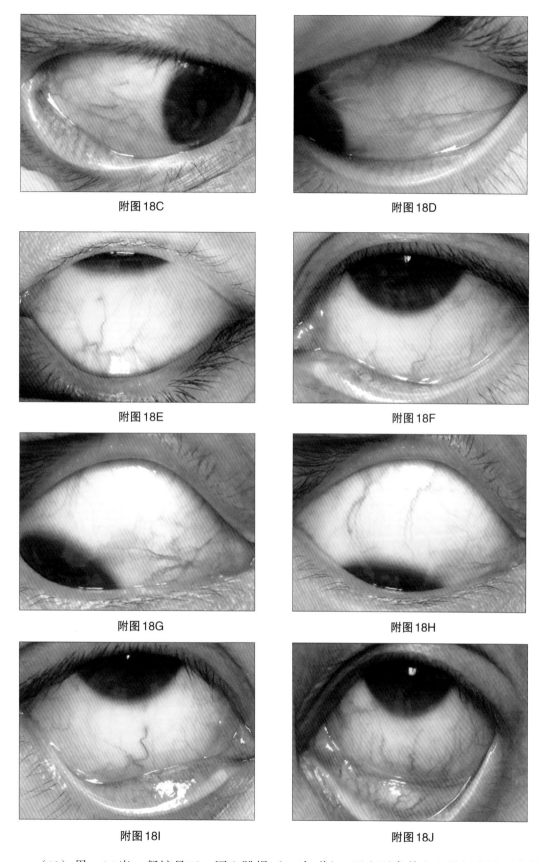

附图18C

附图18D

附图18E

附图18F

附图18G

附图18H

附图18I

附图18J

（19）男，24岁，餐馆员工。因心跳慢（45次/分），医生要求其查心脏超声波（查结果无异常）。自述易累，无任何爱好兴趣，没有女友。嗜睡。声音低弱。眼诊印象应为忧郁症（附图19A~D）。虚证，可以考虑升阳益胃汤。

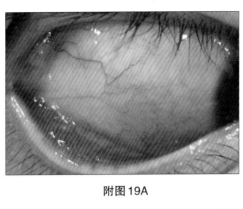

附图19A

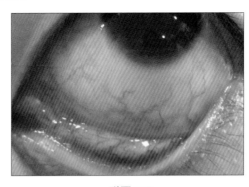

附图19B

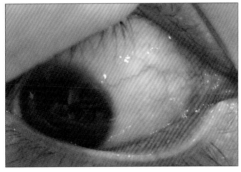

附图19C

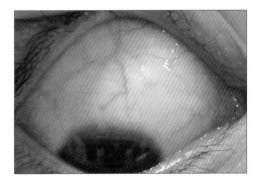

附图19D

（20）男，51岁。症状：头晕，刚行胃镜息肉摘除手术，浑身痛，睡的沉，易疲劳，面部皮肤粗糙，多结节，咳嗽多痰。眼像见附图20A~G。虚证，用升阳益胃汤。

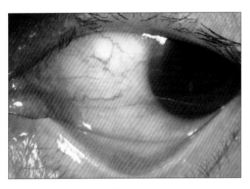

附图20A

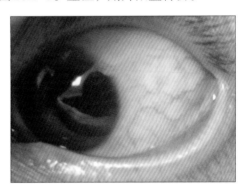

附图20B

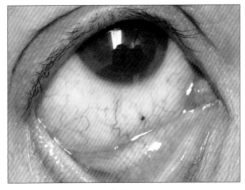

附图20C

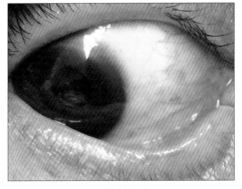

附图20D

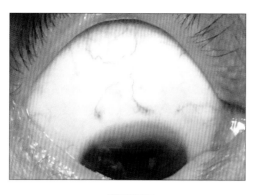

附图20E

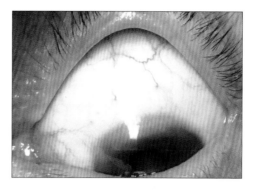

附图20F

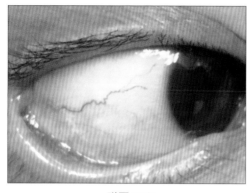

附图20G

（21）女，60岁。症状：体胖，能睡，心口刺痛，心率慢2~3年，要求查超心波（检查结果无异常）。眼像示心血虚，心血管阻塞（附图21A~D）。血虚，可以使用当归补血汤。

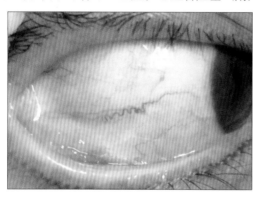

附图21A

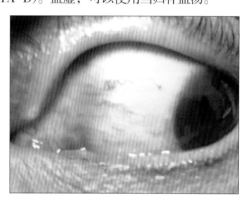

附图21B

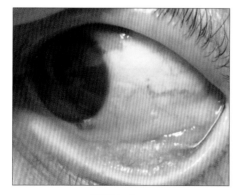

附图21C

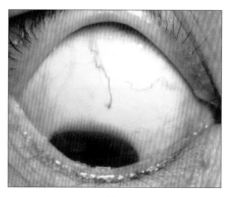

附图21D

（22）男，85岁。症状：心悸、胸闷而做心脏超声波检查，超声波检查未发现异常。眼像见附图22A~D。虚证，可以使用桂枝去芍药加附子汤。

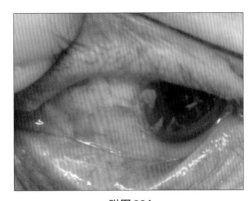
附图22A

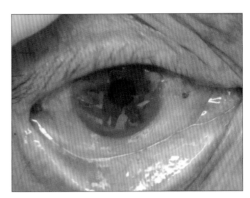
附图22B

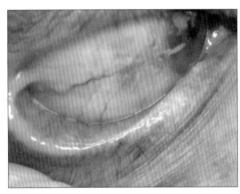
附图22C

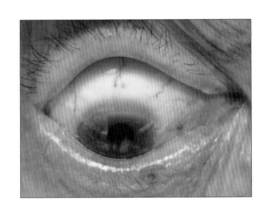
附图22D

（23）男，64岁。症状：胸闷、气促20多天，觉气短，睡眠差，难入睡，手脚麻，夜尿频。2012年因为突然晕倒而做过心脏支架手术。现因头晕再求诊。眼像见附图23A、B。虚证，可以使用苓桂五味甘草汤。

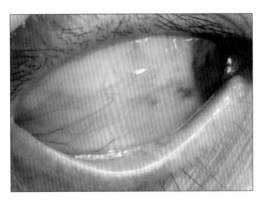
附图23A

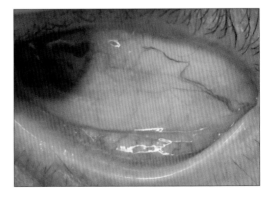
附图23B

（24）女，65岁。症状：耳鸣，误食生冷胃会抽搐痛，查胃镜无发现异常。眼像示胃中寒（附图24A、B）。可以考虑理中丸加桂枝茯苓丸。

（25）女，46岁。症状：头晕，胸闷，指尖手臂麻（睡觉时，与姿势无关）。2个月前因为花粉的原因而剧烈咳嗽。眼像见附图25。可以考虑黄芪桂枝五物汤。

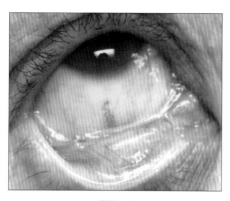

附图24A

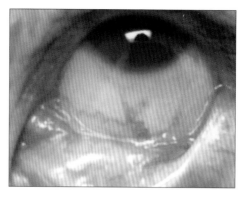

附图24B

（26）男，72岁。症状：胸闷，胸痛，心律不齐3~4年。因为眩晕求诊，眼像示湿气重，瘀血重（附图26A、B、C）。可以考虑桃核承气汤。

（27）男，55岁。4年前胃穿孔。症状：气促，胸闷，气短，难入睡，手脚酸麻，心电图正常。眼像见附图27A~F。可以考虑苓桂术甘汤。

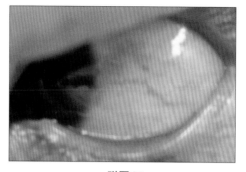

附图25

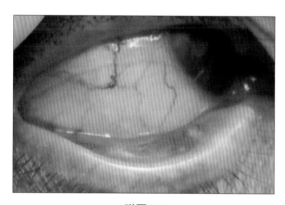

附图26A

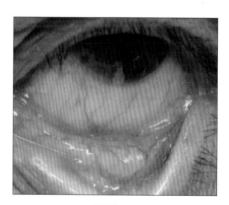

附图26B

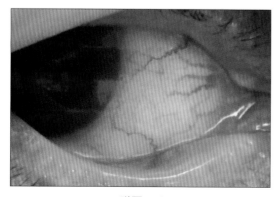

附图26C

（28）女，28岁。症状：胸闷，心悸，每次生气就像心脏要从口里跳出来一样。易受惊吓，胃胀，嗳气，打嗝，查心电图、胃镜无异常。眼像见附图28A、B、C。可以考虑苓桂术甘汤。

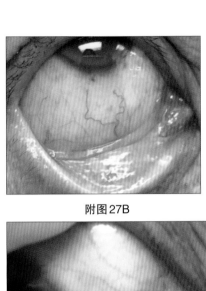

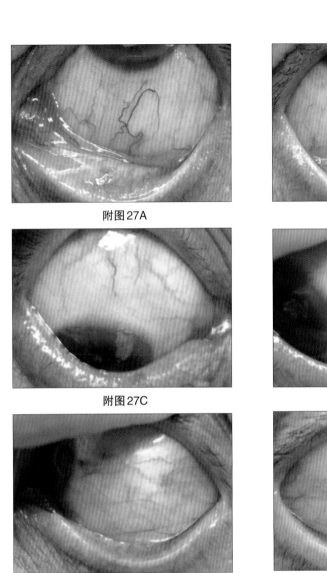

附图27A

附图27B

附图27C

附图27D

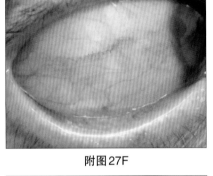

附图27E

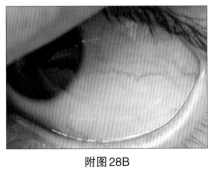

附图27F

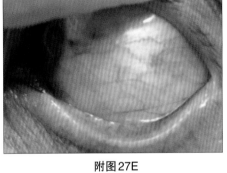

附图28A

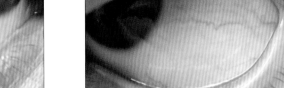

附图28B

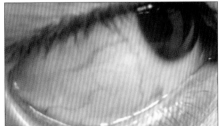

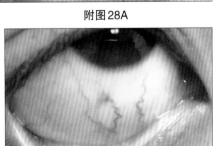

附图28C

结束语

我这一辈子跌跌撞撞，上上落落，总算做成功过一两件事。不过，相比之下，最令我满意的还是最近这10年来，也就是我退休后的后半辈子所做的医学实验研究。众所周知，像我们这个年代的人，绝少能像当今的新富那样，动辄千百万元的捐赠。如果这也算作是向我们同胞奉献的话，也只能是一种医学文化财富而已。

本书算是我这段令人难忘的医学研究的小结，尽管我已努力做到图文并茂，通俗易懂，但毕竟不是一下子都能掌握的，中医是很讲究悟性的。必须要有一个细心思考的过程。不过我可以告诉读者，只要你有耐心读下去，一定会给您带来一些意想不到的效果，也会由此改变你的一些观点，也许给你的健康带来新的气象。我在好些地方说过，作为一个独立的中医学派，我们无论从理论到实践上都几乎穷其一生，但毕竟祖国医学宝库实在是超乎现代人类的精深博大，需要像滚滚长江水那样，不断地后浪赶前浪的研究发展。显然，随着年事日高，我不能像祖师爷孙思邈那样100岁还在伏案作业了，不过，在可能有需要的情况下，我还是可以继续做一些力所能及的研究，只是像过去10年那种工作模式已不可能，希望读者能理解，这是我要向国内读者说的第一个意思。

其次，我要说的是，我在本书中有关心脑血管病方面的病例特别多，特别详尽，原因是这类损害人类健康的疾病，在当今社会发展中，不论在西方或东方都是最普遍，死亡率也最高，其他如毒品祸害及药源性中毒也为害匪浅，问题严重的是，这些毒品和中毒的后遗症往往是若干年，甚至10~20年后才出现的。我们利用眼像检查方法，早发现，早预防，大多效果不错。希望国内的同行在这方面多做一些后续研究，必定会有新的发现，新的发展。我的家人当中，受我影响也学习了一些望眼的技巧，而又有幸在纽约某大医院入职，在她看来，这个心脏病的误诊、漏诊率几乎达到6%~70%。有心脏病症状、体征、眼征，但是各种心电图、心脏超声波、压力测试等无所获的例子天天都有。最糟糕的是，因此往往错过最佳治疗时间的例子常常会见到。因为短期内如果病人有不适要求再做诊断治疗，往往会被医生及保险公司拒绝（以防滥用医疗保险资源）。有时真的怀疑那些常见诸报章的猝死的例子是否都在此列。

第三，是我早在几年前所做的望眼辨证的系列研究成果，在陆续出版后，盗版已成了一种难以避免的现象，但毕竟盗之亦有道，他们尽管不会给我一个铜板，但也还不敢贸然去掉作者的姓名。相比之下，几年前，我就发现中国南方有一家声称是专门研究虹膜诊断的权威机构，竟然连作者姓名也抹去，将我的作品"光盘"多媒体内容，作为他们的产品在网上作独家"权威播放"。为了一点儿小小的商业利益而违背学术公德，损坏自己的"权威"形象的做法，真的值得吗？说实在的，我并不反对他们的"播放"，但请注明来源。这点实在不难。我们欢迎合作，反对炒作。

最后，我特别向包括寿亚荷编审在内，辽宁科学技术出版社的全体同仁致以深切谢意，感谢他们在这10多年来给予的真诚、有效的支持与合作！祝愿他们在中国的出版事业中取得更大成功。

郑德良　郑智城

2015年5月20日于纽约

向您推荐我社望诊类畅销图书

中医望诊彩色图谱（赠光盘）	80.00元
望手诊病图解（赠光盘，第2版）	45.00元
手诊快速入门（赠光盘，第2版）	40.00元
5天学会望手诊病（赠光盘，第2版）	40.00元
舌诊快速入门（赠光盘，第2版）	40.00元
望甲诊病图解（赠光盘）	28.00元
望面知健康（赠光盘）	35.00元
头面部按摩与望面诊病（赠光盘）	39.00元
望眼知健康（赠光盘）	48.00元
望眼辨治老年疾病　（赠光盘）	65.00元
望舌诊病（赠光盘）	35.00元
望耳诊病（赠光盘）	35.00元
望甲诊病（赠光盘）	35.00元
掌纹诊病挂图（附说明书）	18.00元
便携式舌诊挂图（赠光盘）	18.00元
便携式眼诊挂图（赠光盘）	18.00元
便携式面诊挂图（赠光盘）	18.00元
便携式手诊挂图（赠光盘）	18.00元
望甲诊病挂图（附说明书）	16.00元
望手诊病挂图（附说明书）	20.00元
望面诊病挂图（附说明书）	20.00元
望耳诊病挂图（附说明书）	20.00元
望舌诊病挂图（附说明书）	20.00元
郑氏望眼诊病挂图（附说明书）	18.00元
10分钟望诊知健康（赠光盘）	39.00元
赵理明望手诊大病（赠光盘）	35.00元

　　感谢您购买我社图书，您对我们出版的图书有哪些意见和要求，敬请来信或来电，我们将万分感激！

　　如果您想出版医学方面的图书，也可与我联系。题材可以为医学各科专业技术读物，也可以是大众健康读物。感谢您对我们工作的支持，愿我们能成为朋友！

地　　址：沈阳市和平区十一纬路25号　辽宁科学技术出版社　医学图书中心

联系人：寿亚荷

电　　话：13904057705

E-mail：syh324115@126.com

本书图文编辑：

郑德良　郑智城　郑智峰　程少玲　刘立克　刘美思
林　玉　张　宏　刘　实　张婉春　苏　涵　秦国鹏
王　阳　李　洋　周　伟　黄丽莉　王　欣　李晓华
张献文　张　野　武志国　韩莲玉　徐英子　李　艳